最新
歯科衛生士教本

人体の構造と機能2
栄養と代謝

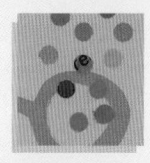

一般社団法人 全国歯科衛生士教育協議会 監修

Textbook for Dental Hygienist Education

医歯薬出版株式会社

＜執筆者一覧＞

●執筆者（執筆順　*執筆者代表）

髙橋	信博*	東北大学大学院歯学研究科口腔生化学分野教授
佐藤	裕	東京歯科大学生化学講座准教授
阿部	昌子	北杜学園仙台青葉学院短期大学歯科衛生学科客員教授
江指	隆年*	元神奈川工科大学応用バイオ科学部栄養生命科学科教授
花井	美保	神奈川工科大学健康医療科学部管理栄養学科教授
酒井	映子	愛知学院大学心身科学部健康栄養学科非常勤講師

●編　集

眞木	吉信	東京歯科大学名誉教授
藤原	愛子	静岡県立大学名誉教授
田村	清美	名古屋医健スポーツ専門学校歯科衛生科学科長

This book is originally published in Japanese
under the title of :

SAISHIN-SHIKAEISEISHI-KYŌHON

JINTAINO KŌZŌ TO KINŌ 2 - EIYŌ TO TAISYA

(The Newest Series of Textbook for Dental Hygienists
−Nutrition and Biochemistry)
Edited by The Japan Association for Dental
Hygienist Education

Ⓒ 2010　1st ed.

ISHIYAKU PUBLISHERS, INC
　7-10, Honkomagome 1 chome, Bunkyo-ku,
　Tokyo 113-8612, Japan

最新歯科衛生士教本の監修にあたって

　歯科衛生士教育は，昭和24（1949）年に始まって以来，60年を迎えました．この間，平均寿命と人口構成，疾病構造などの変化，さらには歯科医学・医療技術の発展等を背景に，歯科医療・保健に対する社会的ニーズが高まり，歯科衛生士教育にも質的・量的な充実が要求され，度重なる法制上の整備や改正が行われてきました．平成17（2005）年4月には，今日の少子高齢化の進展，医療の高度化・多様化など教育を取り巻く環境の変化に伴い，さらなる歯科衛生士の資質向上をはかることを目的にして，歯科衛生士養成所指定規則の改正が行われ，平成22（2010）年にすべての養成機関で修業年限が3年制以上となりました．

　21世紀を担っていく歯科衛生士には，さまざまな課題が課せられております．今日では，健康志向の高まりや食育の重要性が叫ばれるなか，生活習慣病としての歯周病，全身疾患，摂食・嚥下障害を有した患者や介護を要する高齢者の増加に対し，これまで以上に予防や食べる機能を重視し，口腔と全身の関係を考慮しながら対応していくこと，あるいは他職種との連携が求められています．また，歯周治療の進展や，インプラントなどの技術が広く普及するに伴って患者のニーズが多様化しつつあり，それらの技術に関わるメインテナンス等の新たな知識の習得も必須です．歯科衛生士には，このような，患者のさまざまなニーズに則したよりよい支援ができる視点と能力がますます必要になってきており，そのためには業務の基盤となる知識と技術の習得が基本となります．

　全国歯科衛生士教育協議会では，こうした社会的要請に対応すべくこれまで活動の一環として，昭和47（1972）年本協議会最初の編集となる「歯科衛生士教本」，昭和57（1982）年修業年限が2年制化された時期の「改訂歯科衛生士教本」，平成3（1991）年歯科衛生士試験の統一化に対応した「新歯科衛生士教本」を編集しました．そして今回，厚生労働省「歯科衛生士の資質向上に関する検討会」で提示された内容および上記指定規則改正を踏まえ，本協議会監修の全面改訂版「最新歯科衛生士教本」を発刊するに至りました．

　本シリーズは，歯科衛生士教育の実践に永年携わってこられ，また歯科医療における歯科衛生士の役割等に対し造詣の深い，全国の歯科大学，歯学部，医学部，歯科衛生士養成機関，その他関係機関の第一線で活躍されている先生方に執筆していただき，同時に内容・記述についての吟味を経て，歯科衛生士を目指す学生に理解しやすいような配慮がなされています．本協議会としては，今後の歯科衛生士教育の伸展に向けて本シリーズが教育の現場で十分に活用され，引いては国民の健康およびわが国の歯科医療・保健の向上に大いに寄与することを期待しております．

　最後に本シリーズの監修にあたり，多くのご助言とご支援・ご協力をいただいた先生方，ならびに全国の歯科衛生士養成機関の関係者に心より厚く御礼申し上げます．

2010年10月

全国歯科衛生士教育協議会会長
松井　恭平

発刊の辞

今日,歯科衛生士は,高齢社会に伴う医療問題の変化と歯科衛生士の働く領域の拡大などの流れのなか,大きな転換期に立たされています.基礎となる教育に求められる内容も変化してきており,社会のニーズに対応できる教育を行う必要性から2005(平成17)年4月に歯科衛生士学校養成所指定規則が改正され,歯科衛生士の修業年限は2年以上から3年以上に引き上げられ,2010年4月からは全校が3年以上となりました.

また,「日本歯科衛生学会」が2006年11月に設立され,歯科衛生士にも学術研究や医療・保健の現場における活躍の成果を発表する場と機会が,飛躍的に拡大しました.さらに,今後ますます変化していく歯科衛生士を取り巻く環境に十分対応しうる歯科衛生士自身のスキルアップが求められています.

「最新歯科衛生士教本」は上記を鑑み,前シリーズである「新歯科衛生士教本」の内容を見直し,現在の歯科衛生士に必要な最新の内容を盛り込むため,2003年に編集委員会が組織されて検討を進めてまいりましたが,発足以来,社会の変化を背景に,多くの読者からの要望が編集委員会に寄せられるようになりました.そこで,この編集委員会の発展継承をはかり,各分野で歯科衛生士教育に関わる委員を迎えて2008年から編集委員の構成を新たにし,改めて編集方針や既刊の教本も含めた内容の再点検を行うことで,発行体制を強化しました.

本シリーズでは「考える歯科衛生士」を育てる一助となるよう,読みやすく理解しやすい教本とすることを心がけました.また,到達目標を明示し,用語解説や歯科衛生士にとって重要な内容を別項として記載するなど,新しい体裁を採用しています.

なお,重要と思われる事項については,他分野の教本と重複して記載してありますが,科目間での整合性をはかるよう努めています.

この「最新歯科衛生士教本」が教育で有効に活用され,歯科衛生士を目指す学生の知識修得,および日頃の臨床・臨地実習のお役に立つことを願ってやみません.

2010年10月

最新歯科衛生士教本編集委員会
松井恭平＊　合場千佳子　遠藤圭子　栗原英見　高阪利美
白鳥たかみ　高見佳代子　田村清美　畠中能子　藤原愛子
　　　　　　前田健康　眞木吉信　松田裕子　山田小枝子
（＊編集委員長,五十音順）

執筆の序

　本書，最新歯科衛生士教本『人体の構造と機能2　栄養と代謝』は，最初に生化学を学びその知識をもとに栄養学を学ぶという，新しいコンセプトでつくられた教科書である．

　旧版の新歯科衛生士教本『栄養指導・生化学』では，栄養学を先に学び，生化学はその理解を助けることを目的に栄養学の後に学んでいた．歯科衛生士は口腔という食物の入口から健康を考える専門職であり，職務の1つとして栄養指導を行うことから，栄養学を主体として学ぶことはきわめて自然であった．

　しかし，近年，栄養学は急速にその基盤を生化学に求めつつある．食物として摂取した栄養素を，私たちはどのように消化・吸収し，エネルギーを獲得し，必要な物質を合成するのかを理解するためには，生化学の知識がどうしても必要である．さらに，歯科医学が健康科学の一領域として明確に認識された現在では，口腔を専門として扱う歯科衛生士であっても，ヒトという生命全体の形態や機能を理解することが求められている．このような状況のなか，栄養学と生化学の順序を入れ替え，先に生化学を習得し，次いで生化学で得た知識を基盤にして栄養学を習得することは，きわめて自然のことであろう．

　本教本では，旧版の目次を刷新し，Ⅰ編「生命活動の概要」，Ⅱ編「歯と口の生化学」とし，続いて，Ⅲ編「栄養の基礎」，Ⅳ編「食生活と食品」とした．これによって，生化学で得られる知識を効果的に栄養学の学習へと繋げることが可能になり，高度な内容をより容易に理解できるようになると思われる．

　具体的には，Ⅰ編では生化学の概要，すなわち，私たちの身体をつくっている各種構造物の分子レベルでの理解から，体内の動的な活動としてのエネルギー代謝や物質代謝，そして遺伝子や細胞内の情報伝達の働きまでを学び，Ⅱ編では，口腔に特徴的な歯，歯周組織，唾液，プラークを対象とし，その構成成分やそこで生ずる現象，特にう蝕と歯周病を生化学的に学ぶ．次いで，Ⅲ編では栄養の基礎，すなわち，豊かに食糧が供給されているなかでなぜ栄養学を学ばなければならないのか，という基本を理解し，次いで日本人の食生活・栄養素摂取状況の良否，栄養素の消化吸収，日本人の食事摂取基準，各種栄養素の栄養的働きをを学ぶ．Ⅳ編では，実際の食生活に関連する事項である，望ましい食生活，国民の健康と栄養の実態，調理とライフスタイル，各種食品の成分と分類・物性などを学ぶ．

　生化学，栄養学とも，発展が急速で著しい．本教本では，基本的な事項を中心に平易な文章で記載し，新しい知見やわかりにくい用語については，用語解説欄で個別に解説するなど，学生が自らの理解度に応じて学べるように工夫した．さらに，イラストやCoffee Break（コラム）を加えることにより，習得すべき項目の単なる羅列ではなく，各項目が有機的に連関した「読みごたえのある教科書」となること

を目指した．また，本教本は，1人の先生が通論として使用するだけではなく，前半を生化学担当の先生が，後半を栄養学の先生が使用するなど，教育カリキュラムに応じて使用することが可能である．

　本教本が，歯科衛生士を志す学生諸君にとってはもちろんのこと，第一線の歯科衛生士として活躍している方がたの「学びの道標（みちしるべ）」となることを期待したい．

2010年10月

執筆者代表　髙橋信博

江指隆年

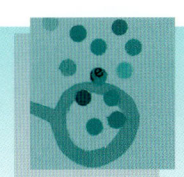

人体の構造と機能 2
栄養と代謝 Basic Subject in Specialized Field Nutrition and Biochemistry
CONTENTS

序章 栄養と代謝−生化学で学ぶこと・栄養学で学ぶこと− ……………… 1
❶ 生化学と栄養学 …………………………………………… 1
❷ 歯科衛生士が生化学・栄養学を学ぶ意義 ………… 2

I編　生命活動の概要

1章　生体の構成要素 ……………………… 6
❶ 細胞の役割 ……………………………………… 6
　1．細胞の大きさと構造 ………………………… 6
　2．情報伝達 ……………………………………… 8
　3．細胞の分化 …………………………………… 9
❷ 生体における水 ………………………………… 9
　1．生体中の水の分布 …………………………… 9
　☕ Coffee Break クローン技術と生命倫理 …… 9
　2．水の性質 ……………………………………… 10
　3．水の解離と水素イオン濃度 ………………… 11
　4．酸とアルカリ（塩基）……………………… 11
　5．緩衝作用と緩衝液 …………………………… 12
❸ 生体構成成分と栄養素 ………………………… 12
　1．私たちの体を構成する成分と化学反応 …… 12
　☕ Coffee Break 太陽と地球と海と生命 ……… 13
　2．糖質の構造と種類 …………………………… 14
　3．脂質の構造と種類 …………………………… 16
　☕ Coffee Break 糖質の構造 …………………… 16
　4．タンパク質の構造と役割 …………………… 18
　5．ビタミン ……………………………………… 20
　6．ミネラル（無機質）………………………… 20
　☕ Coffee Break ビタミンの発見と名前の由来 … 21

2章　生体における化学反応 …………… 23
❶ 消化と吸収 ……………………………………… 23
　1．糖質の消化と吸収 …………………………… 24
　2．脂質の消化と吸収 …………………………… 24
　3．タンパク質の消化と吸収 …………………… 25
❷ 酸素の運搬と二酸化炭素の排出 ……………… 25
❸ 代　謝 …………………………………………… 26
　1．酵素の役割 …………………………………… 26
　2．エネルギー代謝とアデノシン三リン酸（ATP）…………………………………… 26
　☕ Coffee Break メタボに注意 ………………… 27

3章　糖質と脂質の代謝
　−主要なエネルギー基質− ……………… 29
❶ エネルギー代謝の全体像 ……………………… 29
❷ 糖質の代謝とエネルギーの生成 ……………… 30
　1．解　糖 ………………………………………… 30
　2．グリコーゲンの合成と分解 ………………… 31
　3．ピルビン酸からのアセチル CoA の
　　産生とクエン酸回路 ………………………… 32
　☕ Coffee Break 酸化と還元 …………………… 32
　4．電子伝達系 …………………………………… 33
　☕ Coffee Break 名前にみる生化学研究の歴
　　史−解糖とクエン酸回路−………………… 33
　5．糖質の代謝によって得られる
　　エネルギー量 ………………………………… 34
　☕ Coffee Break 動物と植物と地球温暖化 …… 34
　☕ Coffee Break 飢餓対応型の人類とダイエット
　　………………………………………………… 35

❸ー脂質の代謝とエネルギーの生成……… 36
　1．脂肪酸の酸化（β酸化）……………… 36
　　☕ Coffee Break 生命はなぜ温かい？ ……… 36
　2．脂肪酸の酸化によって得られるエネ
　　ルギー量 ……………………………… 37
　3．脂肪の合成 ………………………… 37

4章　タンパク質とアミノ酸の代謝
　ー多様な機能をもつ生体分子ー ……… 38
❶ータンパク質の加水分解 ……………… 38
❷ーアミノ酸の代謝分解 ………………… 38
　1．脱アミノ反応 ……………………… 38
　2．脱炭酸反応 ………………………… 38
　　☕ Coffee Break フェニルケトン尿症という

先天性代謝異常症 ……………………… 39
❸ータンパク質の合成 …………………… 40
　☕ Coffee Break アンモニア処理工場としての
　尿素回路 ……………………………… 40
　1．DNAと遺伝子 ……………………… 41
　2．タンパク質の合成 ………………… 41

5章　生体における恒常性の維持 …… 44
❶ー恒常性（ホメオスタシス）とは ……… 44
　1．血液の緩衝能 ……………………… 44
　2．血糖値 ……………………………… 45
❷ーホルモン系と自律神経系 …………… 45
　☕ Coffee Break 糖質代謝障害ー糖尿病ー … 46

Ⅱ編　歯と口の生化学

1章　歯と歯周組織の生化学 ………… 50
❶ー歯と歯周組織 ………………………… 50
❷ー結合組織 ……………………………… 51
　1．結合組織の組成と機能 …………… 51
　2．線維状タンパク質 ………………… 51
　　☕ Coffee Break エラスチン結合ミクロフィ
　ブリル ………………………………… 53
　3．プロテオグリカン ………………… 54
　4．接着性タンパク質 ………………… 55
　5．コラーゲンの合成 ………………… 56
　6．細胞外マトリックスの分解 ……… 56
❸ー歯 ……………………………………… 57
　1．歯の組成 …………………………… 57
　2．歯の無機成分 ……………………… 57
　　☕ Coffee Break 吸着イオン層と水和層 … 60
　3．歯の有機成分 ……………………… 61

2章　硬組織の生化学 ………………… 65
❶ー血清中のカルシウムとリン酸 ……… 65
❷ー石灰化の仕組み ……………………… 66
　1．基質小胞によるコラーゲン性石灰化
　　……………………………………… 66
　　☕ Coffee Break 飽和・過飽和 …………… 66

　2．歯と骨の石灰化の特徴 …………… 67
　☕ Coffee Break 石灰化の仕組みー押し上げ
　説と核形成説ー ……………………… 69
❸ー骨の生成と吸収 ……………………… 70
　1．骨芽細胞と破骨細胞 ……………… 70
　　☕ Coffee Break 破骨細胞活性化機構 …… 71
　2．血清カルシウム調節ホルモン …… 73
❹ー歯の脱灰と再石灰化 ………………… 76
　1．歯の脱灰とキレート作用 ………… 76

3章　唾液の生化学 …………………… 81
❶ー唾液の組成と機能 …………………… 81
　1．無機質 ……………………………… 82
　　☕ Coffee Break 「むし歯は夜つくられる」っ
　てホント？ …………………………… 83
　2．有機質 ……………………………… 85
　　☕ Coffee Break 血液型活性ってなに？ … 86
　3．低分子量成分 ……………………… 87
　　☕ Coffee Break コルチゾールとストレス … 88

4章　プラークの生化学 ……………… 90
❶ープラークの生物活性 ………………… 90
　1．プラークの種類 …………………… 90

2．プラークの形成 …………………… 91
3．プラークによる糖からの酸産生 …… 92
☕ *Coffee Break* プラークとバイオフィルム …… 92
☕ *Coffee Break* プラーク pH 測定法 …………… 93
❷ーープラークによるう蝕発症機構
　　　ー多因子性疾患としてのう蝕ー …… 94
1．糖 …………………………………… 94
2．プラーク …………………………… 96
3．歯 …………………………………… 97
4．唾　液 ……………………………… 97
5．食生活 ……………………………… 98
6．う蝕予防法 ………………………… 100

☕ *Coffee Break* ツルク・シュガー・スタディ
　（Turku sugar study） ………………… 101
❸ーープラークによる口臭発症機構 …… 104
❹ーープラークによる歯周疾患発症機構 … 105
1．細菌活性 …………………………… 105
2．生体防御機構と炎症反応 ………… 107
3．リポ多糖（LPS） ………………… 110
☕ *Coffee Break* 破骨細胞による骨吸収の
仕組み ……………………………………… 111
☕ *Coffee Break* 成熟コラーゲンの生物学的
半減期と骨のリモデリング ……………… 111

Ⅲ編　栄養の基礎

1章　栄養の基礎知識 ……………… 116
❶ーー食生活と栄養 …………………… 116
1．栄養の知識を学ぶ理由 …………… 116
2．日本人の栄養摂取状況 …………… 117
❷ーー栄養素の消化・吸収 …………… 120
1．消化作用の種類 …………………… 120
2．消化作用の仕組み ………………… 121
3．栄養素の消化 ……………………… 121
4．栄養素の吸収 ……………………… 122
5．栄養素の役割 ……………………… 124
☕ *Coffee Break* タンパク質の役割 ……… 125

2章　食事摂取基準 ………………… 128
❶ーー食物のエネルギー ……………… 128
❷ーー基礎代謝 ………………………… 129
1．基礎代謝量 ………………………… 129
2．基礎代謝量に影響する因子 ……… 130
❸ーーエネルギー必要量 ……………… 131
1．個人の推定エネルギー必要量の求め方
　……………………………………………… 131
2．脂肪エネルギー比率について …… 132
3．付加運動によるエネルギー消費量の
　増加 ……………………………………… 133
❹ーー日本人の食事摂取基準 ………… 133
1．「日本人の食事摂取基準」の意義 …… 133

2．「日本人の食事摂取基準」の基本的
　な活用方法 ……………………………… 137
3．「日本人の食事摂取基準」の使用に
　あたっての留意点 ……………………… 137

3章　栄養素の働き ………………… 140
❶ーー糖質の栄養的意味 ……………… 140
1．糖質の種類 ………………………… 140
2．糖質の栄養的意味 ………………… 142
❷ーータンパク質の栄養的意味 ……… 145
1．タンパク質の種類 ………………… 145
2．タンパク質の栄養的意味 ………… 148
❸ーー脂質の栄養的意味 ……………… 152
1．脂質の種類 ………………………… 153
2．脂質の栄養的意味 ………………… 155
❹ーービタミンの栄養的意味 ………… 156
1．ビタミンの種類 …………………… 156
2．ビタミンの栄養的意味 …………… 157
❺ーーミネラルの栄養的意味 ………… 162
1．ミネラルの種類 …………………… 162
☕ *Coffee Break* ビタミンKとワーファリン … 162
2．ミネラルの作用と欠乏・過剰症 … 163
❻ーー水の栄養的意味
　170
1．水の働きと代謝 …………………… 170

- *Coffee Break* 日本人におけるフッ化物
  摂取基準（案）……………………… 171
- 2．水の必要量と給源 ………………… 172

❼─食物繊維の栄養的意味 …………… 173
- 1．食物繊維の働き …………………… 173
- 2．食物繊維の摂取量と給源 ………… 174

Ⅳ編　食生活と食品

1章　食生活と健康 ……………… 178
❶─国民の健康と栄養の現状 ………… 178
- 1．食生活の変遷と疾病構造の変化 …… 178
- 2．国民栄養の現状と課題 …………… 180

❷─望ましい食生活 …………………… 184
- 1．国民健康づくりにおける食生活改善
  の取り組み ………………………… 184
- *Coffee Break* 噛ミング30 …………… 190
- 2．食事環境 …………………………… 191
- 3．食事計画 …………………………… 191

❸─ライフステージ別の栄養と調理 … 195
- 1．成長期における栄養と調理の特性 … 195
- 2．成人期における栄養と調理の特性 … 197
- 3．高齢期における栄養と調理の特性 … 199
- *Coffee Break* 栄養補給法 …………… 200

2章　食べ物と健康 ……………… 203
❶─食品の成分と分類 ………………… 203
- 1．食品成分表 ………………………… 203
- 2．食事計画に用いる食品分類 ……… 206

❷─食べ物の物性 ……………………… 207
- 1．食べ物のおいしさ ………………… 207
- 2．食べ物の物性・テクスチャー …… 209

日本人の食事摂取基準（2015年版）
…………………………………………… 211

執筆分担

序章 ……………… 髙橋信博	Ⅲ編
Ⅰ編	1，2章 ……………… 江指隆年
1～5章 …………… 髙橋信博	3章 ………………… 花井美保
Ⅱ編	Ⅳ編
1，2章 …………… 佐藤　裕	1，2章 ……………… 酒井映子
3，4章 …………… 阿部昌子	

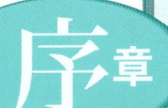

序章 栄養と代謝
―生化学で学ぶこと・栄養学で学ぶこと―

到達目標

❶栄養学および生化学を学ぶ目的を理解する．
❷栄養学および生化学を学ぶ意義を理解する．

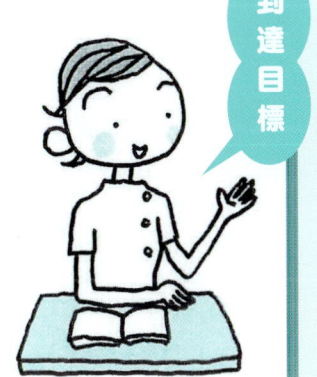

1 ― 生化学と栄養学

　栄養とは，健康な生命活動を維持・増進するために必要な物質を食品として外界から取り入れ，利用する現象である．食品に含まれる必要な物質を栄養素という．栄養学とは，食品や食生活から栄養を考える学問のことである．

　一方，栄養素は，私たちの体を構成する物質でもある．三大栄養素といわれる糖質，脂質，タンパク質，これらの物質にビタミン，ミネラルを加えた五大栄養素は，私たちが生きていくうえで欠くことのできない栄養素であり，私たちはこれらの栄養素から生命維持に必要なエネルギーを得ると同時に，体に必要な物質を合成する．新たに体内で合成された物質は，私たちの体に特徴的な物質であるが，やはり，糖質，脂質，タンパク質が主体である．このことは，地球に住むすべての生命体は共通した物質で構成されていること，そして，ほかの生命体を栄養源として摂取して生きていることを考えると，容易に理解できるだろう．

　栄養や栄養素という言葉は頻繁に使われるが，その本質を説明することは難しい．それは，私たちの体を構成する物質（生体構成成分）や栄養素が体の中で変化する様子やエネルギーがつくられる過程という生命現象は，目にはみえない多数の化学反応が複雑に絡みあったものであり，具体的にイメージすることが難しいためである．

　生命現象を分子レベルにまで解きほぐし，化学反応としてとらえる学問を生化学という．生体構成成分や栄養素を化学物質としてとらえ，さらにそれらの体内での分解過程，それに伴うエネルギー生成過程，そして，私たちが必要とする物質を合成する過程を代謝とよばれる化学反応でとらえることで，はじめてその本質を理解

することが容易になる．生化学による生命現象の理解は，栄養学を学ぶうえできわめて重要である．

2 ― 歯科衛生士が生化学・栄養学を学ぶ意義

本書では，I編で生化学の基礎を学び，生命現象を生化学的に理解する．II編で口腔に特徴的な歯，歯周組織，唾液，プラーク（歯垢）に着目し，その構成成分やそこで生じる現象を生化学的に学ぶ．口腔は食物の入口であり，う蝕のように栄養素と直接関係する疾患が存在する．口腔は生化学と栄養学が密接に関わる現場といえよう．

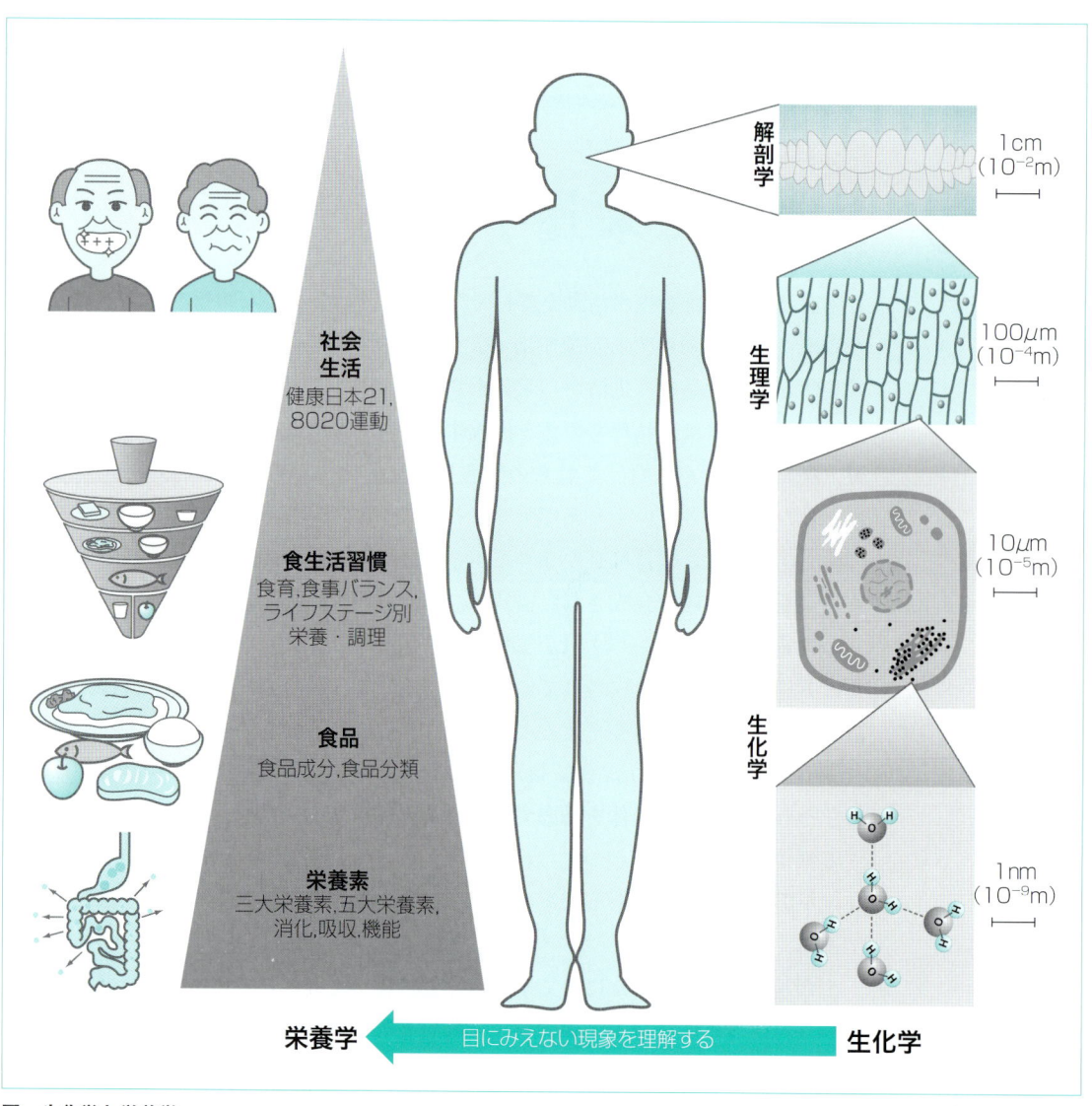

図　生化学と栄養学

Ⅲ編からは栄養学を学ぶ．それまでに生化学で学んだ知識や考え方は，栄養学を学ぶうえでおおいに役に立つはずである．Ⅲ編では，五大栄養素の基本的な役割について学び，さらに水の栄養的意味や，食物繊維についても学ぶ．Ⅳ編では，私たちの食生活を食品成分と食品分類，ライフステージ別の栄養や調理，食生活習慣など，より生活に密着した視点から学ぶ．

　口腔は食物の入口であり，食品はう蝕のように直接に口腔疾患と関係する．口腔の健康を維持・増進する役割を担う歯科衛生士にとって，生化学・栄養学を学ぶことの意義はきわめて大きい．

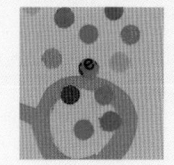

I編

生命活動の概要

1章 生体の構成要素

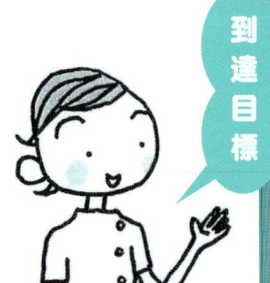

到達目標
❶生命の基本である細胞の構造や細胞小器官の働きを理解する．
❷生体の反応に必要な水の働きを理解する．
❸生体構成成分と栄養素について理解する．

❶ 細胞の役割

細胞
1665年に英国の学者 Hooke によってはじめて「細胞（Cell）」という言葉が用いられました．当時 Hooke が顕微鏡で観察したのはコルクの薄片で，規則的に配列した小さい区画を発見しました．その後，ドイツの植物学者 Schleiden と動物学者 Schwann の顕微鏡による動植物の研究から，細胞はすべての生物の構成単位であるという考え方が確立されたのです．

生物の基本単位は細胞である．同じ働きをもつ細胞が集まって組織となり，独自の機能を現す．たとえば，多数の小突起をもつ小腸細胞は，より広い表面積を提供することで栄養素の吸収を効率よく行う．長い軸索をもつ神経細胞は，ネットワークをつくることで電気刺激や神経物質の伝達を行う．収縮能をもつ筋細胞は，いっせいに収縮することで運動機能を現す．

1．細胞の大きさと構造

細胞は小さいため，肉眼でみることは難しい．細胞の種類によって大きさは異なるが，数十 μm 程度であり，細胞膜によって囲まれている．細胞内は核と細胞質に分けられ，細胞質にはさまざまな構造体（細胞小器官）がみられる（図 I-1-1）．細胞質のうち，細胞小器官以外の部分を細胞質基質という．

1）核

細胞のほぼ中央にあり，核膜によって細胞質から隔てられている．核小体（仁）をもつ．核内には，遺伝情報を担うデオキシリボ核酸（DNA）がヒストンタンパク質と結合し，染色体として存在する．細胞分裂の際，染色体は有糸分裂し，DNA（遺伝情報）を分裂細胞（娘細胞）に伝える．

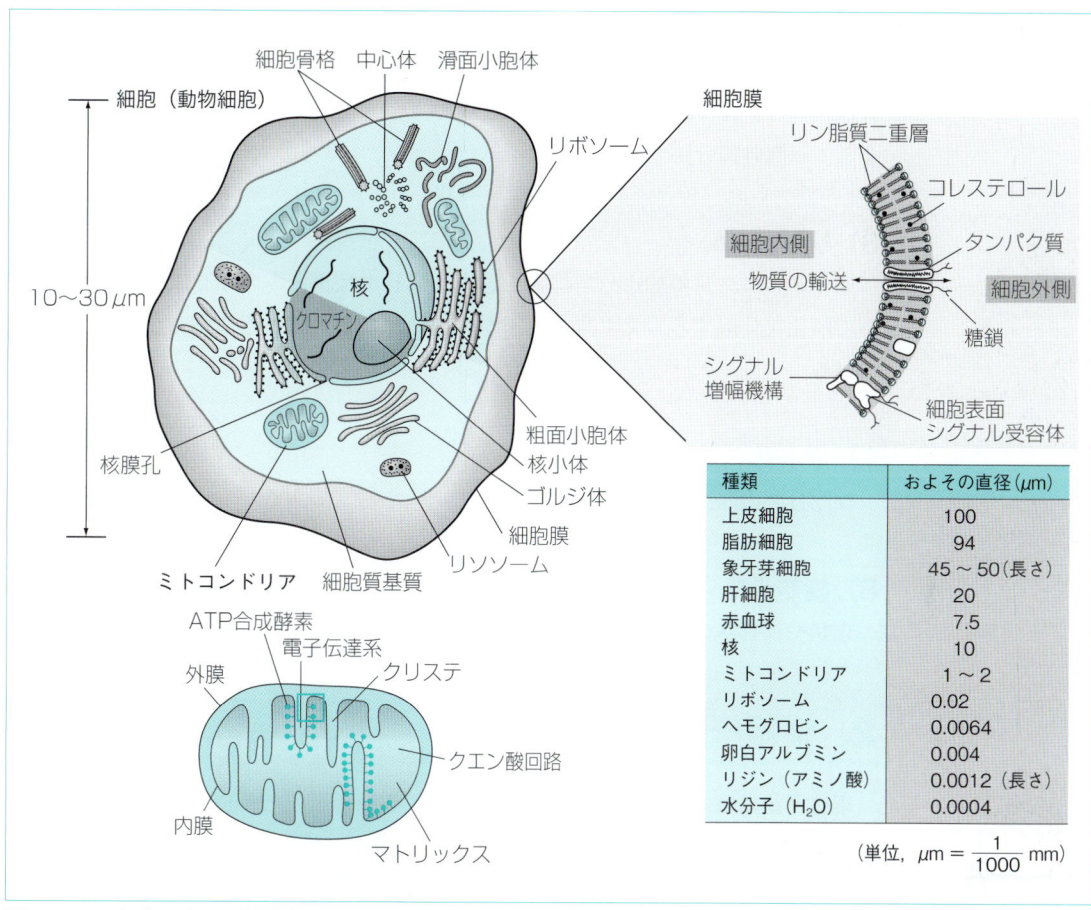

図Ⅰ-1-1 細胞の大きさと構造

2）細胞膜

外部と境界をつくるリン脂質二重層の膜．糖鎖をもつタンパク質が埋め込まれており，特定の物質の輸送や情報伝達（シグナル伝達）として働く．

3）ミトコンドリア（図Ⅰ-3-4参照）

クエン酸回路と電子伝達系をもち，効率よくアデノシン三リン酸（ATP）の生成を行う「エネルギー産生の中心」である．内膜と外膜で区切られ，内膜はクリステというヒダ状の突起をもつ．

4）小胞体

細胞質基質全体に広がる袋状の構造物．膜表面に小さな粒子（リボソーム）が付着しているものは粗面小胞体であり，タンパク質を合成する場となる機能をもつリボソームは，核から送られたメッセンジャーRNA（mRNA）の情報に従い，アミノ酸を配列し，タンパク質を合成する．リボソームが付着していないものを滑面小胞体といい，脂質代謝を主な機能とする．

5）ゴルジ体

扁平な袋状の構造単位が重層した構造物．粗面小胞体から送り出されたタンパク質は，ゴルジ体で糖の修飾（添加）を受け，糖タンパク質として完成し，小胞に包まれて細胞外に分泌される．

6）リソソーム

糖やタンパク質の加水分解酵素を含み，異物や使用済みの細胞成分を酸性の条件下で消化・分解する．マクロファージや白血球など，食作用の盛んな細胞で発達している．

7）中心体

細胞分裂の際，中心的な役割を果たす細胞小器官である．

8）細胞骨格

束状や網目状の構造をもち，細胞の形を定め，細胞運動の主体となる．

2. 情報伝達 (図I-1-2)

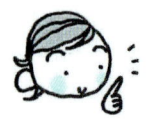

ホルモン
代表的なシグナル物質であり，血液によって標的細胞に届けられます．この方法は「内分泌」とよばれ，離れたところに広くシグナルを送ることに優れます．

細胞や組織は，細胞間で情報伝達を行い，周囲と調和した機能を発揮する．細胞はさまざまな化学物質をシグナル物質として放出し，そのシグナル物質に特異的な受容体をもつ細胞は，受容体でシグナル物質を受信して反応する．

シグナル物質としては，ヒスタミンなどの化学物質，ホルモン，神経伝達物質（ノルアドレナリン，アセチルコリンなど）などがあり，その多くは血液や組織液中に放出され，目的とする細胞（標的細胞）に届けられる（細胞が接着することもシグナルとなる）．標的細胞では，かすかなシグナルを段階的に増幅し，酵素の活性化や必要な物質の合成を行う．

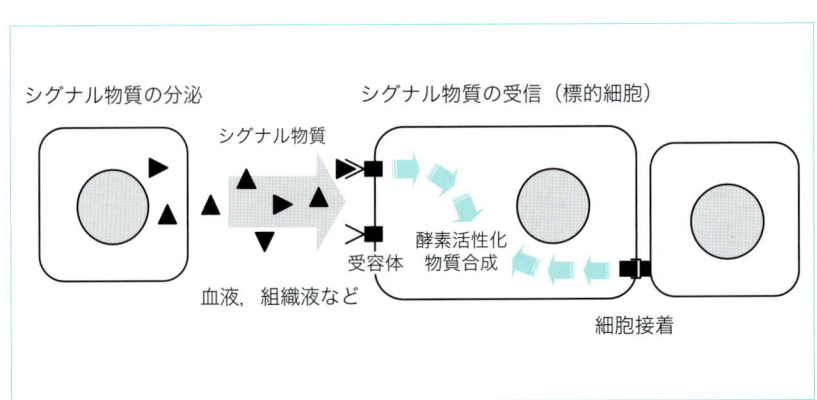

図I-1-2 細胞のシグナル物質とシグナル受容体

3. 細胞の分化

1個の受精卵が細胞分裂（卵分割）によって多細胞となり，さらに個々の細胞が独自の形態や機能をもつ特殊化した細胞（神経細胞やエナメル芽細胞など）になることを細胞分化という．分化した細胞は，それぞれの目的に特化した性質をもつ．たとえば，赤血球細胞が合成するタンパク質の80％はヘモグロビンであり，眼のレンズの細胞が合成するタンパク質の90％はクリスタリンとよばれるものである．すべて正確にコピーされた同一の遺伝子（DNA）をもつが，分化した細胞では，必要な遺伝子のみが機能している．

❷ 生体における水

「生命は水の中で生まれた」といわれるように，水は私たちの生命維持に不可欠な物質である．

1. 生体中の水の分布

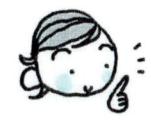

年齢と水分量
水の量は新生児では体重の約80％，高齢者では約50％となります．

成人の人体に占める水の量は体重の60％程度であり，35％が細胞内液，25％が細胞外液として存在する．細胞外液は，血漿4.5％，消化液1.5％，組織間液19％に分けられる．血液量は体重の1/13（7〜8％）であり，血漿は血液から血球成分（赤血球，白血球，血小板）を除いたものである．

生体中の水は，飲食物に含まれる水と生体内の代謝に伴って生じる代謝水から摂取される．その一方で，老廃物を尿として排泄（約1,500 mL/日）したり，体温調節などを目的に肺や皮膚から蒸発（約900 mL/日）するため，水は生体から常に失われている．そのため，失われた水を常に補充することが，生命維持のためには不

☕ **COFFEE BREAK**

クローン技術と生命倫理

もし分化した細胞を分化する前の状態にリセットできれば，その細胞は，体のすべての部分をつくり出す能力をもつ受精卵と同じになります．1996年，ヒツジの乳腺細胞の核を，核を除いた卵細胞（胚細胞）に移植することでリセットし，その細胞からヒツジを誕生させました．生まれたヒツジは乳腺細胞を提供したヒツジと全く同じ遺伝子をもつ「クローン」でした．哺乳類のクローン技術はその後急速に進歩していますが，倫理的な問題から人間への応用は許されていません．

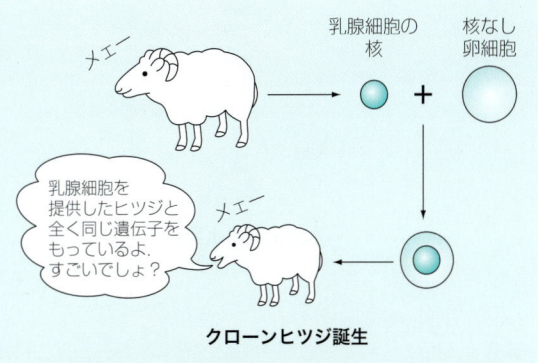

クローンヒツジ誕生

可欠である．

2. 水の性質

1）双極子と水素結合

水分子（H–O–H）の電子の分布にはかたよりがあり，酸素原子がやや負に，水素原子がやや正に荷電した双極子を形成する．そのため，水分子は静電気力で引き合い，水素結合を形成する（図Ⅰ-1-3）．

2）水溶性

「水に溶ける」とは，溶けた物質が水分子と安定した水素結合を形成することである．食塩などの塩類はイオン化して水素結合を形成することで，イオン化しない物質は分子中の水酸基などと水素結合を形成することで溶解する（図Ⅰ-1-3）．

3）高い比熱

水は熱しにくく冷めにくい．60％が水である生体は，外部の温度変化の影響が少なく，一定の体温を保ちやすい．そのため生体内環境が一定に保たれ，化学反応が一定の状態で行われる．

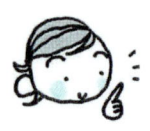

双極子
同じ大きさの正負の性質をもつものを双極子といいます．水分子は同じ大きさのプラス荷電（δ^+が2つ）とマイナス荷電（$2\delta^-$が1つ）をもつ双極子です．

比熱
ある物質1gの温度を1℃上昇させるのに必要な熱量をいいます．水1gを1気圧のもとで14.5℃から15.5℃まで上昇させる熱量は1カロリー（cal）で，水の比熱は1カロリー/g・℃と計算されます．1カロリーは，国際単位であるジュール（J）では，4.184Jに相当します．

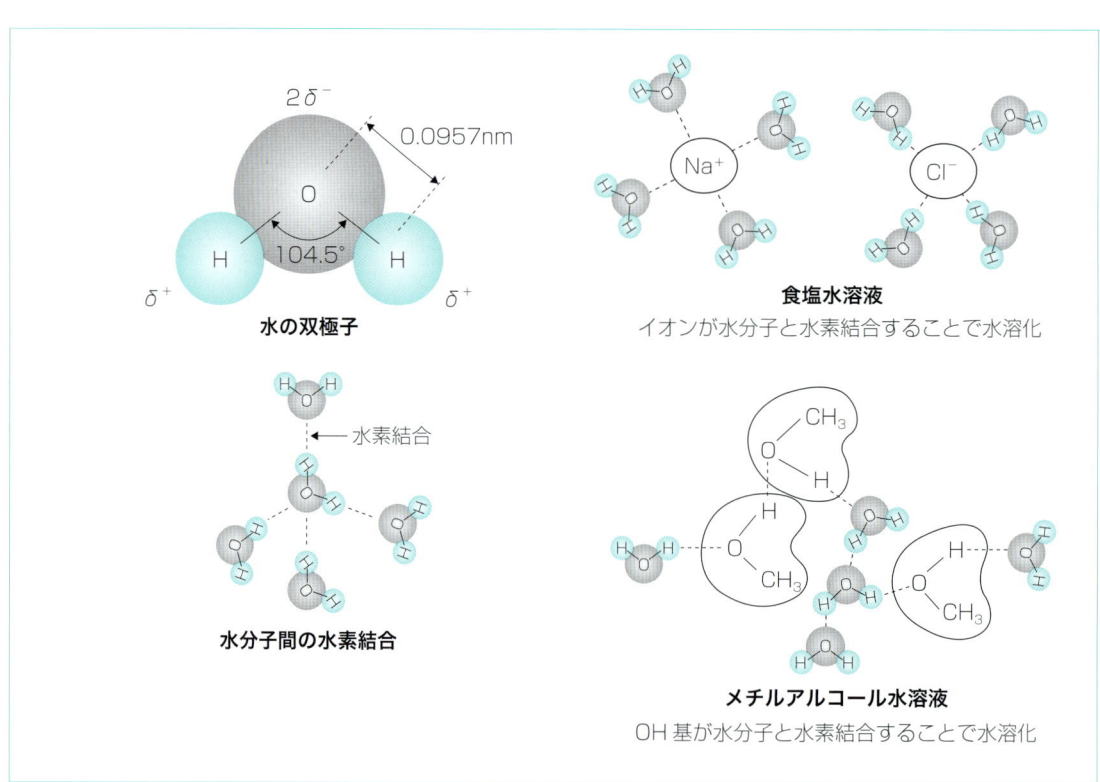

図Ⅰ-1-3　水の双極子と水素結合

生体液など	pH
血液	7.4
唾液	5.6～7.0
胃液	1.0
尿	4.8～7.5
牛乳	6.8
酢	3.5
蒸留水	5.5*

$[H^+] > 1.0 \times 10^{-7}$ M　酸性（pH＜7）
$[H^+] = 1.0 \times 10^{-7}$ M　中性（pH＝7）
$[H^+] < 1.0 \times 10^{-7}$ M　アルカリ性
　　　　　　　　　　　　　　（pH＞7）

*空気中の二酸化炭素が溶け込み，炭酸となるため
（$CO_2 + H_2O \rightarrow H_2CO_3 \rightarrow H^+ + HCO_3^-$）

図Ⅰ-1-4　[H^+]とpHおよび各種生体液などのpH
（全国歯科衛生士教育協議会編：新歯科衛生士教本　栄養指導・生化学．医歯薬出版，東京，1992．160．）

3. 水の解離と水素イオン濃度

純粋な水（H_2O）は，H_3O^+（ヒドロニウムイオン：H^+）とOH^-（ヒドロキサイドイオン）にわずかに解離し，イオン濃度は25℃でともに1.0×10^{-7}Mである．ヒドロニウムイオンは便宜的に水素イオン（H^+）で表わす．

$$2H_2O \rightleftharpoons H_3O^+ + OH^- \quad [H^+] = [OH^-] = 1.0 \times 10^{-7}\text{M}$$
　　　　　　　　　　　　　　　　　　　　[H^+][OH^-]はモル濃度（M）を表す

水溶液中のH^+が1.0×10^{-7}Mのときは中性溶液，それよりも高いときは酸性溶液，そして低いときにはアルカリ性（塩基性）溶液という．
水溶液中のH^+濃度を表す尺度をpHといい，次のように表す．

$$pH = -\log_{10}[H^+] \qquad [H^+]\text{はモル濃度（M）を表す}$$

pHは7が中性，7より小さいと酸性，7より大きいとアルカリ性となる．血液はわずかにアルカリ性で，生体液によってその値は異なる（図Ⅰ-1-4）．

4. 酸とアルカリ（塩基）

酸はH^+を放出する物質，アルカリ（塩基）はOH^-を放出する物質と定義される．
塩酸や酢酸などはH^+を放出するため酸であり，水酸化ナトリウムやアンモニアはOH^-を放出するためアルカリである．

塩酸	$HCl \longrightarrow H^+ + Cl^-$
酢酸	$CH_3COOH \rightleftharpoons H^+ + CH_3COO^-$
水酸化ナトリウム	$NaOH \longrightarrow OH^- + Na^+$
アンモニア	$NH_3 + H_2O \rightleftharpoons OH^- + NH_4^+$

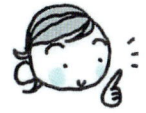

水中のイオン濃度とpH
水中のH^+濃度[H^+]とOH^-濃度[OH^-]の積をイオン積（Kw）といい，常に1.00×10^{-14}です．したがって，0.001M（1 mM）のNaOHのpHは次のように求められます．0.001M NaOHの[OH^-]は10^{-3}Mであることから，[H^+]＝Kw/10^{-3}＝10^{-14}/10^{-3}＝10^{-11}となり，pH＝$-\log_{10}(10^{-11})$＝11となります．

酸とアルカリの定義
本書の酸・アルカリ（塩基）の定義は，Arrhenius（スウェーデン，1884年）によるものです．その後，Brønsted（デンマーク，1923年）は，H^+を与える物質（H^+供与体）を酸，H^+を受け取る物質（H^+受容体）を塩基と定義し，水素をもつあらゆる物質の反応の説明を可能にしました．この定義では，酸と塩基は相対的なものとなり，たとえばアンモニアの反応（$NH_3 + H_2O \rightleftharpoons OH^- + NH_4^+$）では，$NH_3$は$H^+$を受け取る塩基ですが，水は$H^+$を放出する酸と位置づけられます．

5. 緩衝作用と緩衝液

生体内の反応はpHで変化するため，生体液のpHは常に適切に保つ必要がある．外界から酸やアルカリが侵入してもpHが大きく変わらない作用を緩衝作用といい，生体液は緩衝作用をもつ緩衝液である．

血液のpHを7.4に保つ緩衝作用は，主に炭酸（H_2CO_3）に由来する．炭酸は二酸化炭素（CO_2）が水（H_2O）に溶けて生じ，一部は解離して重炭酸イオン（HCO_3^-）となる．

$$CO_2 + H_2O \longrightarrow H_2CO_3 \quad \cdots\cdots\cdots\cdots 反応1$$
$$H_2CO_3 \rightleftarrows H^+ + HCO_3^- \quad \cdots\cdots 反応2$$

血液に酸（H^+）が侵入すると「反応2」は左に進み，HCO_3^-はH^+を消費してH_2CO_3となりpH低下を防ぐ（酸の中和）．一方，アルカリ（OH^-）が侵入すると「反応2」は右に進み，H_2CO_3はH^+を産生し，H^+はOH^-を消費してH_2OとなりpH上昇を防ぐ（アルカリの中和）．重炭酸イオンは唾液にも存在し，唾液pHの維持作用と酸中和によるう蝕予防作用を発揮する．

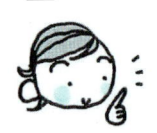

炭酸のさらなる緩衝能力

H^+が増えると，やがて反応2は，それ以上左に進まなくなります．しかし，炭酸は反応1の逆反応により，二酸化炭素と水に分解できます．二酸化炭素が気体として体外に放出されれば，反応2はさらに左へ進むことになり，緩衝作用は持続します．血液では二酸化炭素を肺から放出することで，唾液では口腔内で直接，二酸化炭素を放出することで，緩衝作用の増強をはかっています(p.25)．

❸ 生体構成成分と栄養素

1. 私たちの体を構成する成分と化学反応

私たちの体を構成する成分は，糖質，脂質，タンパク質，核酸，ミネラル（無機質），水に大別される．私たちは，これら生体構成成分を外界から栄養素として取り入れなければならない．糖質，脂質，タンパク質を三大栄養素とよび，これにミネラルとビタミンを加えて五大栄養素という（図Ⅰ-1-5）．

食物として取り入れた栄養素は，そのまま体の構成成分になるのでなく，いったん消化管で消化・分解された後，消化管から吸収され，私たちの体に必要な生体構成成分に再構築（合成）される．糖質は糖質から，脂質は脂質から，タンパク質はタンパク質から合成されることが多いが，すべてそうとは限らない．甘いものを食べすぎると太るということは，糖質から脂質が合成されるというわかりやすい例である．核酸は，各栄養素に由来するさまざまな物質を原料にして合成される．

さらに，生体構成成分の一部，特に糖質と脂質は，細胞内で分解されて私たちの活動に必要なエネルギーをつくり出す．エネルギーは私たちの生命を維持するために不可欠であると同時に，体に必要な物質の合成にも必要となる．

生体内の化学反応の多くは水溶液中で行われるため，水は必須である．このため，水を6番目の栄養素としてとらえることがある．

消化，分解，合成などの化学反応は，酵素が作用して進行する．酵素による化学反応の多くは，ビタミンの助けを借りることで効率よく進む．さらに酵素反応は，

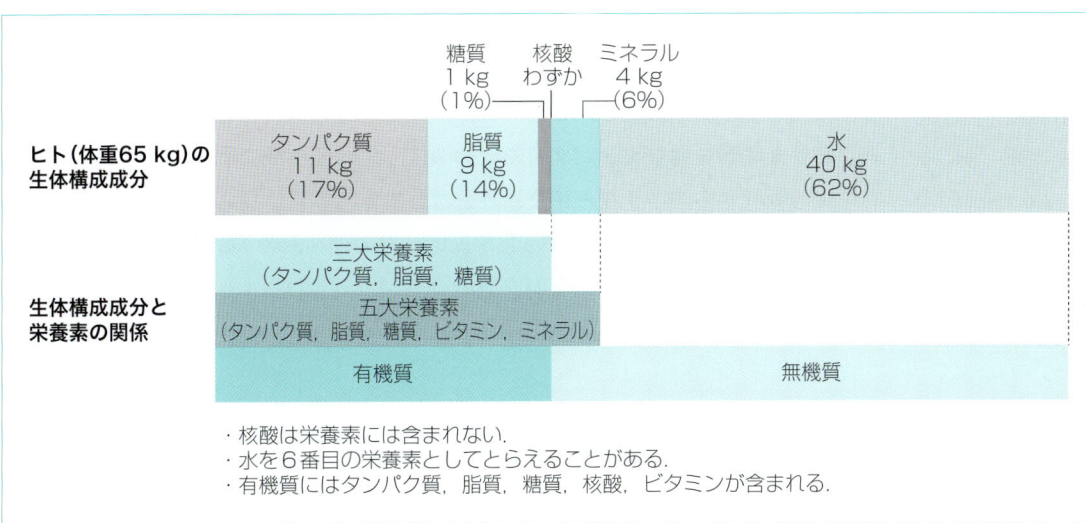

図Ⅰ-1-5　生体構成成分と栄養素の関係

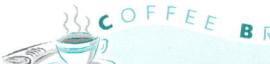 太陽と地球と海と生命

　宇宙空間に漂う塵やガスが徐々に集まると，ゆっくりと回転を始め，やがてその中心部は明るく輝き出しました．太陽の誕生です．太陽の周りの塵やガスは互いに集まり，多数の小さな惑星（微惑星）となりました．微惑星は互いにぶつかり合って徐々に成長し，地球をはじめ現在の惑星になったといいます．約46億年も前のことです．ぶつかり合うときに生じる莫大なエネルギーによって，当時の地球は岩が熔けた灼熱の惑星であり，水分の多くは水蒸気となって大気を漂っていました．微惑星の衝突が減っていくにつれて，徐々に地球表面が冷え，大気中の水蒸気は水滴となって地上に降り注ぎ始めました．それは延々と続く豪雨であったことでしょう．やがて雨が止み，雲間から太陽の光が差し込んだとき，地球表面には広大な海が広がっていました．

　海はたゆたいながら，さまざまな物質を溶け込ませ，やがてさまざまな化学物質を生み出しました．化学反応の果てしない試行錯誤の末，約40億年前，ついに生命は生まれました．最初の生物はいまの細菌のように小さいものでしたが，やがて多細胞生物が登場し，約6億年前の「カンブリア爆発」といわれる生物の多様化を経て，現代の私たちに連なる生物が誕生しました．

　当時，海こそが生物の住むべき環境でしたが，生物の一部はやがて海から陸へと進出しました．重くのしかかる重力，皮膚を焼く太陽の紫外線，容赦ない乾燥などに悪戦苦闘しながら，陸上での生活が始まりました．そのとき，生物たちは，生まれ故郷である海の一部を身につけてくることを忘れませんでした．私たちの体液，すなわち組織液や血液の成分は，原始の海に似ているといいます．

　私たちが，ときどき海を懐かしく思うのは，私たちの体の内にある海がそう感じているからなのかもしれません．

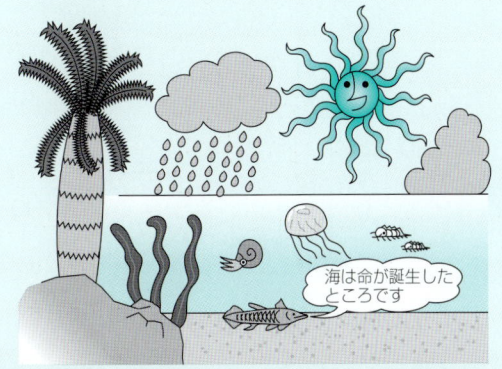

ホルモンなどの化学物質（シグナル物質）によって，より高度にコントロールされている（p.8参照）．酵素はタンパク質からできているうえに，酵素の種類は生物によって少しずつ異なるため，私たちの体に必要な酵素は自ら合成しなければならない．必要な酵素を含むタンパク質の設計図は，すべて核酸に記録されている．

消化・吸収からエネルギー産生過程を含む生体内の化学反応とそのコントロールについては，「2章　生体における化学反応」および「3章　糖質と脂質の代謝：主要なエネルギー基質」で，タンパク質の合成については「4章　タンパク質とアミノ酸の代謝：多様な機能をもつ生体分子」で学ぶ．

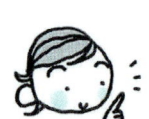

D-グルコースとD-フルクトース

鎖状構造のグルコースやフルクトース（図I-1-6）において，下から2番目の炭素（C^5）の右側に水酸基（-OH）が結合している構造をD体といい，これとは反対に左側に水酸基が結合したものをL体といいます．私たちは主にD体の糖を利用して生きています．

2. 糖質の構造と種類

糖質は炭素の水和物，すなわち $C_m(H_2O)_n$ という化学組成をとることから，炭水化物ともよばれる．D-グルコース（ブドウ糖）やD-フルクトース（果糖）は代表的な糖質である．糖質のもつアルデヒド基やケトン基は，5位の炭素の水酸基（-OH）と反応しやすく，結合することで鎖状構造から環状構造にかわる．さらに，環状構造は，グルコースの1位あるいはフルクトースの2位の炭素への水酸基の結合の仕方によって，α型とβ型になる（図I-1-6）．

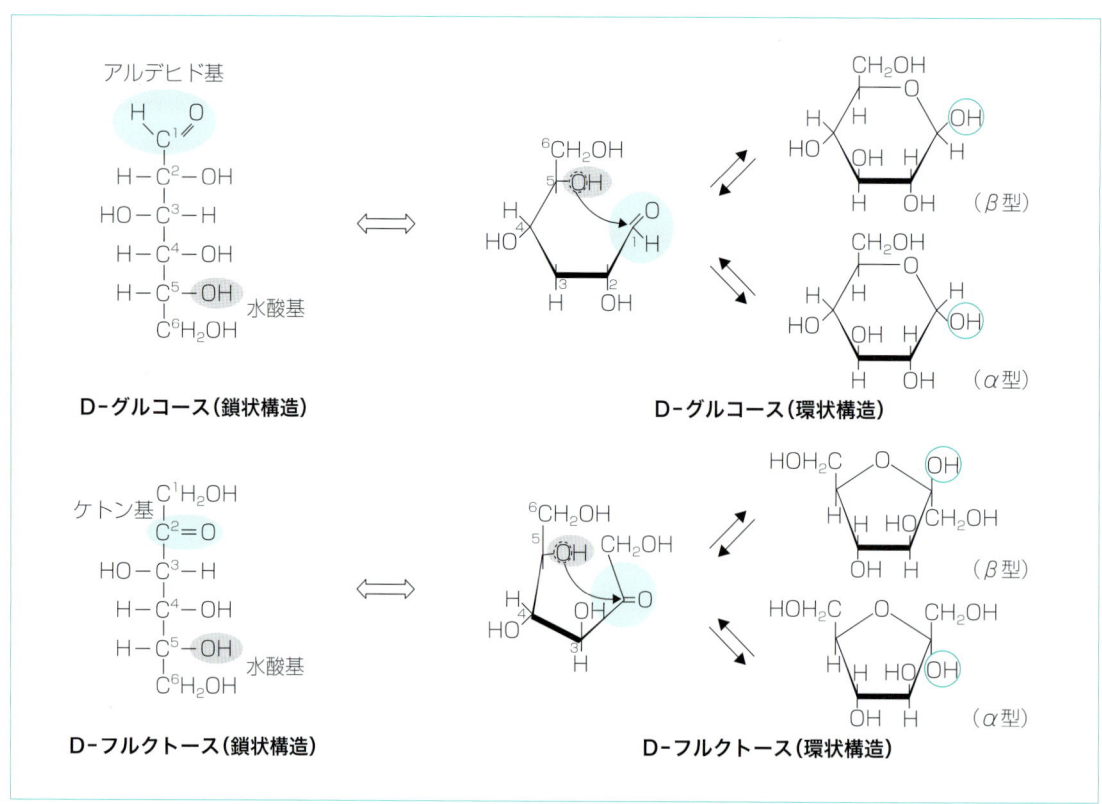

図I-1-6　D-グルコース（ブドウ糖）とD-フルクトース（果糖）の鎖状構造と環状構造

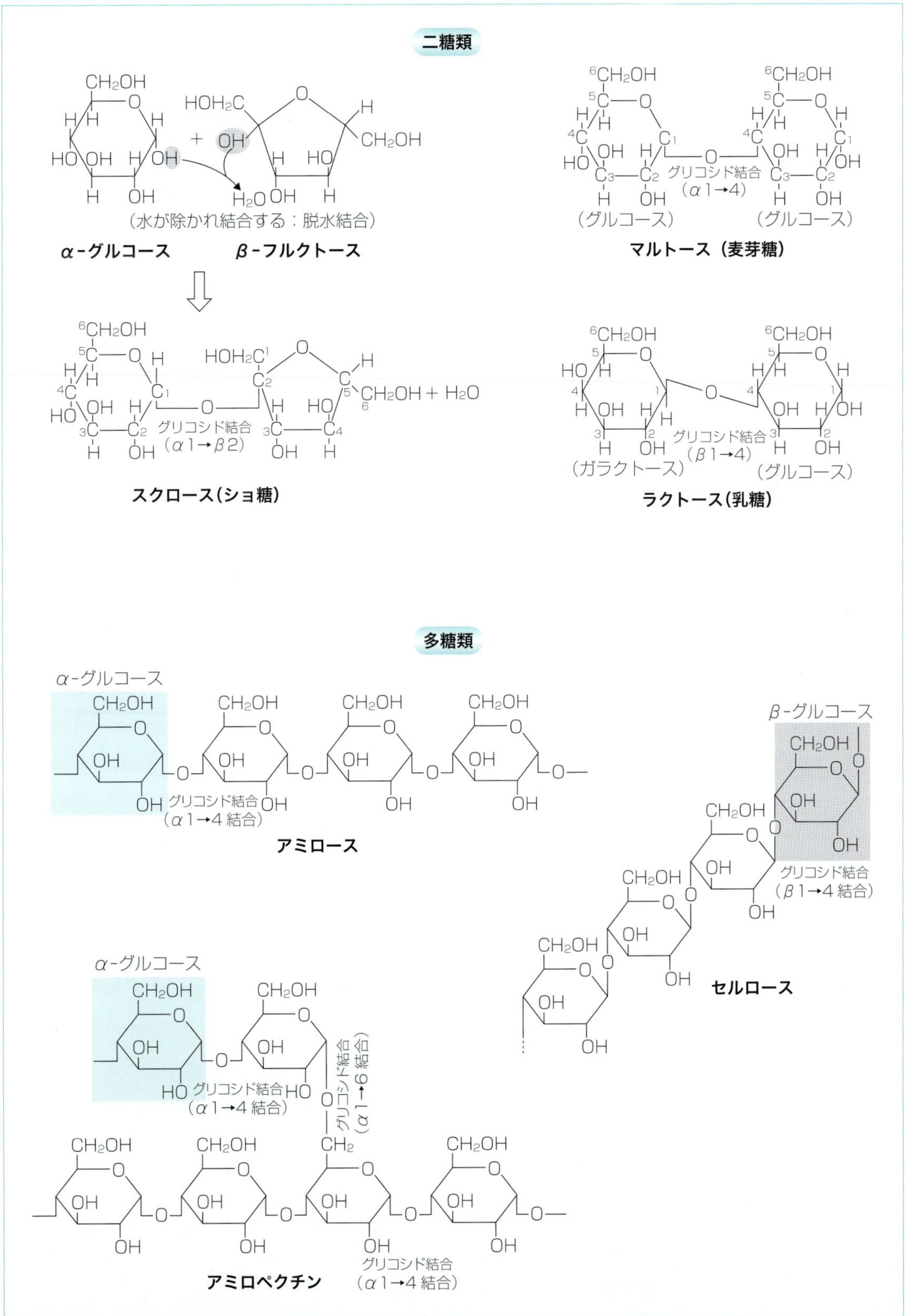

図Ⅰ-1-7　二糖および多糖

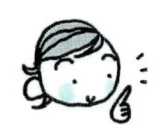

糖質の還元性

グルコースやフルクトースは還元性をもつため「還元糖」とよびます。グルコースはアルデヒド基によって，フルクトースはケトン基が変形することによって還元性を発揮します。しかし，グルコースとフルクトースがグリコシド結合によってスクロースになると還元性は失われます。それは，還元性を発揮する部分どうしが結合して固定されてしまうからです。一方，同じ二糖でもマルトースやラクトースではグルコースに由来する還元性を保っています。

オリゴ糖

2〜10程度の単糖分子が結合した少糖類を指しますが，一般的には3分子以上の場合に「オリゴ糖」ということが多いです。

D-グルコースのように，単独の糖質を単糖という。単糖はグリコシド結合という脱水結合により互いに結合することができる。単糖が2分子結合したものを二糖，多数結合したものを多糖という（図Ⅰ-1-7）。また，単糖が複数分子結合したものをオリゴ糖ということがある。

スクロース（ショ糖）は，α型のグルコースの1位の炭素とβ型のフルクトースの2位の炭素がグリコシド結合（α1→β2結合）した二糖である。同様に，マルトース（麦芽糖）はα型のグルコースの1位の炭素と4位の炭素がグリコシド結合（α1→4結合）した二糖，ラクトース（乳糖）はβ型のガラクトースの1位の炭素とグルコースの4位の炭素がグリコシド結合（β1→4結合）した二糖である（図Ⅰ-1-7）。

デンプンは米，麦，ジャガイモ，トウモロコシという日常私たちが摂取する多糖である。その主成分は，α-グルコースがグリコシド結合（α1→4結合）したアミロースと，α1→4結合から枝分かれしたα1→6結合をもつアミロペクチンからなる。アミロースは200〜1,000個の，アミロペクチンは5,000〜数万個のα-グルコースからなる巨大分子である。私たちが体に蓄えるグリコーゲンは，デンプンのアミロペクチンと類似した構造をもつα-グルコースの多糖である。

一方，植物繊維の主成分であるセルロースは，β-グルコースがβ1→4結合した多糖である。私たちは，デンプンやグリコーゲンを酵素で分解してグルコースとして利用できるが，セルロースの分解酵素をもたないため，セルロースを構成するグルコースは利用できない。

3. 脂質の構造と種類

脂質とは，水に溶けにくく（疎水性），油や有機溶媒であるエーテル，クロロホルム，ベンゼンなどに溶ける（脂溶性）有機物である。単純脂質，複合脂質，ステロールに大別される。

COFFEE BREAK

糖質の構造

糖質を構成する炭素には図Ⅰ-1-6のように番号が付されています。そのため，グリコシド結合する糖質の種類と結合部位の炭素の番号を示すことで，図Ⅰ-1-7のように実際の結合状況を明確に伝えることができます。

スクロース（ショ糖）では，α型のグルコースの1位の炭素からβ型のフルクトースの2位の炭素へグリコシド結合の腕が伸びていることから，「α1→β2結合」と表現します。

また，結合を意味する「→」は「,」で表すこともでき，「α1,4結合」と表記することもあります。

なお，マルトース（麦芽糖）やラクトース（乳糖）は，それぞれα1→4結合，β1→4結合と表記します。これは，グルコースの4位の炭素に結合する水酸基（-OH）にはα型，β型は存在しないためです。

単純脂質の多くは，生体内に貯蔵されてエネルギー供給源となる中性脂肪（トリグリセリド）であり，グリセリン（グリセロール）に各種脂肪酸が結合した構造をもつ．食品中の主な脂質成分でもある（図Ⅰ-1-8）．

脂肪酸には，飽和脂肪酸と不飽和脂肪酸がある．飽和脂肪酸は，パルミチン酸のように炭化水素部分（$-(CH_2)_{14}CH_3$）の炭素はすべて単結合で結合され，水素が十分結合している（飽和している）．一方，不飽和脂肪酸は，オレイン酸のように炭化水素部分の一部に二重結合で結合された炭素があり，その部分への水素の結合は不足している（不飽和である）（図Ⅰ-1-8）．

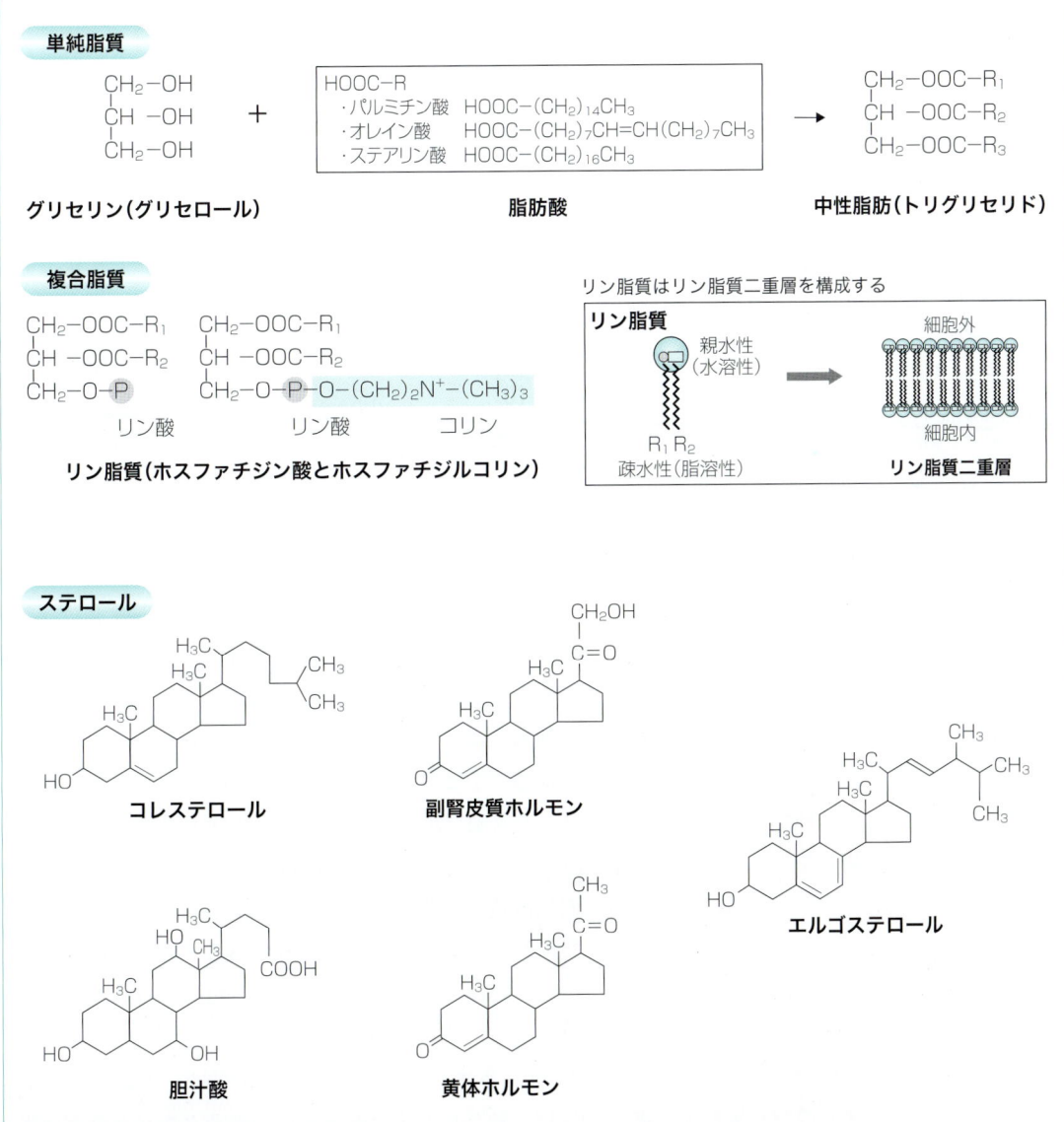

図Ⅰ-1-8　脂質の種類

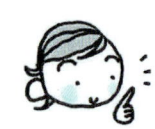

アラキドン酸
リノール酸から産生することができますが、産生量が少ないために必須脂肪酸とされています。

不飽和脂肪酸の一部は、私たちの体内で合成できない。食事から摂取しなければならない不飽和脂肪酸であるリノール酸、α-リノレン酸、アラキドン酸を必須脂肪酸という。

複合脂質は、グリセリンに、脂肪酸のほか、リン酸、糖、コリン、アミノ酸、タンパク質などが結合したもので、リン脂質や糖脂質とよばれる。

生体膜、すなわち細胞膜や細胞小器官を囲む膜の主要成分は、リン脂質である。リン脂質にはリン酸が結合しており、その部分が親水性（水溶性）となる。その結果、リン脂質は疎水性と親水性を併せもつ両親媒性となり、生体膜のリン脂質二重層を形成する（図Ⅰ-1-8）。

ステロールには、コレステロール、エルゴステロール（ビタミンDの前駆体）、胆汁酸、ステロイドホルモン（副腎皮質ホルモンや性ホルモンなど）などがあり、生体内でさまざまな役割を果たしている。

4. タンパク質の構造と役割

タンパク質は、アミノ酸がペプチド結合した高分子である。タンパク質を構成するアミノ酸は20種のL-αアミノ酸であり、α-炭素の4つの手にアミノ基、カルボキシル基、水素、側鎖（R）が結合した共通構造をもつ。アミノ酸は互いのアミノ基とカルボキシル基がペプチド結合という脱水結合で結合し、長鎖の高分子（ペプチド鎖）となる（図Ⅰ-1-9, 10）。

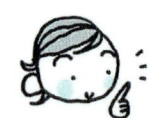

α-炭素
カルボキシル基（COOH基）が結合している炭素をα位の炭素といい、そこから離れるにつれてβ位の炭素、γ位の炭素……とよびます。α-アミノ酸はα炭素にアミノ基が結合していることから、そうよばれています。

タンパク質のアミノ酸配列数と配列順序を一次構造という。アミノ酸配列が決まると、アミノ酸側鎖が互いに影響しあって、タンパク質の随所でα-らせん構造、β-シート構造、三重らせん構造などの立体構造をとる。これを二次構造とよぶ。二次構造はタンパク質全体の立体構造に影響を及ぼし、タンパク質に独自の立体構造（三次構造）を与える。タンパク質はさらに鉄などの金属を含む小分子（ヘムなど）と結合し、複数分子集まることで、高度な機能を発揮する（四次構造）（図Ⅰ-1-11）。

たとえば、赤血球に含まれ酸素の運搬にかかわるヘモグロビンというタンパク質では、独自の立体構造（三次構造）をとり、ヘムとよばれる鉄を含む物質と結合した2種類のタンパク質（αタンパク質、βタンパク質）が2分子ずつ集まり、四次構造をとっている。4分子のタンパク質から構成されることから四量体という。なお、二次構造、三次構造、四次構造をまとめて高次構造とよぶ。

以上のように、タンパク質の性質や機能は、一次構造であるアミノ酸の配列数と配列順序によって決まる。タンパク質の一次構造の情報は遺伝子（DNA）に記述されている（p.40～42参照）。

20種のアミノ酸の組み合わせで生まれる多様なタンパク質は、生体内でさまざまな役割を果たす（表Ⅰ-1-1）。私たちの体の構造を保つ構造タンパク質（コラーゲン、エラスチン、ケラチン）とその他の機能性タンパク質に大別される。

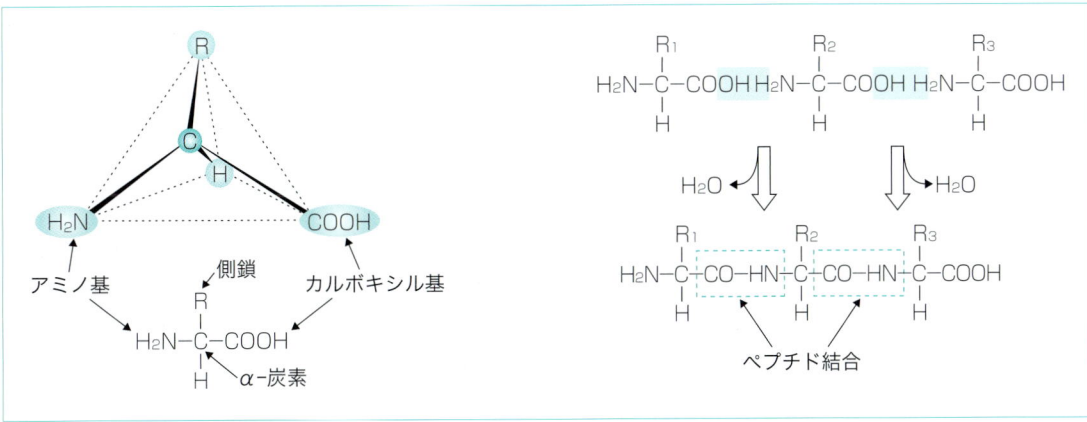

図Ⅰ-1-9 アミノ酸の基本構造とペプチド結合

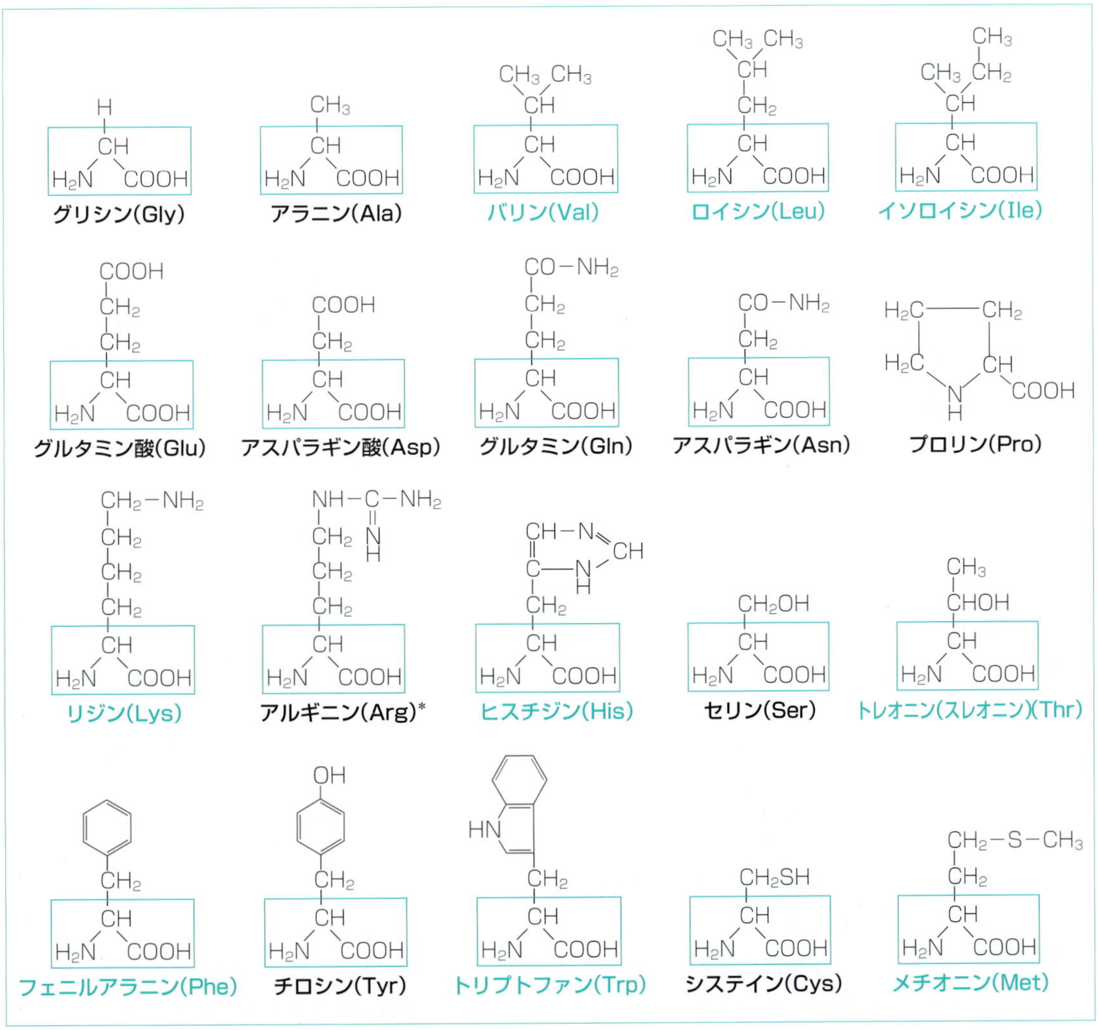

図Ⅰ-1-10 アミノ酸の種類（囲みは共通構造．緑字は必須アミノ酸．英文字はアミノ酸の3文字表記）
　＊条件つき必須アミノ酸（幼児期）

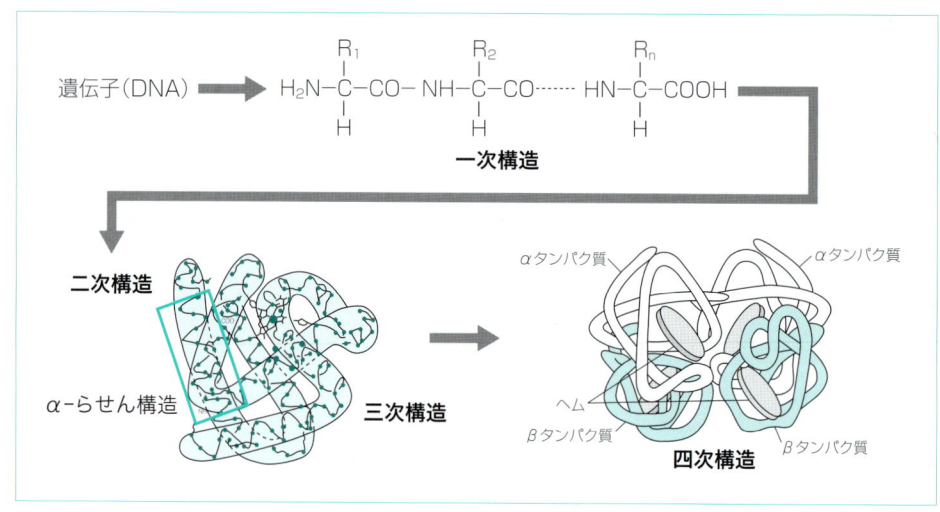

図Ⅰ-1-11 タンパク質の構造

表Ⅰ-1-1 タンパク質の役割

タンパク質の役割	
生体反応の触媒	酵素
生体物質の輸送	ヘモグロビン（酸素），トランスフェリン（鉄），ホルモンの輸送など
生体物質の貯蔵	ミオグロビン（酸素），フェリチン（鉄）など
生体の防御	免疫抗体など
情報伝達と受容	タンパク質型ホルモンとその受容体，神経伝達物質など
運動	筋のタンパク質（アクチン，ミオシン）など
生体の構造	コラーゲン，エラスチン，ケラチン

5. ビタミン

　ビタミンは，水溶性と脂溶性に大別される．水溶性ビタミン（ビタミンB_1，ビタミンB_2，ビタミンB_6，ビタミンB_{12}，ナイアシン，ビタミンC，葉酸，ビオチン，パントテン酸）の多くは，酵素の働きを助ける補酵素として機能する（p.157〜159参照）．また，体内に蓄積しにくく，容易に尿中に排泄される．脂溶性ビタミン（ビタミンA，ビタミンD，ビタミンE，ビタミンK）は，それぞれ独自の機能をもつ．体脂肪などに溶けて体内に蓄積しやすいため，ビタミン剤などによる過剰摂取に注意する必要がある．

6. ミネラル（無機質）

　人体を構成するミネラル（無機質）は約40種類あり，体内存在量の多いものから順に，カルシウム，リン，イオウ，カリウム，ナトリウム，塩素，マグネシウムを多量元素という．一方，鉄，亜鉛，銅，ヨウ素，マンガン，コバルト，フッ素，セレンなど体内存在量が鉄と同等かそれ以下の無機質を微量元素という．生体の形

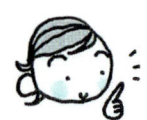

無機質と有機質
無機質に対応する用語は有機質です．有機質は炭素を含む生体構成物質であり，糖質，脂質，タンパク質など，ほとんどの生体構成物質は有機質に含まれます．一方，炭素を含まない物質を無機質といいます．なお，二酸化炭素（CO_2）やダイヤモンド（C）などは炭素を含んでいますが，慣例として有機質に含みません．

態維持や酵素反応などに必要であり，主な機能は，骨格や歯の形成，筋肉の収縮や神経の刺激，生体液や細胞内の緩衝作用，浸透圧の維持，消化液の構成成分，酵素の補助因子，血液凝固である（p.162〜170参照）．生体を燃やすと灰となって残ることから，灰分ともよばれる．

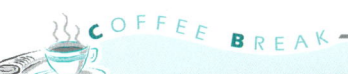

ビタミンの発見と名前の由来

　脚気（かっけ）（beriberi：知覚異常，運動麻痺，腱反射消失，心悸亢進，浮腫などの症状を呈する）は日本に古くからある病気で，明治初期，日本海軍は航海ごとに多数の脚気患者を出していました．当時の軍医大監・高木兼寛（東京慈恵会医科大学の創設者）は，これは食物に由来するものと考え，明治15〜17年（1882〜1884年）に実験を行いました．それぞれ約300名の兵員を乗せた軍艦2隻に，1隻には従来通り白米を主とした食糧を与え，もう1隻には白米の一部を大麦，野菜，魚肉，獣肉，練乳に代えて同一航海を行ったのです．結果は明白で，前者では約2/3が脚気にかかり，後者ではわずか14名の患者を出したにすぎませんでした．1897年には，Eijkman（エイクマン）が，白米のみで鳥を飼うと特殊なけいれんを起こして死ぬこと，これが米糠で予防・治療できることを報告しました．

　1910年，鈴木梅太郎は，ついに世界ではじめて米糠の中から有効物質を分離し，それを稲の学名oryzaからオリザニン（oryzanin）と名づけました．同じころFunkも同様の物質を見い出し，それが一種のアミンであることから「vita（生命を意味するラテン語）」に「amine」を接続し「vitamine」と名づけました（1911年）．その後，さまざまなビタミンが発見され，アミンではないものも含まれるようになりました．1920年，Drummond（ドラモンド）は，vitamineの語尾のeを外し，すべてを「vitamin」とよぶことにしました．

1章◆生体の構成要素の要点

❶細胞は生命の基本単位である．
❷細胞の大きさは数十μmであり，細胞膜に囲まれてさまざまな細胞小器官が存在する．
❸細胞は化学物質をシグナルとして放出し，標的細胞はそれを受容体で受け取り反応する．
❹細胞は分化することで，その目的に特化した機能を発揮する．
❺水は生命維持に不可欠であり，生体の60％を占める．
❻pHはpH＝$-\log_{10}[\mathrm{H}^+]$で定義される（$[\mathrm{H}^+]$はモル濃度（M）を表す）．
❼生体液は緩衝作用をもち，血液がpH 7.4に保たれるのは，主に血液中に含まれる重炭酸イオン（$\mathrm{HCO_3^-}$）による．
❽栄養素は生体構成成分と共通である．三大栄養素は糖質，脂質，タンパク質であり，これにビタミンとミネラルを加えたものが五大栄養素である．
❾糖質は炭水化物ともよばれ，単糖，二糖，多糖に分けられる．
❿脂質は疎水性で脂溶性であり，貯蔵エネルギー源である中性脂肪，生体膜の脂質二重層を形成するリン脂質，コレステロールなどが存在する．また，脂質を構成する脂肪酸には飽和脂肪酸と不飽和脂肪酸がある．
⓫タンパク質は20種のL-αアミノ酸がペプチド結合した高分子であり，生体内でさまざまな機能をもつ．
⓬ビタミンは水溶性と脂溶性に分けられ，水溶性ビタミンの多くは補酵素として機能する．脂溶性ビタミンはそれぞれ独自の機能をもつ．

参 考 文 献

1）林　典夫ほか：シンプル生化学　第5版．南江堂，東京，2007．
2）菊地吾郎ほか：一般医化学　7版．南山堂，東京，2002．
3）全国歯科衛生士教育協議会監修：最新歯科衛生士教本　生物学．医歯薬出版，東京，2008．
4）全国歯科衛生士教育協議会監修：最新歯科衛生士教本　化学．医歯薬出版，東京，2008．

2章 生体における化学反応

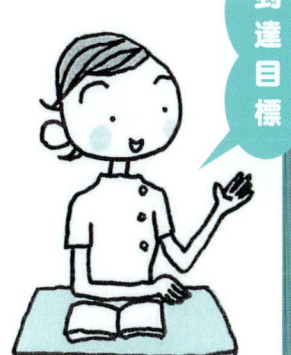

到達目標
❶消化管で起こる栄養素の消化および吸収について理解する．
❷酸素の運搬と二酸化炭素の排出について理解する．
❸細胞内で起こる代謝（エネルギー代謝，分解，合成）について理解する．

　生体は絶えず化学反応を起こし，生命を維持している．その反応は，試験管内における反応と同様，物理化学の法則に則る．

　私たちは食物を摂取して消化管で消化し，不要な物質は消化管から排泄する．消化管は外界と通じているため体外であり，消化は体外で行われる．栄養素は消化管から吸収され，体内に入る．細胞の中に取り込まれた栄養素は細胞内で分解され，エネルギーが産生される．その過程で酸素が消費され，二酸化炭素と水が生じる．得られたエネルギーは生命の維持や活動に用いられるとともに，私たちの体に必要な物質の合成に用いられる（図Ⅰ-2-1）．

❶ 消化と吸収

　食物を構成する高分子（多糖，脂質，タンパク質）は大きすぎるため，そのまま

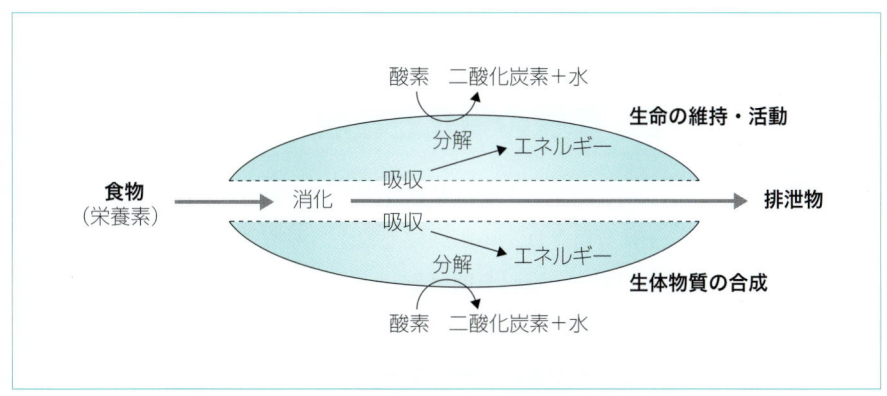

図Ⅰ-2-1　生体における消化，吸収，代謝（エネルギー代謝，分解，合成）

表 I-2-1　各栄養素の消化酵素

分泌液（分泌量）	消化酵素（至適pH）	糖質の消化	タンパク質の消化	脂質の消化
唾液（約1,500mL/日）	唾液α-アミラーゼ（6.6～6.8）	デンプン→マルトース　オリゴ糖		
胃液（約2,500mL/日）	ペプシン（1.0～2.0）　↑HClによる活性化　（ペプシノーゲン）　レンニン（4.0）		タンパク質→ペプチド　カゼイン→ミルク凝固	
膵液（約1,500mL/日）	トリプシン（8.0）　↑エンテロペプチダーゼ，　トリプシンによる活性化　（トリプシノーゲン）　キモトリプシン（8.0）　↑トリプシン　による活性化　（キモトリプシノーゲン）　カルボキシペプチダーゼ　↑トリプシン　による活性化　（プロカルボキシペプチダーゼ）　膵液α-アミラーゼ（7.1）　リパーゼ（8.0）	デンプン→マルトース　オリゴ糖	タンパク質→ペプチド　タンパク質→ペプチド　ペプチド→低分子ペプチド　アミノ酸	中性脂肪→脂肪酸　　　　　モノグリセリド
小腸液（約500mL/日）	アミノペプチダーゼ　ジペプチダーゼ　スクラーゼ（5.0～7.0）　マルターゼ（5.8～6.2）　ラクターゼ（5.4～6.0）	スクロース→グルコース　　　　　　フルクトース　マルトース→グルコース　ラクトース→グルコース　　　　　　ガラクトース	ペプチド→低分子ペプチド　アミノ酸　ジペプチド→アミノ酸	

では体内に取り込めない．そのため，消化管に分泌される消化酵素によって分解され，低分子になる．これを消化という（**表 I-2-1**）．消化で得られた低分子は，小腸微絨毛膜から体内に移行する．これを吸収という．

1. 糖質の消化と吸収

　糖質は，唾液α-アミラーゼや膵液α-アミラーゼで二糖やオリゴ糖に分解され，さらに小腸微絨毛膜に存在するスクラーゼ，マルターゼ，ラクターゼなどで単糖に分解されると同時に，血液中に吸収される．

2. 脂質の消化と吸収

　中性脂肪（トリグリセリド）は，膵液のリパーゼによって脂肪酸とモノグリセリドに分解され，小腸微絨毛膜から吸収される．肝臓から分泌される胆汁は，中性脂肪の消化，吸収を助ける．
　脂肪酸とモノグリセリドは，粘膜細胞内で再び中性脂肪となり，さらにタンパク質やコレステロールとともにキロミクロン（リポタンパク質）を形成する．キロミクロンは乳糜管（リンパ管）に吸収され，リンパ管から胸管を経て血液中に移行し，

モノグリセリド
中性脂肪（トリグリセリド）から2カ所の脂肪酸が外れたもので，モノアシルグリセロールともいいます．

脂肪細胞や肝臓へ移行する．脂肪細胞に送られた中性脂肪は，貯蔵エネルギー源となる．

3. タンパク質の消化と吸収

タンパク質は，胃液のペプシン，膵液のトリプシン，キモトリプシンによってペプチドに分解され，さらに小腸液のジペプチダーゼなどによってアミノ酸まで分解され，小腸微絨毛膜から血液中に吸収される．タンパク質消化酵素の多くは，不用意に私たち自身を構成するタンパク質を分解することがないように，必要に応じて活性化される（表Ⅰ-2-1）．

❷ 酸素の運搬と二酸化炭素の排出

血球成分
赤血球（約500万個/1mm³），白血球（4,000〜8,000個/1mm³），血小板（15〜40万個/1mm³）からなります．

血液は，液体成分（血漿成分）と細胞成分（血球成分）から構成される．栄養素は消化・吸収された後，血液の血漿に溶けて全身の細胞へ運ばれる．一方，栄養素からエネルギーを産生するのに必要な酸素は，血球成分の1つである赤血球によって運ばれる．

赤血球は，ヘモグロビンを大量に含む．ヘモグロビンは，グロビンにヘムが結合したタンパク質4分子で構成（四量体）されている（p.18〜20参照）．ヘム1分子にはFe^{2+}が1つ含まれており，酸素はFe^{2+}に結合して運ばれる．ヘモグロビン1分子につき4分子の酸素が結合できる．赤血球のヘモグロビンは，酸素分圧の高い肺（100 mmHg）で酸素を受け取り，酸素分圧の低い末梢組織（20〜40 mmHg）で酸素を放出する（図Ⅰ-2-2）．

組織の呼吸によって生じた二酸化炭素は赤血球に入り，赤血球のもつ炭酸脱水酵素（カルボニックアンヒドラーゼ）で炭酸となり，生じた水素イオンによってヘモグロビンから酸素が放出される．血液が肺に達すると，酸素分圧が上がり，すべての反応が逆に進行し，二酸化炭素が肺から排出される（図Ⅰ-2-2）．

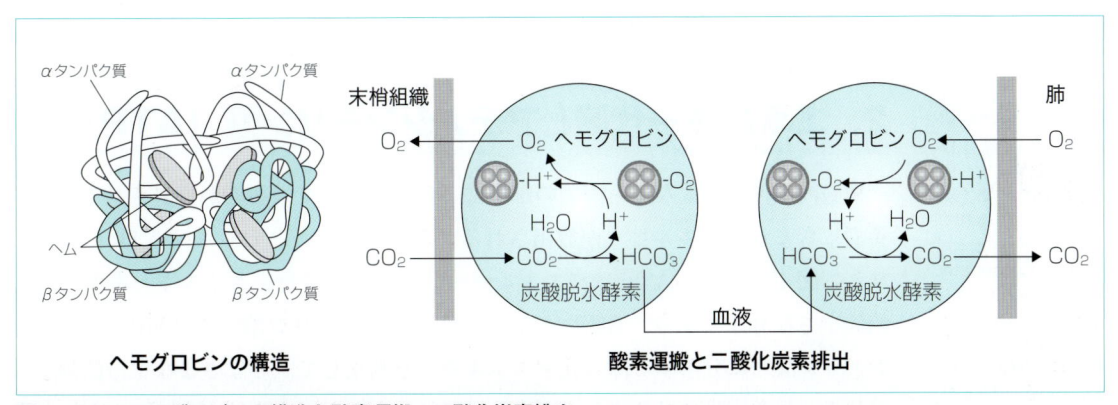

図Ⅰ-2-2 ヘモグロビンの構造と酸素運搬・二酸化炭素排出

3 — 代謝

生体内で生じる化学反応を代謝という．代謝は酵素によって行われる．細胞は体内に吸収された物質を取り込み，酵素の作用で分解し，その過程でエネルギーを得る．得られたエネルギーは，生命の維持や活動に用いられるとともに，私たちの体に必要な物質の合成に用いられる．エネルギーの生成と利用に関わる一連の過程をエネルギー代謝という．

1. 酵素の役割

酵素はタンパク質からなり，化学反応の反応速度を格段に速める触媒作用をもつ．カギとカギ穴の関係のように酵素の活性中心に結合した基質は，触媒作用を受けて産物に変わる．効率よく酵素反応が進むためには，基質と酵素の活性中心との結合を助ける補酵素や金属イオンが必要となる（図Ⅰ-2-3）．

酵素ごとに触媒する代謝反応が決まっており，基質を厳密に区別する．これを基質特異性という．酵素によって至適pH，至適温度は異なるが，多くの酵素は，中性pHかつ体温付近でよく機能する．

触媒作用
触媒は化学反応の速度を速めますが，化学反応の平衡を変えることはありません．反応が平衡に至るまでの時間を短縮するだけなのです．さらに触媒は，基質を産物に変化させるものの自らは変化せず，そのため少量でも効果的に機能します．触媒は化学反応の「仲人」にたとえられます．縁（反応）は進めても，自らは他者の意見に影響されない（自らは変化しない）というように，きわめて冷静な「縁結び」をしているといえます．

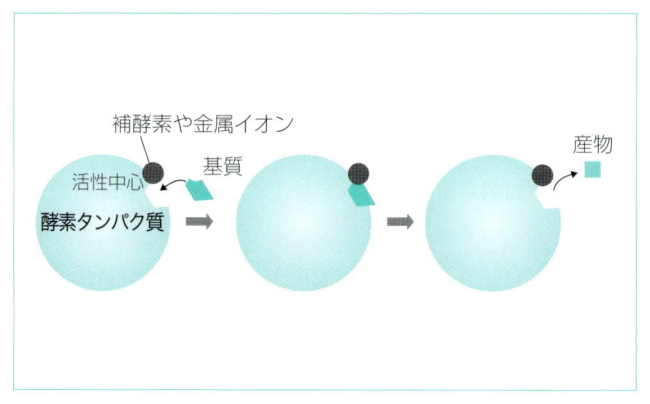

図Ⅰ-2-3 酵素

2. エネルギー代謝とアデノシン三リン酸（ATP）

細胞内で代謝，すなわち酵素の触媒による化学反応で栄養素が分解されると，栄養素に含まれるエネルギーが放出される．このエネルギーの多くはATPに蓄えられる（図Ⅰ-2-4）．ATPは高エネルギーリン酸結合に化学エネルギーを蓄えた比較的小さな分子であり，ATPがADP（アデノシン二リン酸）やAMP（アデノシン一リン酸）に分解する際の化学エネルギーを利用して，さまざまな生命活動が行われる．生命活動に必要なさまざまな反応にエネルギーを供給することから，エネ

ATP, ADP, AMP
ATPはアデノシン（Adenosine；A）に3つのリン酸（Phosphate；P）が結合したものですが，ギリシャ語で3つを表す言葉（接頭語）はTri-であるため，Adenosine Tri-Phosphate（ATP）とよばれます．ADPはリン酸が2つ（Di-），AMPはリン酸が1つ（Mono-）結合していることからそうよばれます．

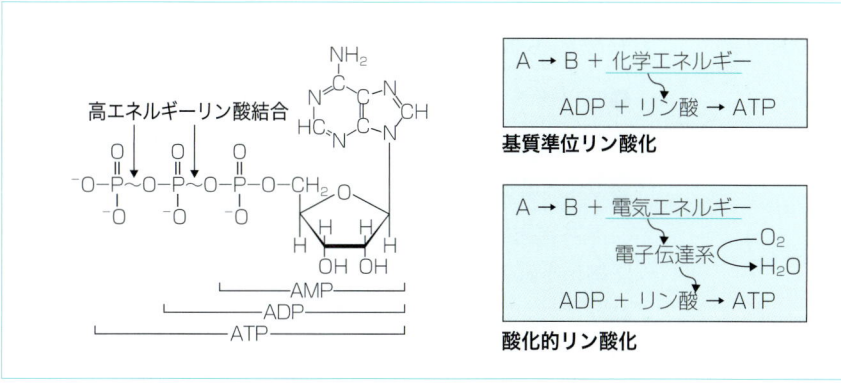

図Ⅰ-2-4 アデノシン三リン酸（ATP）と ATP 産生機構

ルギー通貨とよばれる．生体内では Mg^{2+} と複合体を形成している．

　ATP がつくられる方法は 2 通りある．1 つは，物質の分解に伴って放出される化学エネルギーを直接受け取って ATP を合成するもので，基質準位リン酸化という．もう 1 つは，物質の分解に伴う電気エネルギーを，電子伝達系を経て ATP 合成に利用するもので，酸化的リン酸化という（図Ⅰ-2-4）．この過程で酸素が消費され，水が産生される（p.33 〜 34 参照）．

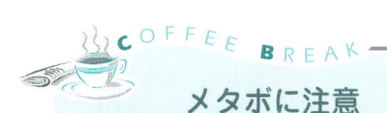

COFFEE BREAK

メタボに注意

　腹囲男性 85 cm 以上，女性 90 cm 以上で，①血圧 130/85 mmHg 以上，②血中脂肪：中性脂肪 150 mg/dl 以上または HDLc 40 mg/dl 未満，③血糖 110 mg/dl 以上の 3 項目中 2 項目以上を満たした人を「メタボリック症候群」というようになりました（日本肥満学会，2005 年）．中性脂肪が多いと内臓脂肪などが増えることから体に悪いことがわかりますが，同じ脂肪の仲間の HDLc が低いと問題になるのは不思議です．HDLc は HDL（高比重リポタンパク質）という物質に結合した c（コレステロール）のことで，血管に付着してしまったコレステロールを除去する働きがあり，「善玉コレステロール」ともよばれています．

　メタボリック症候群の診断基準についてはまだ議論があるようですが，肥満が高血圧や糖尿病とともに動脈硬化を促進し，心筋梗塞などの心血管疾患のリスクを高めることは確かなことです．

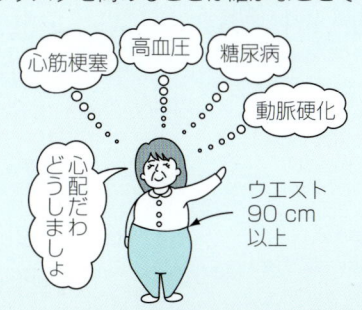

2章◆生体における化学反応の要点

❶消化管で，食物を構成する高分子（多糖，脂質，タンパク質）を消化し，消化で得られた低分子は，小腸微絨毛膜から体内に吸収される．

❷酸素は赤血球のヘモグロビンと結合して組織に運搬され，生じた二酸化炭素は炭酸脱水酵素の作用で炭酸となり，肺で再び二酸化炭素となって排出される．

❸糖質は，単糖まで消化されると同時に，小腸から血液中に吸収される．

❹脂質は，脂肪酸とモノグリセリドまで消化され，小腸から乳糜管（リンパ管）に吸収され，リンパ管から胸管を経て血液中に移行する．

❺タンパク質はアミノ酸まで分解され，小腸から血液中に吸収される．

❻生体内，特に細胞内の化学反応を代謝という．

❼酵素は，化学反応の反応速度を速める触媒作用をもち，基質特異性を示す．

❽エネルギーの生成と利用に関する一連の化学反応を，エネルギー代謝という．

❾代謝によって得られたエネルギーは，ATP に蓄えられる．

❿ATP は高エネルギーリン酸結合をもつ低分子であり，エネルギー通貨とよばれる．

⓫ATP は，基質準位リン酸化および酸化的リン酸化で生成される．

参 考 文 献

1) 林　典夫ほか：シンプル生化学　第5版．南江堂，東京，2007．
2) 菊地吾郎ほか：一般医化学　7版．南山堂，東京，2002．
3) 全国歯科衛生士教育協議会監修：最新歯科衛生士教本　生物学．医歯薬出版，東京，2008．
4) 全国歯科衛生士教育協議会監修：最新歯科衛生士教本　化学．医歯薬出版，東京，2007．

3章 糖質と脂質の代謝
―主要なエネルギー基質―

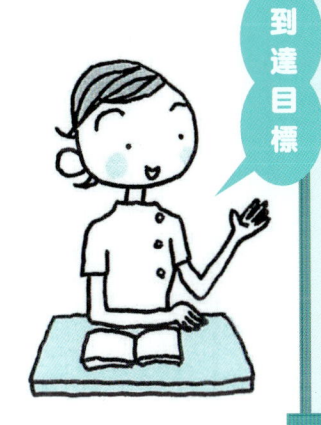

到達目標

❶エネルギー代謝の全体像を理解する．
❷主要なエネルギー基質である糖質の代謝を理解する．
❸主要なエネルギー基質である脂質の代謝を理解する．

1 ─ エネルギー代謝の全体像

　エネルギー代謝とは，三大栄養素である糖質（炭水化物），脂質，タンパク質が食物から体内に摂り入れられ，代謝酵素の働きで運動エネルギーや体温維持などのエネルギー源として利用される仕組みのことである．健康なヒトにとっては，糖質と脂質が主要なエネルギー源であり，タンパク質はエネルギー源としてよりも体の構成成分として使われる．

　食事中のようにエネルギー基質が十分に供給されている場合は，糖質も脂質も体内に蓄積される．グルコースはグリコーゲンとなり肝臓や筋に蓄えられる．脂肪酸は中性脂肪となり体中の脂肪細胞に蓄えられる．

　食間時のようにエネルギー需要が高まると，グリコーゲンはグルコースに，中性脂肪はモノグリセリド（モノアシルグリセロール）と脂肪酸に分解され，エネルギー基質として利用される（図Ⅰ-3-1）．グルコースは，解糖，クエン酸回路，電子伝達系という一連の代謝過程を経て，エネルギー（ATP）を生成する．その過程で酸素を消費し，二酸化炭素と水を放出する．脂肪酸はβ酸化を経てクエン酸回路に合流し，グリセリンは解糖に合流して代謝され，エネルギー（ATP）を産生する．

　これらの代謝過程のうち，解糖，グリコーゲン合成・分解過程および中性脂肪合成過程は細胞質基質に，クエン酸回路，電子伝達系，β酸化はミトコンドリアに局在する．

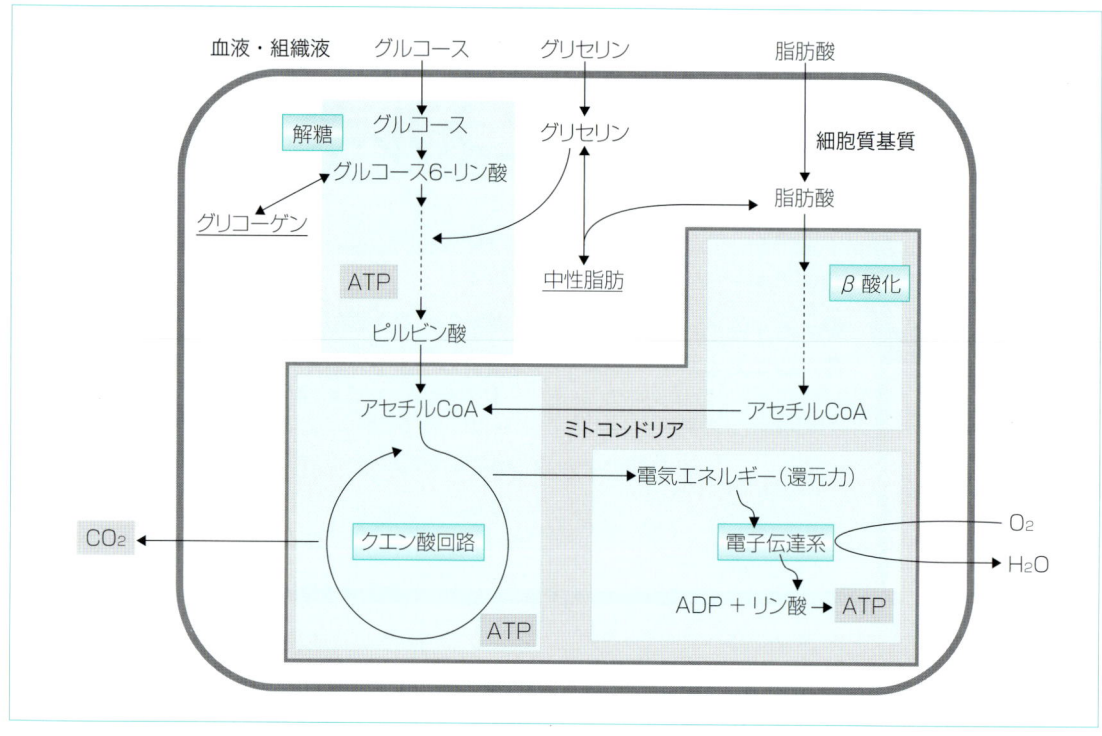

図Ⅰ-3-1　エネルギー代謝の全体像

❷—糖質の代謝とエネルギーの生成

1. 解　糖　(図Ⅰ-3-2)

　細胞に取り込まれたグルコースは，グルコース1分子あたり2分子のATPによってリン酸化されて（反応①，③）フルクトース1,6-二リン酸となり，次いでグリセルアルデヒド3-リン酸とジヒドロキシアセトンリン酸に分解する（反応④）．この過程で炭素6原子の六炭糖であるグルコースは，炭素3原子の三炭糖2分子となる．ジヒドロキシアセトンリン酸はグリセルアルデヒド3-リン酸になるため（反応⑤），これ以降，合計2分子のグリセルアルデヒド3-リン酸が代謝されることとなる．

　2分子のグリセルアルデヒド3-リン酸はさらに代謝され，最終的に2分子のピルビン酸となる．ここまでの代謝過程を解糖という．酸素は必要とせず，反応はすべて細胞質基質で行われる．

　この過程でリン酸がADPに渡されて合計4分子のATPが生成される（反応⑦，⑩）．このように代謝物質に含まれるリン酸がADPに直接渡されてATPが生成することを基質準位リン酸化によるATP合成という．最初の過程で2分子のATPが消費されている（反応①，③）ことから，差し引き2分子のATPが得られたこ

NAD$^+$
ビタミンの一種ナイアシンの誘導体で，酸化還元反応の1つである脱水素反応を触媒する酵素（脱水素酵素）の補酵素です．酵素反応で還元力を得た場合，NAD$^+$はNADH＋H$^+$に還元され，逆に基質に還元力を与えた場合は，NADH＋H$^+$はNAD$^+$に酸化されます．

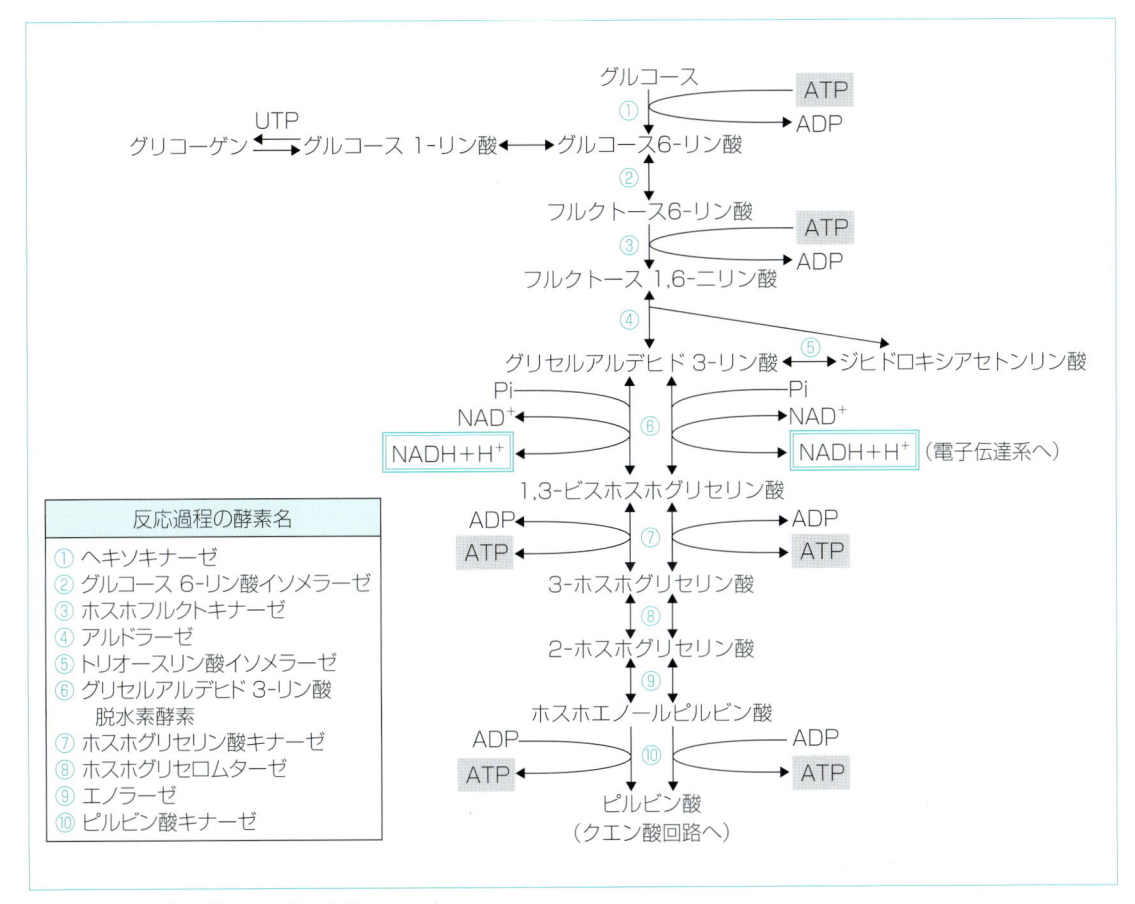

図Ⅰ-3-2 解糖とグリコーゲン代謝

とになる．さらに，グリセルアルデヒド3-リン酸が酸化される過程で電気エネルギー（還元力）が得られ，2分子のNADH + H$^+$が生成される（反応⑥）．

酸素が十分にある場合は，引き続きピルビン酸はアセチルCoAとなり，クエン酸回路でNADH + H$^+$は電子伝達系で代謝される．一方，酸素が不足している場合は，クエン酸回路や電子伝達系は機能しない．その結果，ピルビン酸はNADH + H$^+$で還元されて乳酸になる．

2. グリコーゲンの合成と分解

食事時などグルコースが過剰に供給される場合は，グルコース6-リン酸からグルコース1-リン酸を経て，グルコースの多糖であるグリコーゲンが合成される（図Ⅰ-3-2）．この際，合成エネルギーとしてATPに由来するUTPが使われる．グリコーゲンは肝臓や筋の細胞に蓄えられる．一方，グリコーゲンは，食間時などエネルギーが必要となったときに分解され，再び解糖に合流して代謝される（p.44〜45参照）．

3. ピルビン酸からのアセチル CoA の産生とクエン酸回路

解糖で得られたピルビン酸は，1分子の NADH + H$^+$（還元力）と1分子の二酸化炭素を産生し，アセチル CoA となる（反応（A））（図Ⅰ-3-3）．

アセチル CoA は，オキサロ酢酸と縮合してクエン酸となり（反応①），クエン酸回路に入る．クエン酸回路を一周する間に2分子の二酸化炭素（反応③，④），3分子の NADH + H$^+$（還元力）（反応③，④，⑧）および1分子の FADH$_2$（還元力）

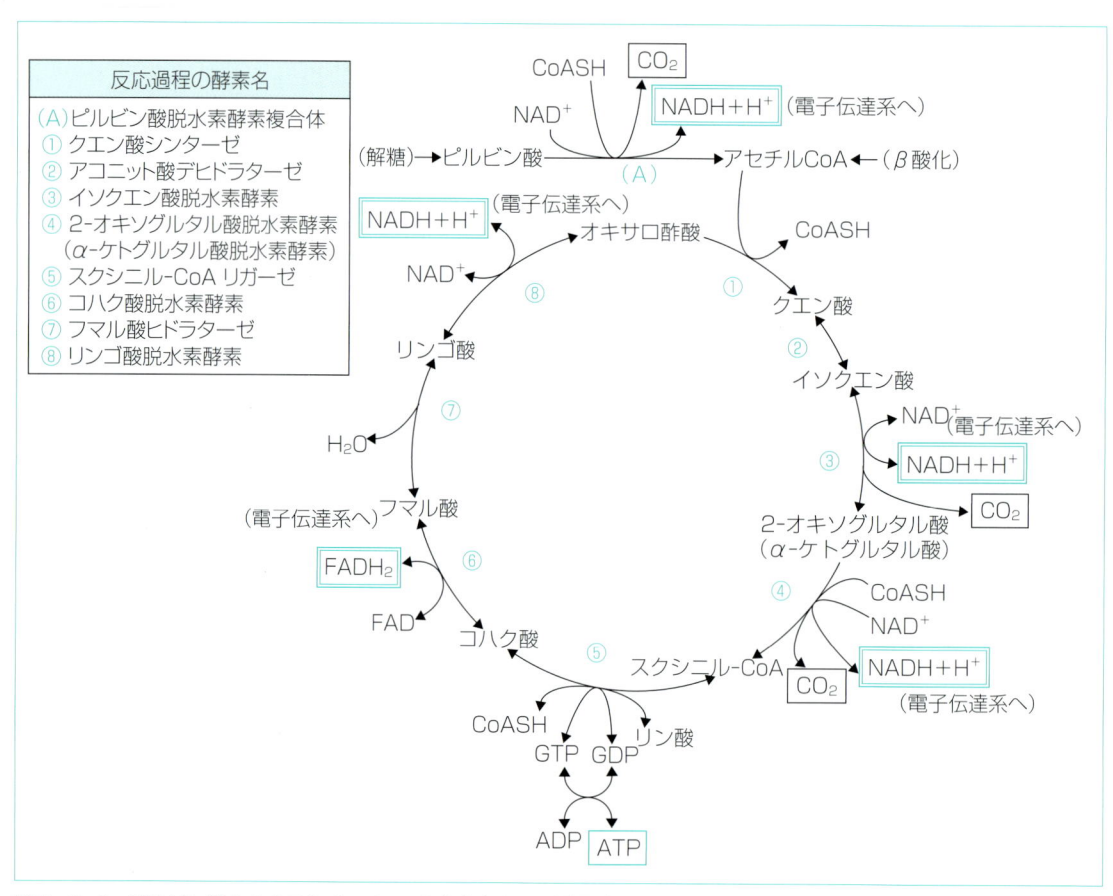

反応過程の酵素名
(A) ピルビン酸脱水素酵素複合体
① クエン酸シンターゼ
② アコニット酸デヒドラターゼ
③ イソクエン酸脱水素酵素
④ 2-オキソグルタル酸脱水素酵素
　（α-ケトグルタル酸脱水素酵素）
⑤ スクシニル-CoA リガーゼ
⑥ コハク酸脱水素酵素
⑦ フマル酸ヒドラターゼ
⑧ リンゴ酸脱水素酵素

図Ⅰ-3-3　ピルビン酸からのアセチル CoA の産生とクエン酸回路

COFFEE BREAK

酸化と還元

もともと酸化とは「物質が酸素と結合すること」，還元とは「物質が酸素を奪われること」を意味しました．その後，酸素の授受よりも水素の授受をみたほうが例外なく説明できることがわかり，酸化とは「水素が奪われること」，還元とは「水素が与えられること」と理解されるようになりました．水素の授受の際には電子の授受が起こることから，現在では，酸化とは「電子を奪われること」，還元とは「電子を与えられること」と定義されています．物質が酸化され電子が奪われるときに放出するエネルギーは電気エネルギーであり，「還元力」とよばれます．

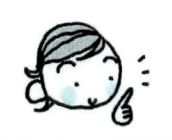

FAD
ビタミン B_2 の誘導体であり，NAD^+ と同様に酸化還元反応を触媒する酵素の補酵素です．還元力を得た場合，FAD は $FADH_2$ に還元され，逆に還元力を与えた場合は $FADH_2$ は FAD に酸化されます．

（反応⑥）が産生され，再びオキサロ酢酸に戻る．反応⑤では GTP を経由して，1分子の ATP が基質準位リン酸化によって産生される．

この過程を通してピルビン酸は，完全に二酸化炭素と還元力に分解される．還元力（$NADH + H^+$, $FADH_2$）は，引き続き電子伝達系で代謝される．

4. 電子伝達系

解糖，ピルビン酸の酸化およびクエン酸回路で得られた還元力は，電子伝達系に渡される．電子伝達系はミトコンドリアの内膜に存在する一連の酵素群であり，受け取った還元力のエネルギーを用いて外膜と内膜の隙間に水素イオンを汲み出し，内膜を境にして水素イオン濃度勾配を生成する（図Ⅰ-3-4）．還元力は最終的に酸素と結合して水となる（$NADH + H^+ + 1/2\ O_2 \rightarrow NAD^+ + H_2O$；$FADH_2 + 1/2\ O_2 \rightarrow FAD + H_2O$）．

水素イオンは，濃度の高いほうから低いほうに向かって ATP 合成酵素の中を流れ，その過程で ATP が合成される．この ATP 合成過程を酸化的リン酸化といい，

「約」の意味
解糖やクエン酸回路では，基質準位リン酸化で ATP が産生されますが，この過程では1分子の反応によって産生される ATP 量は正確に1分子です．しかし，電子伝達系で行われる酸化的リン酸化では，1分子の $NADH + H^+$ や $FADH_2$ から産生される ATP 量は正確には決まらず「約」がつきます．これは，$NADH + H^+$ や $FADH_2$ の還元力でつくられる水素イオン濃度勾配は，周辺の環境の影響を受けやすいためです．

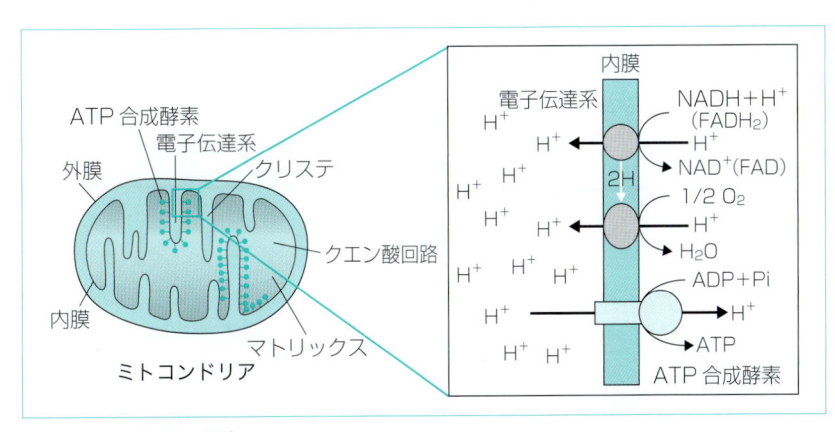

図Ⅰ-3-4　電子伝達系

COFFEE BREAK

名前にみる生化学研究の歴史―解糖とクエン酸回路―

解糖反応の全容の解明は，数多くの生化学者によって成し遂げられました．中でもドイツの生化学者 Embden（エムデン）と Meyerhof（マイヤーホフ）の貢献が大きかったため，解糖を Embden-Meyerhof 経路とよぶことが多いのです．さらに，グリコーゲン代謝への貢献が大きかったポーランドの生化学者 Parnas（パルナス）を加え，Embden-Meyerhof-Parnas 経路とよぶことがあります．

一方，クエン酸回路は発見者の名から Krebs（クレブス）回路ともよばれます．また，クエン酸とその誘導体であるイソクエン酸は，その分子構造にカルボン酸（−COOH）を3つもつトリカルボン酸（Tri-Carbonic Aid：TCA）であるため，TCA 回路とよぶことがあります．

1分子のNADH + H⁺から約3分子の，1分子のFADH₂から約2分子のATPが合成される．

5. 糖質の代謝によって得られるエネルギー量

1分子のグルコースは，解糖，ピルビン酸の酸化，クエン酸回路，および電子伝達系を経て，最終的に6分子の酸素を消費し，6分子の二酸化炭素と6分子の水となる（$C_6H_{12}O_6 + 6O_2 \rightarrow 6H_2O + 6CO_2$）．

この過程で，解糖では差し引き2分子のATPが，クエン酸回路では2分子のアセチルCoAから2分子のATPが，基質準位リン酸化によって生成される（**表Ⅰ-3-1**）．

さらに，解糖で得られる2分子のNADH + H⁺，2分子のピルビン酸の酸化で得られる2分子のNADH + H⁺，続くクエン酸回路で得られる6分子のNADH +

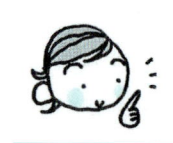

NADHの輸送コスト

解糖によって産生されたNADH + H⁺は，細胞質から電子伝達系のあるミトコンドリアに入らなければなりません．NADH + H⁺はミトコンドリアを囲む生体膜を通過できないため，別の物質に還元力を渡してミトコンドリア内に進んでもらわなければなりません．この過程で還元力は幾分失われてしまい，ATP産生効率も幾分低下してしまいます．

☕ COFFEE BREAK

動物と植物と地球温暖化

動物細胞は糖質や脂質を代謝分解してエネルギーを得ますが，糖質のようなエネルギー源は，そもそもどうやってつくられたのでしょうか？

地球に生命が誕生したのは，いまから約40億年前といわれますが，当時，糖質のような良質の栄養素はそれほど多くはありませんでした．生命の誕生からだいぶ時間が過ぎた約32億年前，「葉緑体」という小器官が生まれます．葉緑体は，太陽の光エネルギーで二酸化炭素と水から糖質を合成する「光合成」を行うことができました．太陽電池と化学合成工場が合体したような画期的な"発明"でした．このときはじめて糖質の大量生産が可能になり，光合成を行う生物は「植物」として地球上で繁栄を始めます．さらに，光合成の過程で酸素が大量に発生し，やがて大気の酸素濃度が増加し現在の酸素濃度（21%）に至りました．

私たち人類は，動物細胞の末裔として，植物細胞が生み出した大量の糖質を栄養源として生きています．糖質の代謝分解過程は，光合成とは逆の反応，すなわち酸素を用いて糖質を分解してエネルギーを獲得し二酸化炭素と水を廃棄します．さらに人類は高度文明をつくり出し，化石燃料を大量に消費することで豊かな生活を得ましたが，同時に大量の二酸化炭素を排出するようになりました．

いま，地球温暖化が叫ばれています．その原因についてはまだ十分に解明されていませんが，地球温暖化とともに二酸化炭素が増えていることは事実です．大気中の酸素の例のように，地球環境に対する生物の影響は大きいことを忘れてはいけません．二酸化炭素を吸収し，糖質という私たちにとって欠くことのできない栄養素をつくり，さらに酸素を生成してくれる植物を，私たちはもっと理解して大切にする必要があるのでしょう．

彼らは無言で動きません．しかし，現在の地球環境をその根本から支えているのです．

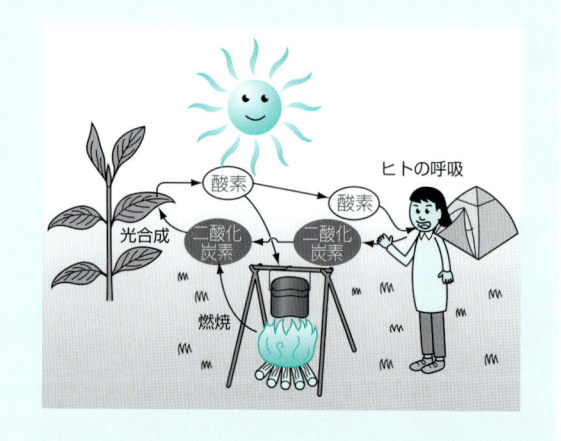

表I-3-1 グルコース1分子からのATP産生量

代謝経路	ATP産生量（反応）	還元力（反応）→電子伝達系でのATP産生量
解糖 グルコース → 2×ピルビン酸	−1（1×①） −1（1×③） +2（2×⑦） +2（2×⑩）	+2 × NADH + H⁺（2×⑥）→ 約6
ピルビン酸の酸化 2×ピルビン酸 → 2×アセチルCoA + 2×CO₂		+2 × NADH + H⁺（2×(A)）→ 約6
クエン酸回路 2×アセチルCoA → 2×2×CO₂	+2（1×⑤）	+2 × NADH + H⁺（2×③）→ 約6 +2 × NADH + H⁺（2×④）→ 約6 +2 × FADH₂（2×⑥）　　 → 約4 +2 × NADH + H⁺（2×⑧）→ 約6
ATP産生量（小計）	4	約34

丸数字は図I-3-2, 3の酵素名に対応する

H⁺と2分子のFADH₂の還元力が，電子伝達系に渡される．電子伝達系では，酸化的リン酸化によって，1分子のNADH + H⁺から約3分子，1分子のFADH₂から約2分子のATPが生成されことから，小計約34分子のATPが生成されることになる．

以上から，グルコース1分子から合計約38分子（4分子+約34分子）のATPが生成されると計算されるが，細胞の種類や細胞の置かれた環境によって，その数は異なってくる．

COFFEE BREAK

飢餓対応型の人類とダイエット

人類の歴史は飢餓との戦いともいえます．その中で私たちの体は，来るべき飢餓に備えて，エネルギー源を貯蔵する仕組みを進化させてきました．グリコーゲンと脂質はともに貯蔵エネルギー源ですが，グリコーゲンが肝臓や筋という限られた組織のみに貯蔵されるのに対し，脂質は体のどこにでも貯蔵できるうえ，単位重量あたりのエネルギー発生量も糖質の約2倍です（糖質1gあたり4kcalであるのに対し，脂質1gあたり9kcal）．脂質貯蔵を飢餓対策の第一としたのも，きわめて合理的といえます．脂質を貯蔵する，すなわち「太ること」は，人類にとって命を長らえるための重要課題であったのです．

飽食の時代といわれて数十年，先進国に暮らす私たちは，いままで経験したことのない豊富な食料に囲まれ，必要以上に脂質を蓄積し，「肥満」という現代病を起こしてしまいました．さらに，食料の確保が困難な時代には，狩猟や採集で食べ物を得るために否応なく運動していたのに対し，文明の進歩によって食べ物が簡単に手に入るようになるにつれて，運動量が減ってきています．これが肥満に拍車をかけています．飢餓の時代が長かった人類にとって，ダイエットはそう簡単なことではないのです．

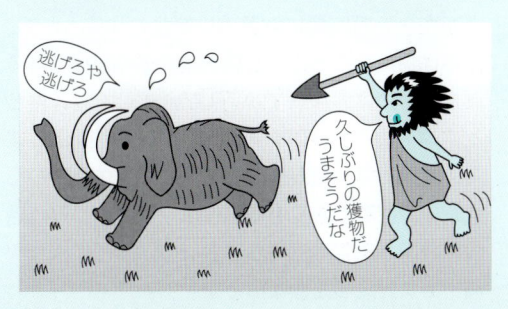

3 — 脂質の代謝とエネルギーの生成

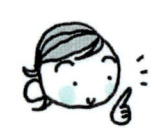

1. 脂肪酸の酸化（β酸化）

脂肪酸は，カルニチンと結合してミトコンドリアに移動した後，β位の炭素が2回酸化されて還元力（$NADH + H^+$と$FADH_2$）が生成された後，アセチルCoAが生成する．この過程で，脂肪酸は炭素2原子を減じ，新たなβ位炭素が酸化されることになる．これを繰り返すことで，脂肪酸はアセチルCoAを生成しながら炭素2原子ずつ短くなり，最終的には自らがアセチルCoAとなって，反応が終了する．この過程をβ酸化という．アセチルCoAはクエン酸回路に，還元力は電子伝達系に送られ，引き続き代謝される（図I-3-5）．

β酸化

カルボキシル基の結合している炭素から2番目の炭素（β位の酸素）の酸化を意味します．なお，カルボキシル基から最も遠い炭化水素の最後の炭素は，ω位の炭素（ωはギリシャ文字の最後）とよびます．

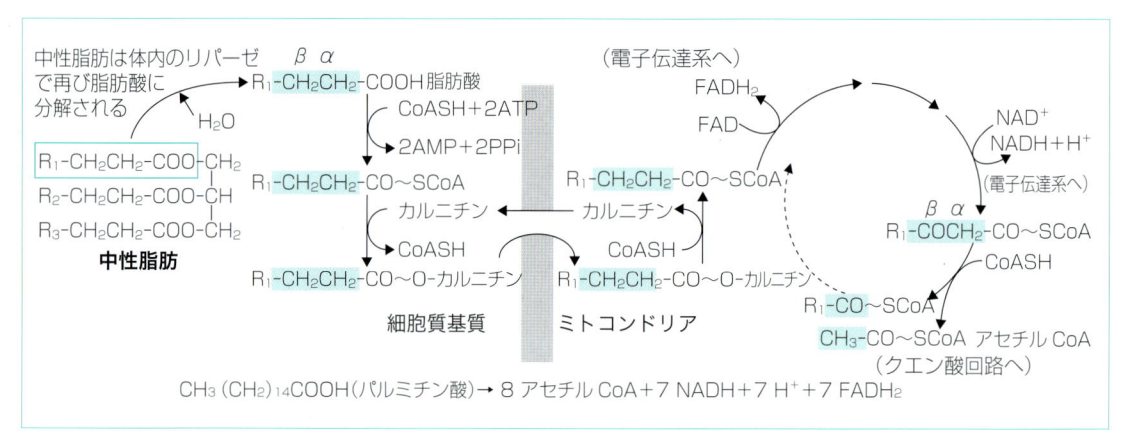

図I-3-5 脂肪酸の代謝（β酸化）

$CH_3(CH_2)_{14}COOH$（パルミチン酸）→ 8 アセチルCoA + 7 $NADH$ + 7 H^+ + 7 $FADH_2$

COFFEE BREAK

生命はなぜ温かい？

生命現象は物質の燃焼の一種ですが，たいへん穏やかな燃焼です．一般に物質が燃える場合は，急速に物質と酸素が結合して，高熱や光というエネルギーを短時間に爆発的に発生します．一方，生命は物質をゆっくりと燃やし，その過程で得られた化学エネルギーでATPを合成したり，得られた還元力を$NADH + H^+$などの形で確保します．還元力は，電子伝達系でATP生成に用いられた後，酸素に渡されて水になり，生物の燃焼過程は終了します．生命が温かいのは，このような緩やかな燃焼のためなのです．

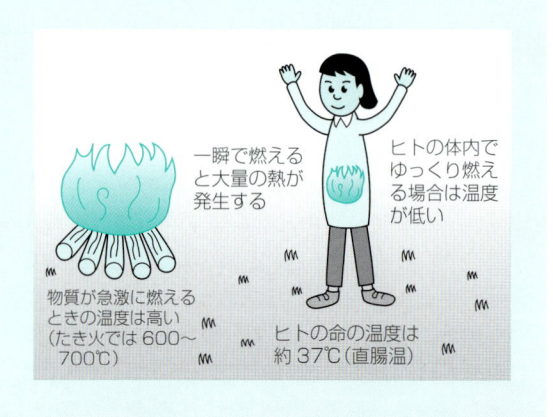

- 物質が急激に燃えるときの温度は高い（たき火では600〜700℃）
- ヒトの体内でゆっくり燃える場合は温度が低い
- ヒトの命の温度は約37℃（直腸温）

2. 脂肪酸の酸化によって得られるエネルギー量

脂肪酸から得られるエネルギー量は，脂肪酸のもつ炭化水素の長さによって異なる．パルミチン酸の場合，7回のβ酸化で7分子のアセチルCoAが生成され，自らも最終的にアセチルCoAとなるため，合計8分子のアセチルCoAが生成される．さらにその過程で7分子のNADH + H$^+$とFADH$_2$がそれぞれ生成される．これをもとに計算すると，合計約131分子のATPが産生されることとなる．脂肪酸がCoASHと結合するためには2分子相当のATPが消費されることから，正味ATP生成は129分子となる．

3. 脂肪の合成

脂肪は，アセチルCoAを原料として合成される．合成には多量のATPが必要であるが，エネルギー源が過剰の場合には積極的に合成される．アセチルCoAは糖質からも生成されるため，脂質のみならず，糖を大量に摂取すると脂肪が合成され，肥満を引き起こすことになる．

ATPとAMP
脂肪酸がCoASH（コエンザイムA）と結合する過程で消費されるATPは，通常とは異なり，AMPに分解されます．AMPはATPからリン酸を2つピロリン酸（PPi）という形で失っており，ATPに戻るためには，AMP + 2ATP → ATP + 2ADPと2つのATPが必要となります．ATPがAMPに分解される場合には，「2分子相当のATP」と捉えられるのです．

3章◆糖質と脂質の代謝 ―主要なエネルギー基質―の要点

❶ グルコースは解糖，クエン酸回路，電子伝達系という一連の代謝過程を経てATPを生成する．その過程で酸素を消費し，二酸化炭素を放出する．
❷ 脂肪酸はβ酸化を経てアセチルCoAとなってクエン酸回路に合流し，グリセリンは解糖に合流して代謝される．
❸ エネルギーが十分にある場合は，グルコースはグリコーゲンとなり肝臓や筋に，脂肪酸は中性脂肪となって体中の脂肪細胞に蓄えられる．
❹ 解糖，グリコーゲン代謝，脂肪酸合成は細胞質基質に，クエン酸回路，電子伝達系，β酸化はミトコンドリアに局在する．

参考文献

1) 林　典夫ほか：シンプル生化学　第5版. 南江堂, 東京, 2007.
2) 菊地吾郎ほか：一般医化学　7版. 南山堂, 東京, 2002.
3) 全国歯科衛生士教育協議会監修：最新歯科衛生士教本　生物学. 医歯薬出版, 東京, 2008.
4) 全国歯科衛生士教育協議会監修：最新歯科衛生士教本　化学. 医歯薬出版, 東京, 2007.

4章 タンパク質とアミノ酸の代謝
―多様な機能をもつ生体分子―

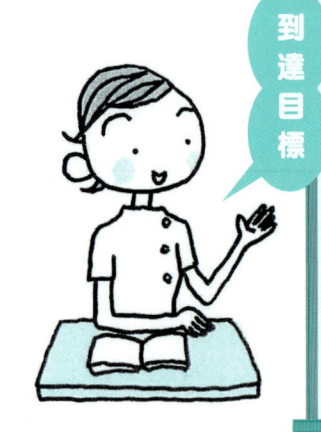

到達目標

❶タンパク質が消化され，アミノ酸として吸収されることを理解する．
❷アミノ酸の代謝分解過程を理解する．
❸アミノ酸を材料としてタンパク質が合成される過程を理解する．

1 ─ タンパク質の加水分解

　タンパク質は，各種消化酵素によってアミノ酸にまで分解され，吸収される（「Ⅰ編2章①消化と吸収」参照）．体内の総遊離アミノ酸をアミノ酸プールといい，さまざまな物質を合成する材料となる．

2 ─ アミノ酸の代謝分解

1. 脱アミノ反応

　アミノ酸のアミノ基（図Ⅰ-1-9参照）は2-オキソ酸（α-ケト酸）に移され，2-オキソ酸はアミノ酸になる．この反応をアミノ基転移反応という．また，アミノ酸は酸化的脱アミノ反応によって，アンモニアと2-オキソ酸になる（図Ⅰ-4-1）．
　アンモニアは毒性が高いため，ただちに肝臓に送られて，肝細胞中の尿素回路で毒性の低い尿素に変えられ，尿中に排泄される．一方，2-オキソ酸はクエン酸回路に合流し，糖質や脂質と同様にエネルギー源として代謝される（図Ⅰ-4-1）．

2. 脱炭酸反応

　アミノ酸のカルボキシル基部分が脱炭酸反応を受けると，各種生体アミンが生成される（図Ⅰ-4-2）．さらに，それぞれのアミノ酸は独自の代謝を受け，生体に必要な物質の原料となる（表Ⅰ-4-1）．

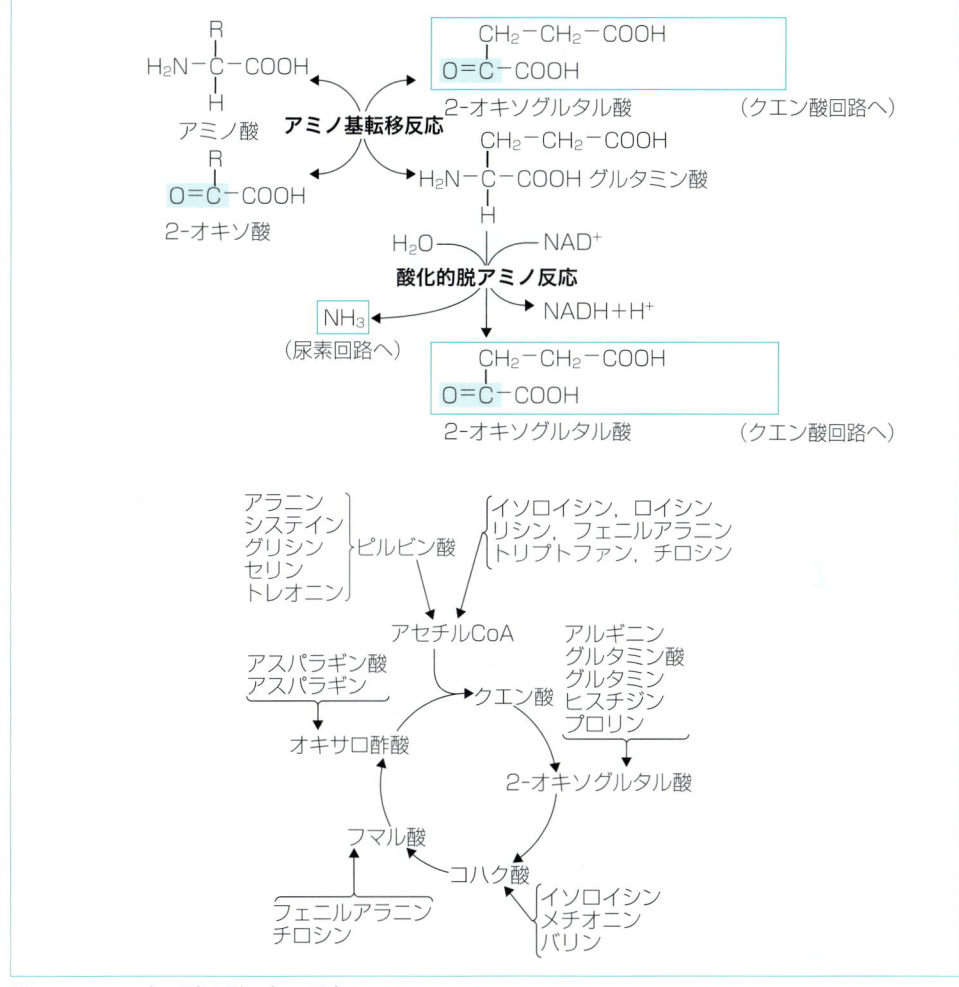

図Ⅰ-4-1　アミノ酸の脱アミノ反応

COFFEE BREAK

フェニルケトン尿症という先天性代謝異常症

　先天的に代謝酵素が欠損したり働きが不十分なために体内の代謝がうまく進まず，余計な物質がたまったり，必要な物質が不足して，発育障害，知的障害，意識障害など全身に影響を与える疾患を先天性代謝異常症といいます．

　フェニルケトン尿症は，フェニルアラニン代謝酵素の欠損や機能不全で起こる先天性代謝異常症です．体内にフェニルアラニンが蓄積し，さらに蓄積したフェニルアラニンは通常とは異なる代謝経路で代謝され，フェニルケトンという一群の物質（フェニルピルビン酸，フェニル酢酸，フェニル乳酸など）となって尿中に排泄されます．この疾患の主症状は知的障害ですが，発育期にフェニルアラニンを制限した食事を摂ることで，発症を防止できます．近年では，生涯食事治療を続けることが望ましいとされるようになってきました．血中フェニルアラニン濃度の管理に留意すれば，健常者と同様の生活を送ることができるのです．

　う蝕の原因とはならない人工甘味料アスパルテームは，フェニルアラニンとアスパラギン酸からできています．ですから，フェニルケトン尿症の患者には注意が必要です．

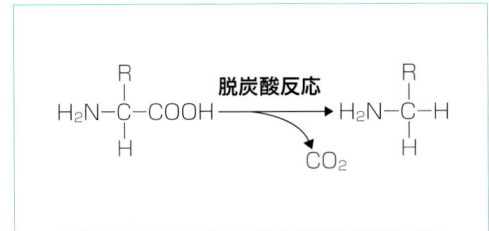

図Ⅰ-4-2 アミノ酸の脱炭酸反応

表Ⅰ-4-1 アミノ酸からの生成物

アミノ酸	生成物
メチオニン	S-アデノシルメチオニン
チロシン	ドーパミン, ノルアドレナリン, アドレナリン, メラニン
トリプトファン	セロトニン, ニコチン酸

アミノ酸	生体アミン
グルタミン酸	γ-アミノ酪酸(GABA)
ヒスチジン	ヒスタミン

❸―タンパク質の合成

　タンパク質は，20種のアミノ酸が結合して生成されるが，それぞれのタンパク質のアミノ酸配列は，遺伝子にその情報が記載されている．

COFFEE BREAK

アンモニア処理工場としての尿素回路

　私たちの細胞，特に脳細胞はアンモニアの毒性に弱い．このため，アミノ酸の代謝によって生成されるアンモニアを絶えず肝臓に運び，肝臓の「尿素回路」で毒性の少ない尿素に変えなければなりません．肝臓の働きが悪くなると，血中アンモニア濃度が高まって脳細胞が障害され，「肝性昏睡」とよばれる昏睡状態に陥り，死に至ることがあります．

　尿素回路は，ATPのエネルギーを用いてアンモニアを二酸化炭素やオルニチンと結合して最終的にアルギニンとし，アルギニンの一部を尿素として切り出して再びオルニチンに戻る一連の反応です．アンモニアという毒物を尿素として安全に処理するために，私たちは多大なエネルギーを費やしていることがわかります．ゴミ処理はタダではないのです．

　アンモニア処理法は動物種によって異なります．魚はアンモニアをそのまま体外に放出します．海や川という大量の水に囲まれて生きる動物だからこそ，可能な処理法です．一方，爬虫類や鳥類は卵の殻の中で成長するため，尿素を尿として体外に排出できません．その代わりに，アンモニアを水に溶けにくい「尿酸」という物質に変えて，卵の中に閉じ込めておきます．生まれてからも彼らは尿素を捨てる必要がないので，「おしっこ」をしません．そのため，それほど多量の水を必要とせず，また尿を溜める必要もないので身軽です．これが，鳥が空を自由に飛べる理由の1つなのでしょう．

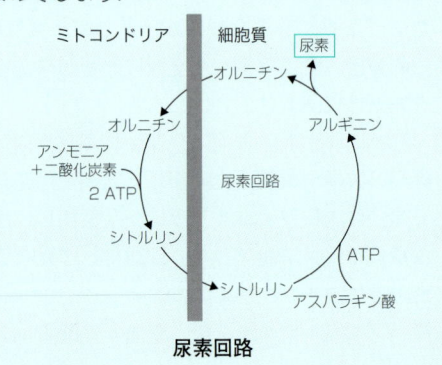

尿素回路

1. DNAと遺伝子

細胞の核には核酸が存在し，核酸にはDNAとRNAがある．DNAは，アデニン（A），グアニン（G），チミン（T），シトシン（C）の4種の塩基が配列した二重らせん構造をもつ（図Ⅰ-4-3-a）．4種の塩基のうち3つの塩基が一組となって，1つのアミノ酸を意味する．したがって，DNAはアミノ酸配列を示すタンパク質の設計図ととらえることができる．DNAの塩基配列は，細胞から細胞に，あるいは親から子へ伝わる遺伝情報であり，これを遺伝子という．

DNAを構成する塩基は，アデニン（A）にはチミン（T）が，グアニン（G）にはシトシン（C）が水素結合によって結合する（図Ⅰ-4-3-a）．したがって二重らせんの一方があれば，それを鋳型として複製できる．このように互いに補うように結合する性質を相補性という．細胞分裂の際には遺伝子はすべて複製され，新たな細胞に渡される．

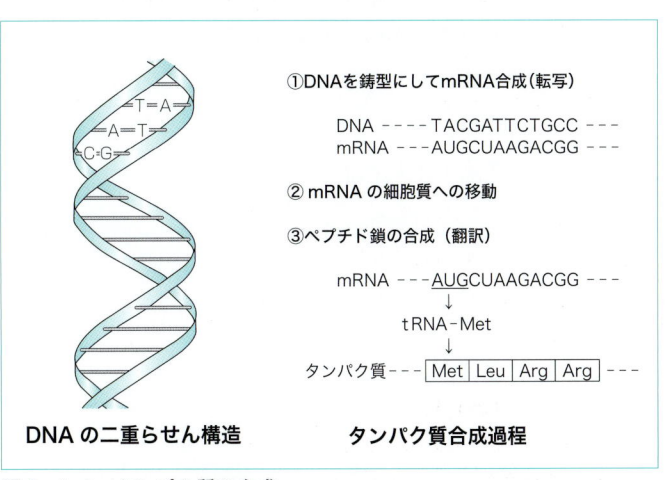

2. タンパク質の合成

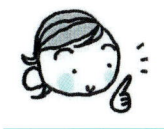

タンパク質の合成は，以下のように行われる（図Ⅰ-4-3-b）．

1）DNAを鋳型にしてmRNAの合成（転写）

細胞核内で，DNAの塩基配列はメッセンジャーRNA（mRNA）に転写される．この際，mRNAはDNAの塩基配列と相補的であるが，チミンに代わってウラシル（U）が用いられる．DNA塩基配列を鋳型にしたmRNA塩基配列は，DNAと同様に3つの塩基で1つのアミノ酸を示しており，3つの塩基の一組をコドンという（表Ⅰ-4-2）．コドンには20種のアミノ酸を意味するものに加え，読み取り開始部位を示す開始コドンと，読み取り終了部位を示す終了コドンがある．

mRNAの成熟
DNAから転写された直後のmRNAは，正確にはmRNA前駆体といい，必要な情報（エキソンという）だけではなく不必要な情報（イントロンという）も含まれています．その後，エキソンだけをつなぎ合わせるスプライシング，キャップ構造の付加，ポリAテールの付加という3つのプロセシングを経て，完成したmRNA（成熟mRNA）となります．

コドン
4種の塩基を3つ使って表せるコドンは4×4×4＝64通りで，タンパク質を構成する20種のアミノ酸すべてに割り振ることが可能です．もし2つの塩基でコドンを表すとなると4×4＝16通りとなり，20種のアミノ酸すべてを表せなくなってしまいます．

DNAの二重らせん構造

① DNAを鋳型にしてmRNA合成（転写）

DNA ---- TACGATTCTGCC ----
mRNA ---- AUGCUAAGACGG ----

② mRNAの細胞質への移動

③ ペプチド鎖の合成（翻訳）

mRNA ---- AUGCUAAGACGG ----
↓
tRNA-Met
↓
タンパク質 --- | Met | Leu | Arg | Arg | ---

タンパク質合成過程

図Ⅰ-4-3 タンパク質の合成

表Ⅰ-4-2　コドン表

コドン	アミノ酸	コドン	アミノ酸	コドン	アミノ酸	コドン	アミノ酸
UUU	Phe	UCU	Ser	UGU	Cys	UAU	Tyr
UUC		UCC		UGC		UAC	
UUA	Leu	UCA		UGA	終了	UAA	終了
UUG		UCG		UGG	Trp	UAG	
CUU		CCU	Pro	CGU	Arg	CAU	His
CUC		CCC		CGC		CAC	
CUA		CCA		CGA		CAA	Gln
CUG		CCG		CGG		CAG	
AUU	Ile	ACU	Thr	AGU	Ser	AAU	Asn
AUC		ACC		AGC		AAC	
AUA		ACA		AGA	Arg	AAA	Lys
AUG*	Met	ACG		AGG		AAG	
GUU	Val	GCU	Ala	GGU	Gly	GAU	Asp
GUC		GCC		GGC		GAC	
GUA		GCA		GGA		GAA	Glu
GUG		GCG		GGG		GAG	

*開始コドンを兼ねる
アミノ酸の略号は図Ⅰ-1-10を参照

2）mRNA の核内から細胞質への移動

　mRNAは核膜孔を通りぬけて細胞質に移行し，小胞体に結合したリボソームと結合してタンパク質合成の場を形成する．

3）ペプチド鎖の合成（翻訳）

　ATPのエネルギーを利用して，アミノ酸がトランスファーRNA（tRNA）と結合する．

　mRNAの開始コドンにtRNA-アミノ酸が結合し，mRNAの翻訳，すなわちタンパク質合成が始まる．開始コドンはAUGで，メチオニン（Met）が最初のアミノ酸となる．次のコドンに対応するtRNA-アミノ酸が，リボソーム上で先のアミノ酸に結合する．これを繰り返すことで，ペプチド鎖が延長していく．

　mRNAの終了コドンが認識されるとペプチド鎖の延長が終了し，合成されたタンパク質がリボソームから離れる．

4章◆タンパク質とアミノ酸の代謝 —多様な機能をもつ生体分子—の要点

❶ タンパク質はアミノ酸にまで分解され，体内にアミノ酸プールとして保持される．
❷ アミノ酸は，アミノ基転移反応と酸化的脱アミノ反応による脱アミノ反応を経て，2-オキソ酸とアンモニアに分解される．
❸ アンモニアは肝臓の尿素回路で毒性の低い尿素に変えられ，尿中に排泄される．
❹ アミノ酸の脱炭酸反応によって，各種生体アミンが生成される．
❺ DNAはアミノ酸配列を示すタンパク質の設計図であり，4種の塩基で記載されている．
❻ タンパク質の合成は，DNAを鋳型にしたmRNAの合成（転写）と，それに引き続くmRNAの翻訳による．

参考文献

1) 林　典夫ほか：シンプル生化学　第5版．南江堂，東京，2007．
2) 菊地吾郎ほか：一般医化学　7版．南山堂，東京，2002．
3) 全国歯科衛生士教育協議会監修：最新歯科衛生士教本　生物学．医歯薬出版，東京，2008．
4) 全国歯科衛生士教育協議会監修：最新歯科衛生士教本　化学．医歯薬出版，東京，2008．

5章 生体における恒常性の維持

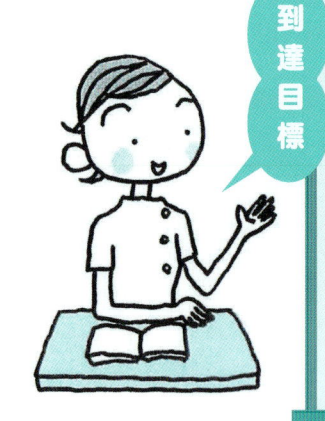

到達目標

❶体内の内部環境が安定に維持される恒常性（ホメオスタシス）を，血液のpHと血糖値の調節を例として理解する．
❷恒常性を保つ仕組みとして，ホルモン系と自律神経系があることを理解する．

1 — 恒常性（ホメオスタシス）とは

　私たちの体内では，絶え間なく栄養素を吸収し，不要物を排泄し，エネルギーを産生しており，そのほぼすべてが，酵素反応で触媒される代謝反応で行われている．個々の細胞・組織で行われているそれぞれの代謝反応が統合し，維持されるためには，反応が起こるための体内の内部環境が，ある範囲で安定に維持されることが必要となる．これを恒常性（ホメオスタシス）という．

　ここでは，血液のpHと血糖値の調節を例として概説する．なお，血清カルシウム濃度の調節については，「Ⅱ編2章　硬組織の生化学」で学ぶ．

1. 血液の緩衝能

　酵素反応など多くの生体反応はpHの影響を受けやすいため，生体内のpHを一定に保つことが重要である．血液は生体内のpHを一定に保つのに重要な役割を果たしており，そのpHは7.4前後に保たれている．（p.11〜12参照）

　血液中で最も重要なpH維持機能は重炭酸イオン（HCO_3^-）であり，特に代謝反応で生じやすい酸に対抗するという意味で，予備アルカリとよばれる．重炭酸イオンは，以下のように酸（H^+）を吸収するとともに，肺でCO_2となり体外に排出することで，酸を体外に効率よく排出することができる．

血液のpH
血液pHが7.35以下になることをアシドーシス，7.45以上になることをアルカローシスといいます．pHが7.7以上あるいは7.0以下になると，生命は危険にさらされます．

$$HCO_3^- + H^+ \longrightarrow H_2CO_3 \rightarrow CO_2 \text{（肺から体外に排出）} + H_2O$$
（炭酸脱水酵素）

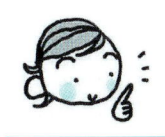

2. 血糖値

脳細胞などはグルコースのみをエネルギー源として利用するため，血中グルコース濃度を常に一定に保たなければならない．血中グルコース濃度を血糖値といい，空腹時でも 70 〜 110 mg/dL に維持されている．血糖値は，膵臓から分泌されるホルモンであるインスリンとグルカゴン，さらにはアドレナリンなどによってコントロールされる．

食後，血糖値は 130 〜 140 mg/dL に一時的に上昇するが，ただちにインスリンが分泌され，グルコースは細胞に吸収される．肝臓や筋では，吸収したグルコースからグリコーゲンを合成して貯蔵する．その結果，血糖値は 2 時間ほどで，元に戻る（図Ⅰ-5-1）．

血糖値が低下した場合にはグルカゴンが分泌され，肝臓のグリコーゲン分解を促進してグルコースを生成し，血中に放出する（図Ⅰ-5-1）．

一方，筋活動時には，副腎髄質からアドレナリンが分泌され，筋のグリコーゲン分解が促進されて，エネルギー源として利用される．

インスリンとグルカゴン

膵臓には，発見した研究者の名をつけたランゲルハンス島とよばれる組織があります．ランゲルハンス島には2種類の細胞(A細胞(α細胞)，B細胞(β細胞))があり，A細胞はグルカゴンを，B細胞はインスリンを合成して血液に分泌します．ランゲルハンス島以外の膵組織の大部分は，もちろん膵液（消化液）を合成し，消化管（十二指腸）へ分泌します．

② ホルモン系と自律神経系

生体の恒常性を保つ仕組みとして，内分泌腺から分泌されるホルモン系と自律神経系がある．

ホルモン系は内分泌腺から分泌され，血流によって目的の細胞（標的細胞）まで運ばれる．標的細胞は，ホルモンによるかすかなシグナルを段階的に増幅し，酵素

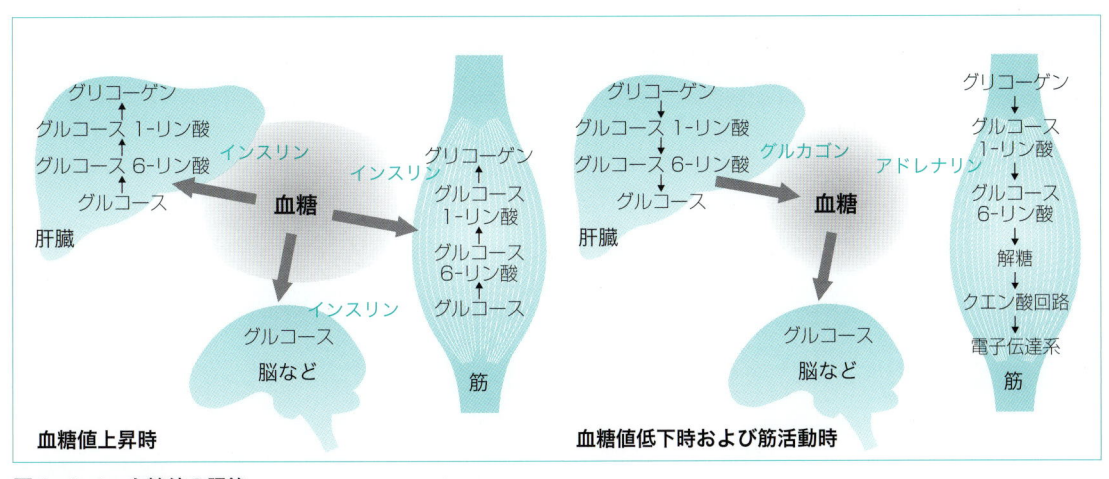

図Ⅰ-5-1 血糖値の調節
血糖値上昇時（左），血糖値低下時および筋活動時（右）

活性の調節や必要な物質の合成を行うことで，恒常性を維持する（p.8 参照）．

　自律神経系は，内臓，血管，腺などに広く分布し，交感神経系と副交感神経系からなる．それぞれ促進と抑制のように相反する機能をもつ．組織や器官の多くは，交感神経系と副交感神経系の両者に支配されており，不随意的に（無意識のうちに），恒常性を保つことができる．

COFFEE BREAK

糖質代謝障害 ―糖尿病―

　血糖値（血中グルコース濃度）の調節機能が障害され，血糖が高まる疾患を糖尿病といいます．血糖が高まると，尿中にもグルコースが漏出し，尿が甘くなるため名づけられました．

　糖質を摂取すると一時的に血糖値が高まりますが，やがて一定の値に戻ります．短時間だけ高血糖が起こっても特に問題はないですが，慢性的に高血糖が続くと血管がもろくなり，糖尿病性腎症（最終的に腎不全となる），糖尿病性網膜症（最終的に失明する），糖尿病性神経症（知覚障害などを起こす）という三大合併症を起こしたり，感染症にかかりやすくなったりします．血管の障害によって，心筋梗塞も起こしやすくなります．

　血糖値が高いまま戻らなくなるのは，インスリンの分泌が少なく血糖が細胞に吸収されないため，あるいはインスリンが分泌されても細胞が反応しないためで，前者を「1型糖尿病」，後者を「2型糖尿病」といいます．2型糖尿病では，インスリン分泌の低下も併発します．

　1型糖尿病では，不足しているインスリンを毎日注射して補うことが必要です．2型糖尿病では，食事療法によってインスリン分泌細胞の疲弊を予防し，肥満防止によってインスリン反応性を高め，さらに必要に応じて，薬物療法によって合併症の発症を防ぐことが重要となります．

　日本人の糖尿病患者の約9割は2型であり，その数は徐々に増加しています．糖尿病の予防には，ほかの生活習慣病と同様，適切な食生活と適度な運動が最も有効なのです．

5章◆生体における恒常性の維持の要点

❶ 体内の内部環境を安定に維持することを恒常性（ホメオスタシス）といい，血液のpHや血糖値の制御が例としてあげられる．

❷ 血液のpHは7.4前後に維持されており，最も重要なpH維持機能として重炭酸イオン（HCO_3^-）がある．

❸ 血糖値（血中グルコース濃度）は，空腹時でも70～110mg/dlに維持されており，膵臓から分泌されるインスリンとグルカゴンによって制御される．

❹ 恒常性を保つ仕組みとして，内分泌腺から分泌されるホルモン系と自律神経系がある．

参考文献

1) 林　典夫ほか：シンプル生化学　第5版．南江堂，東京，2007．
2) 菊地吾郎ほか：一般医化学　7版．南山堂，東京，2002．
3) 全国歯科衛生士教育協議会監修：最新歯科衛生士教本　生物学．医歯薬出版，東京，2008．
4) 全国歯科衛生士教育協議会監修：最新歯科衛生士教本　化学．医歯薬出版，東京，2008．

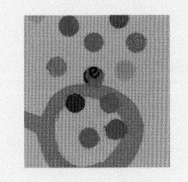

II編 歯と口の生化学

1章 歯と歯周組織の生化学

到達目標

1. 歯と歯周組織を説明する．
2. 結合組織を構成する細胞を説明する．
3. 細胞外マトリックス成分を説明する．
4. 線維状タンパク質（コラーゲン，エラスチン）の構造と機能を説明する．
5. コラーゲンの生合成と線維形成の機構を説明する．
6. 線維間マトリックス物質を説明する．
7. 細胞外マトリックス成分の分解を説明する．
8. 歯の無機成分を説明する．
9. ヒドロキシアパタイトなど，リン酸カルシウム化合物の性質を説明する．
10. 歯の有機成分を説明する．
11. 歯の形成およびエナメル質と象牙質，骨の違いを説明する．

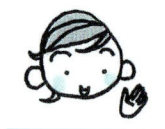

1 ― 歯と歯周組織

> **セメント質**
> 歯の三硬組織として歯の成分ですが，発生学的に，あるいは構造と機能のうえでは，歯周組織の1つでもあるとされています．

歯は，エナメル質，象牙質，歯髄から，歯周組織はセメント質，歯根膜，歯槽骨，歯肉からなる．

私たちの体で外部環境と接している部分は，すべて上皮で覆われている．すなわち体は，内部環境と外部環境を上皮組織ではっきり区別している．たとえば，胃や腸管の中は，「おなか」とはいうものの，胃粘膜や腸粘膜の上皮で仕切られた外部環境である．このように考えると，口腔内に直接面しているエナメル質と歯肉の上皮の部分は上皮組織で，それ以外は結合組織であることが理解できる（図Ⅱ-1-1）．

歯肉は遊離歯肉と付着歯肉に分けられる（図Ⅱ-1-1）．遊離歯肉上皮の唇頬側は角化を伴うが，歯肉溝側の上皮（歯肉溝上皮）には角化はみられない．さらに，それに続く付着上皮では細胞間隙が広く，その間隙から好中球，マクロファージを含む組織液が滲出する．これを歯肉溝滲出液という．このような構造は，微生物の侵入に対する防御機構の最前線となるが同時に弱点ともなり，ここが突破されると次の段階の防御機構である炎症の惹起に至る（結合組織は炎症の場である，p.56参照）．したがって，この歯肉溝を形成する上皮は，歯周疾患の予防や治療，近年よく行われる歯科用インプラント治療などの歯科臨床上，きわめて重要な組織である．

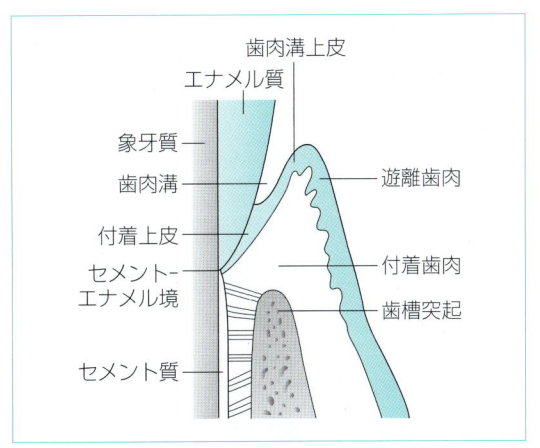

図Ⅱ-1-1　歯頸部組織断面の模式図
図中緑色の部分は，体の表面を覆う上皮組織ととらえられる．

❷ 結合組織

1. 結合組織の組成と機能

　結合組織は，細胞成分と細胞外マトリックス成分からなる（**表Ⅱ-1-1**）．細胞は細胞外マトリックスを合成して，周辺の実質細胞に最適な環境を提供する．細胞は，線維芽細胞とその仲間の細胞群，血液由来の細胞群からなる．細胞外マトリックスは，コラーゲンなどの有形の線維状タンパク質と無構造様の線維間マトリックス物質からなる．

　結合組織には，細胞成分より細胞外マトリックス成分が豊富に存在する．皮膚や粘膜の細胞外マトリックスには水が多量に含まれる．一方，骨や歯の象牙質やセメント質では，水の大部分がヒドロキシアパタイトという無機質結晶に置き換わり，全重量の70%を占める．エナメル質とともに，その物理的性質から硬組織とよばれる．結合組織の機能は，支持機能に加え，水やイオンの保持，細胞代謝産物などの調節制御であり，さらには炎症の場として生体防御に重要な役割を果たす．

2. 線維状タンパク質

1) コラーゲン分子の特徴とコラーゲン線維の構造

　コラーゲンは，これを構成するα鎖の種類とその組み合わせから20数種類にものぼるが，代表的なもののみを**表Ⅱ-1-2**にまとめた．これらのうち，骨，皮膚，腱，象牙質などの主体を占めるⅠ型コラーゲンが最も一般的である．この成熟分子は，コラーゲン線維の基本単位を構成し，ほとんどすべての部分が3本鎖らせん構造の分子である．

表Ⅱ-1-1 結合組織の組成

細胞成分	線維芽細胞（その仲間である骨芽細胞, 象牙芽細胞, 軟骨細胞, 脂肪細胞など）
	マクロファージ, 形質細胞, マスト細胞, 白血球など
細胞外マトリックス成分	
線維状タンパク質	コラーゲン, エラスチン, フィブリリン
線維間マトリックス物質	プロテオグリカン（アグリカン, パールカンなど）
	糖タンパク質（フィブロネクチン, ラミニンなど）
	無機質（水, 塩類, ヒドロキシアパタイトなど）

表Ⅱ-1-2 コラーゲン分子種の分子形態, 組織分布および特性

型	コラーゲンペプチド鎖	分子形態	分布	特性
Ⅰ	α1(Ⅰ) α2(Ⅰ)	[α1(Ⅰ)]₂α2(Ⅰ)	骨, 皮膚, 象牙質, 腱, 靭帯など	ほとんどの結合組織に大量に存在する線維性コラーゲンで, 組織に強靭性を与える
		[α1(Ⅰ)]₃	皮膚, 象牙質, 歯肉	ごく少量存在
Ⅱ	α1(Ⅱ)	[α1(Ⅱ)]₃	軟骨, 椎間板	軟骨に固有の線維性コラーゲン
Ⅳ	α1(Ⅳ) α2(Ⅳ) α3(Ⅳ) α4(Ⅳ) α5(Ⅳ) α6(Ⅳ)	[α1(Ⅳ)]₂α2(Ⅳ) [α3(Ⅳ)]α4(Ⅳ) α3(Ⅳ) α4(Ⅳ) α5(Ⅳ) [α5(Ⅳ)]₂α6(Ⅳ)	各種基底膜	非線維性コラーゲン 二次元の網目構造を形成

　コラーゲンは哺乳動物では体タンパク質の全体の約1/3を占める最も多いタンパク質であり，物理的にも化学的にも抵抗性に富み，水に溶けない線維状タンパク質として存在する．

　コラーゲンの原線維から最小構成成分であるα鎖までの構造を図Ⅱ-1-2に示す．α鎖は約1,000残基のアミノ酸から成り，分子量約10万である．このα鎖が3本集まり，3本鎖らせんのコラーゲン分子をつくる．コラーゲン分子は全長の1/4ずつずれて架橋で結合されていて，その両端には隙間がある．この部分をホールゾーンといい，硬組織コラーゲンでは石灰化に重要な役割を果たす．この隙間の部分と隙間のない完全に重なっている部分とが交互に存在し，縞模様を形成する．

　コラーゲン分子のアミノ酸組成は特徴的であり，グリシンが全体の約1/3を占め，さらに約1/9ずつをプロリン，アラニン，ヒドロキシプロリンが占める．中でもプロリンの含量がほかのタンパク質と比べてはるかに多い．また，コラーゲン分子にはヒドロキシリシンが少量含まれるが，ヒドロキシプロリンとともにほかのタンパク質にはほとんど存在しない．アミノ酸配列は，グリシン–X–Yという繰り返しがほぼ全領域でみられ，大部分，プロリンはXの位置に，ヒドロキシプロリンはYの位置にくる（図Ⅱ-1-2）．

　コラーゲンは，加熱すると分子のらせん構造が壊れ，ゼラチンとよばれるランダムコイル状の構造に変化して液状化する．これを冷却すると，元の3本鎖らせんには戻らず，ランダムコイル構造のまま凝固する．お菓子のゼリーと同じものであり，煮魚にできる煮こごりも同様である．

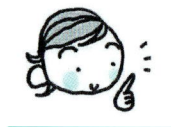

ヒトコラーゲンα1(Ⅰ)鎖のアミノ酸組成(%)

グリシン	32.8
プロリン	22.7
（ヒドロキシプロリンを含む）	
アラニン	11.5
アルギニン	5.0
グルタミン酸	4.6
セリン	3.7
リジン	3.6
（ヒドロキシリシンを含む）	
アスパラギン酸	3.2
その他	13.9

ランダムコイル
1本のコラーゲンα鎖が3本鎖らせん構造をとらず，1本ずつが水溶液中で化学的安定性を保つためいろいろな立体構造（コンフォーメーション）をとっている状態をいいます．

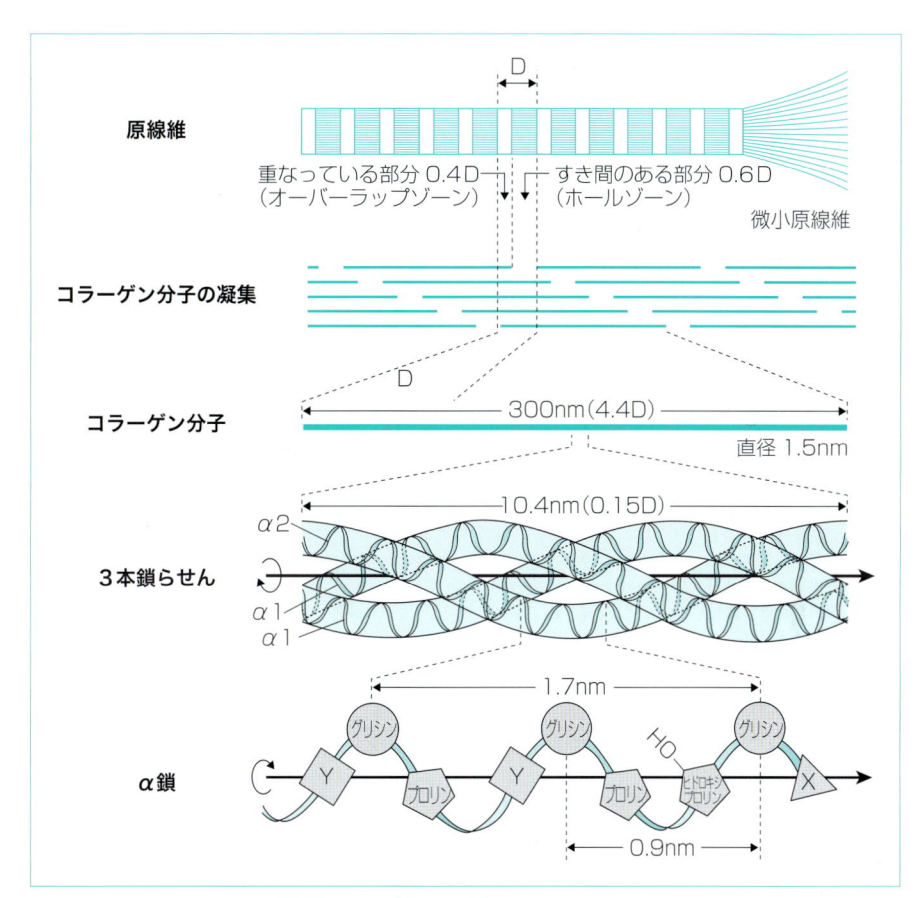

図Ⅱ-1-2　コラーゲンの原線維からα鎖までの構造
(Prockop, D. J., Guzman, N. A. : Collagen diseases and biosynthesis of collagen. *Hospital Practice*, 12：62, 1977. より)

2）エラスチン

ほどんどの組織にコラーゲンなどとともに存在する．中でも大動脈壁や靱帯など，弾力性を要求される組織には多量に存在する．組織に強靱さを与えるコラーゲンと対比され，線維自体の弾力性はコラーゲンの約1,000倍といわれる．

アミノ酸組成では，コラーゲンと同様にグリシンが30％を占め，プロリンも多い．しかし，ヒドロキシプロリンが少ないこととヒドロキシリシンがないことが，コラーゲンとは異なる特徴である．

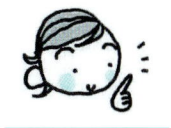

エラスチンの名称
エラスチンが形成する線維である弾力線維（elasitic fiber）に由来します．

エラスチンの構造
コラーゲンと同じように多くの架橋構造を含んでおり，デスモシンやイソデスモシンは4つのリシン側鎖からなり，その網状構造に重要です．この架橋に連なるエラスチン分子の領域に，数個のアミノ酸残基からなる反復配列があり，これがその弾力性に関与しているといわれています．

COFFEE BREAK

エラスチン結合ミクロフィブリル

細胞外マトリックス成分には，弾力線維の主要成分として，電子顕微鏡ではエラスチン線維を取り囲んでいるように観察されるミクロフィブリル（微小原線維）があります．その主成分は，フィブリリンという分子でエラスチンの形成に関与していると考えられています．この分子をコードする遺伝子の変異は，異常に長い肢やクモ状指などの症状を含むマルファン症候群を引き起こします．これは比較的発生頻度の高い疾患であり，アメリカ合衆国第16代大統領リンカーンや作曲家ラフマニノフは，この疾患をもっていたといわれます．

3. プロテオグリカン

1）プロテオグリカンとグリコサミノグリカン

　プロテオグリカンは，皮膚，軟骨，骨，靱帯のような結合組織に豊富に存在し，動脈壁，臍帯，眼球のガラス体液，関節滑液中に比較的豊富にみられる．

　プロテオグリカンは一般的に，コアタンパク質とよばれる1本のポリペプチド鎖にグリコサミノグリカンという分子量千から万単位の多糖体鎖が，1～多数共有結合した構造体である．その糖鎖のために親水性の分子であり，総分子量は数百万に及ぶものもある．グリコサミノグリカンは2種の単糖の繰り返しの単位構造をもち，1つはヘキソサミン，すなわち，ガラクトサミンかグルコサミンで，そのほとんどはアセチル化されている．そして，もう1つはウロン酸であり，両者はさらに硫酸化されていることがある（表Ⅱ-1-3）．

　プロテオグリカンは，その親水性により大量の水を結合・保有し，その水はクッションのような働きをして，組織・細胞や線維成分を保護する．また，組織液に粘性を与えることにより関節などで潤滑油の働きを，カルボキシル基や硫酸基は陽イオンを引きつけることで塩類保持や調節を行う．特殊なグリコサミノグリカンであるヘパリンは，抗凝血作用がある．

2）主なプロテオグリカン分子の名称と分布

　プロテオグリカンは，コアタンパク質を基準にして名称がつけられている（表Ⅱ-1-4）．軟骨のアグリカンは，プロテオグリカンの巨大な凝集体（集合体）として存在する（図Ⅱ-1-3）．

プロテオグリカン
プロテオグリカンは「タンパク質化多糖体」という意味であり，「プロテオグリカンは糖タンパク質である」という文章は誤りであると解釈されています．

ヘパリン
ヘパリンはコアタンパク質にグリコサミノグリカン鎖が結合したプロテオグリカンとして合成（プロテオヘパリン）されますが，通常ヘパリンとよばれるのは，その部分切断されたグリコサミノグリカン鎖部分です．したがって，ヘパリンはプロテオグリカンにも，グリコサミノグリカンにも分類されることになります．

表Ⅱ-1-3　代表的なグリコサミノグリカン

種類	組成	繰り返し単位の化学構造	分布
ヒアルロン酸	グルクロン酸，N-アセチルグルコサミン		眼球のガラス体，臍帯，関節液，軟結合組織
コンドロイチン6-硫酸（コンドロイチン硫酸C）	グルクロン酸，N-アセチルガラクトサミン（6-硫酸）		軟骨，成人肋軟骨
ヘパラン硫酸	グルクロン酸，イズロン酸（2-硫酸），グルコサミン（N-硫酸），N-アセチルグルコサミン（6または3-硫酸）		細胞表面基底膜，肝，腎，肺
ヘパリン	イズロン酸（2-硫酸），グルクロン酸，グルコサミン（6または3-硫酸，N-硫酸）		肥満細胞（好塩基球），肝，肺

　このほかにコンドロイチン，コンドロイチン4-硫酸（コンドロイチン硫酸A），ケラタン硫酸，デルマタン硫酸（コンドロイチン硫酸B）などがある．

表Ⅱ-1-4　代表的なプロテオグリカン

分類・名称	分布	コアタンパク質の分子量	グリコサミノグリカンの種類，数	備考
大型細胞外プロテオグリカン・アグリカン	軟骨	220,000	CS, 100＜ KS, 20～30	軟骨乾燥重量の約50％ ヒアルロン酸とリンクタンパク質を介して結合し巨大な凝集体形成（図Ⅱ-1-3）
小型結合組織プロテオグリカン・デコリン	種々の結合組織	36,000	CS/DS, 1	コラーゲン線維のD周期に一致して周囲を取り巻くように存在デコリンファミリーを形成
基底膜プロテオグリカン・パールカン	基底膜	396,000	HS, 3	Ⅳ型コラーゲンやラミニンと結合し，基底膜の形成に重要

CS：コンドロイチン硫酸，KS：ケラタン硫酸，DS：デルマタン硫酸，HS：ヘパラン硫酸

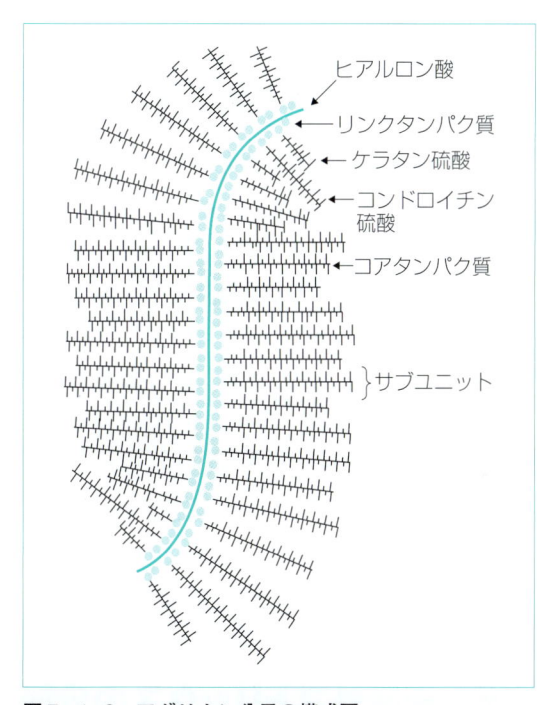

図Ⅱ-1-3　アグリカン分子の模式図
（全国歯科衛生士教育協議会編：新歯科衛生士教本　栄養指導・生化学．医歯薬出版，東京，1992，202．）

4. 接着性タンパク質

　糖タンパク質であるフィブロネクチンやラミニンなどは比較的大きい分子で，その分子内にはそれぞれ細胞や結合組織成分と結合する領域（ドメイン）をもつことから，接着性タンパク質と総称される．

　細胞には細胞膜に埋め込まれたインテグリンというタンパク質が存在し，接着性タンパク質の細胞と接着する領域（細胞接着ドメイン）は，このインテグリンと結合することによって細胞に接着する．

1）フィブロネクチン

細胞接着ドメインにより細胞に接着した細胞性フィブロネクチンと血中に存在する血漿フィブロネクチンがある．コラーゲン結合ドメインやヘパリン結合ドメインなどをもち，細胞の接着・伸展・移動・分化・食作用など，さまざまな生理活性をもち，癌の転移や創傷治癒などの重要な過程に関与している．

2）ラミニン

ラミニンは，基底膜の重要な構成成分の1つである．Ⅳ型コラーゲン結合ドメインやパールカン結合ドメインを介してこれらの分子と接着して，基底膜を構成している．

5. コラーゲンの合成

細胞外マトリックス成分は，多くのタンパク質を含む．タンパク質のアミノ酸配列情報は，遺伝子DNAに存在し，転写・翻訳を経て合成される（p.40〜42参照）．

細胞外マトリックスの代表であるⅠ型コラーゲンも，ほかのタンパク質と同様に，核内のコラーゲン遺伝子からメッセンジャーRNA（mRNA）が合成され（転写），さらに，mRNAに従ってアミノ酸が配列され（翻訳），コラーゲンタンパク質となる．しかし，コラーゲンに特徴的なアミノ酸であるヒドロキシプロリンとヒドロキシリシンは，コラーゲン遺伝子のアミノ酸配列情報にはなく，翻訳後にコラーゲンタンパク質に含まれるプロリン残基とリシン残基が水酸化されてつくられる．この反応にはビタミンCと2価鉄（Fe^{2+}）が必要である．

このように合成されたコラーゲンタンパク質は，さらに3本鎖らせん構造をとり，細胞外に輸送され，細胞外マトリックスを形成する．

6. 細胞外マトリックスの分解

細胞外マトリックス成分も体の一部として，ほかの組織細胞成分と同様，常に合成・分解が起こっている．また，結合組織は，重要な生体防御反応である炎症の場となり，炎症の際には，種々の細胞外マトリックス成分は分解を受ける．これらの分解に主に関与しているのは，マトリックス金属プロテアーゼ（MMP）という一群の酵素である．代表的な酵素である間質コラゲナーゼ，ゼラチナーゼA，ストロムライシン1の作用を表Ⅱ-1-5にまとめた．

MMPは，結合組織中に通常ごく少量存在するが，炎症などの刺激により，合成が促進される．合成されたMMPは不活性型で存在し，プラスミンなどのタンパク分解酵素で活性化する．一方，結合組織には，MMP活性を抑制する内在性のインヒビター（TIMP）がある．これらにより，正常な結合組織中ではマトリックス成分の合成・分解がバランスを保たれ，炎症時には分解が促進されるように巧妙に調

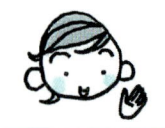

表Ⅱ-1-5 マトリックス金属プロテアーゼ（MMP）

間質コラゲナーゼ	ゼラチナーゼA	ストロムライシン1
Ⅰ, Ⅱ, Ⅲ, Ⅶ, Ⅷ, およびⅩ型コラーゲン ゼラチン プロテオグリカン	ゼラチン Ⅰ, Ⅳ, Ⅴ, Ⅶおよび Ⅺ型コラーゲン フィブロネクチン ラミニン プロテオグリカン エラスチン	プロテオグリカン（アグリカン） Ⅱ, Ⅲ, Ⅳ, Ⅶ, Ⅸ, ⅩおよびⅪ型コラーゲン Ⅰ, Ⅱ, ⅢおよびⅪ型コラーゲンのプロペプチド フィブロネクチン ラミニン リンクプロテイン ゼラチン

節される．なお，炎症時には，これに加え，多形核白血球やマクロファージなどからもMMPが産生され，好中球エラスターゼやカテプシンGなどのセリンプロテアーゼも，マトリックス成分の分解に関わる．

③ 歯

1. 歯の組成

歯は由来の異なる組織からなる．エナメル質は上皮由来のエナメル芽細胞により，象牙質とセメント質はともに間葉系組織由来であり，象牙芽細胞，セメント芽細胞からそれぞれ形成される．組成のうえでもエナメル質と象牙質はかなり異なるが，象牙質とセメント質はよく似ている（図Ⅱ-1-4）．

エナメル質は，生体の中で最も硬い組織で，歯科用材料の白金加金より硬く，コバルトクロム鋼より軟らかいといわれる．それは95％が無機質結晶からできていることによる．硬い無機質結晶でも，もし単一の結晶であったなら非常に脆くなってしまう．しかし，エナメル質は，その微小な無機質結晶をつなぎ合わせるように存在するわずか1％の有機質により，強さを得ている．さらに，有機成分の多い象牙質による裏打ちが，歯に全体として硬さと強さを与えている．したがって，エナメル質の厚さは2〜3mmでも十分その機能を果たしている．

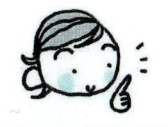

2. 歯の無機成分

歯を形成する無機質は，骨と同様にリン酸カルシウムである．リン酸カルシウム化合物には，不定形リン酸カルシウム，第二リン酸カルシウム，第三リン酸カルシウム，リン酸オクタカルシウムなど，組成の異なる物質が存在するが，主体はヒドロキシアパタイトである．

1）ヒドロキシアパタイト

ヒドロキシアパタイト結晶の大きさは，エナメル質では（30〜1,000）×（30〜

硬組織無機成分と生物の進化

脊椎動物の硬組織無機成分はリン酸カルシウムで，無脊椎動物のそれは炭酸カルシウムです．生物が進化の過程で海から陸地にあがった際にもち込んだ内部環境と恒常性の維持，そのうち生理的活性に重要な役割をもつカルシウムイオンの恒常性の維持の観点から，炭酸カルシウムよりリン酸カルシウムのほうが有利だったからに違いありません．

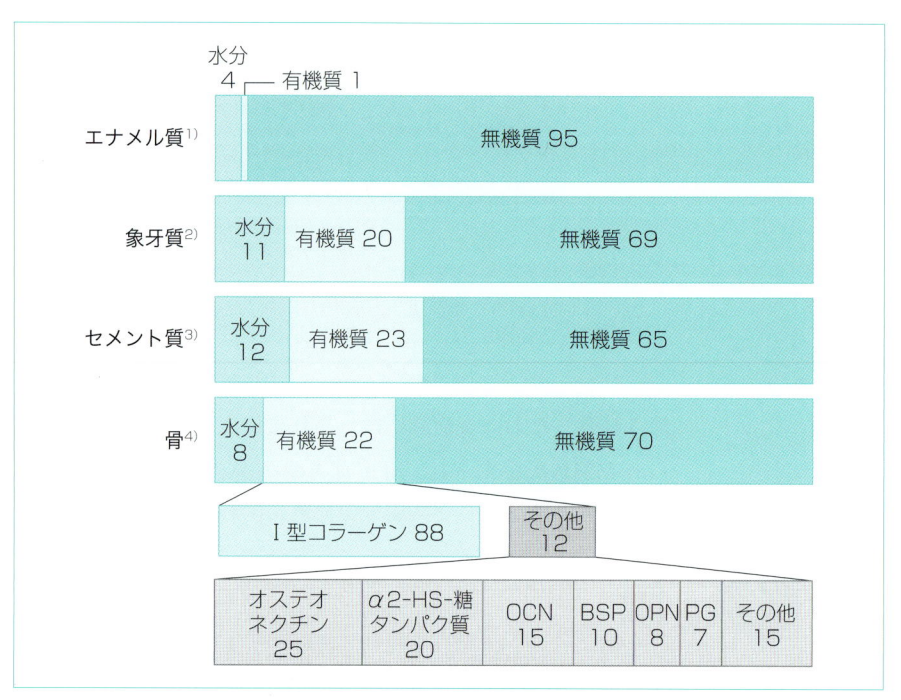

図Ⅱ-1-4 歯と骨の無機質，有機質および水分含量（重量％）
OCN：オステオカルシン，BSP：骨シアロタンパク，OPN：オステオポンチン，PG：プロテオグリカン
骨の非コラーゲン性タンパク質含量は胎児骨のものである[4]
1）Jenkins, G. N.（河村洋二郎監訳）：ジェンキンス口腔の生理・生化学．医歯薬出版，東京，1981.
2）押鐘 篤監修：歯学生化学．医歯薬出版，東京，1966.
3）Mior, I. A., Fejeskov, O.（内海順夫ほか訳）：人の歯の組織学．書林，東京，1980.
4）佐々木 哲：骨の基質をめぐって．日歯会誌，42（5）：513〜519，1989.

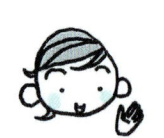

単位胞
単位格子という用語も使われる，結晶における因子の位置関係を結晶格子ともいいます．

単位胞の各イオンの数
単位胞の面上や軸上にあるそれぞれのイオンは1つとは数えず，単位胞内部に入っている割合をかけて計算します．たとえば図Ⅱ-1-5のc軸上のOH⁻イオンは1/6が単位胞内にあるので1つと数えず，1/6と数え，すべてを合計するとこの組成式の各イオンの数となります．

アパタイト
ギリシャ語で「だます，惑わす」という意味をもつリン灰石群の鉱物に付けられた名称です．というのは組成が一定せず，常に人を惑わせてきた鉱物だったからのようです．鉱物のアパタイトに対して生体アパタイト（Biological apatite）という用語があります．格子中のCa^{2+}はPb^{2+}，Mg^{2+}，Mn^{2+}，Sr^{2+}，H_3Oなどと，また，OH^-はF^-，Cl^-のような陰イオンと置換する場合があります．

120) nm，象牙質や骨ではその約1/10の（10〜30）×（2.5〜7.5）nmとされている．いずれも微小結晶であり，結晶が小さくなるほど，その総表面積はより大きくなり（エナメル質で1〜3 m²/g，象牙質で約200 m²/g），表面では吸着イオン層や水和層などが形成される．

（1）単位胞

結晶には単位胞という概念が使われる．単位胞とは，結晶を構成する因子（ヒドロキシアパタイトの各イオン）の空間的位置関係を表現できる最小単位と定義される．ヒドロキシアパタイトの単位胞は一見して大変複雑な位置関係ではあるが，その組成が$Ca_{10}(PO_4)_6(OH)_2$である（図Ⅱ-1-5）．単位胞の形は，両a軸の面が菱形の平行六面体で，c軸は結晶の長軸に一致している．これが上下左右に連なったものが実際の結晶になり，その形は六角柱になる．

（2）CaとPの比

純粋なヒドロキシアパタイトは，Ca^{2+}が10，$(PO_4)^{3-}$が6であるため，Ca/Pのモル比は10/6，すなわち1.67となる．Ca/P重量比は，各原子量を乗じて（10×40）/（6×31）＝2.15となる．しかし，実際のエナメル質や象牙質のCa/P重量比は，2.03〜2.08の値である．

ヒトエナメル質，象牙質および骨の無機質組成を表Ⅱ-1-6に示す．

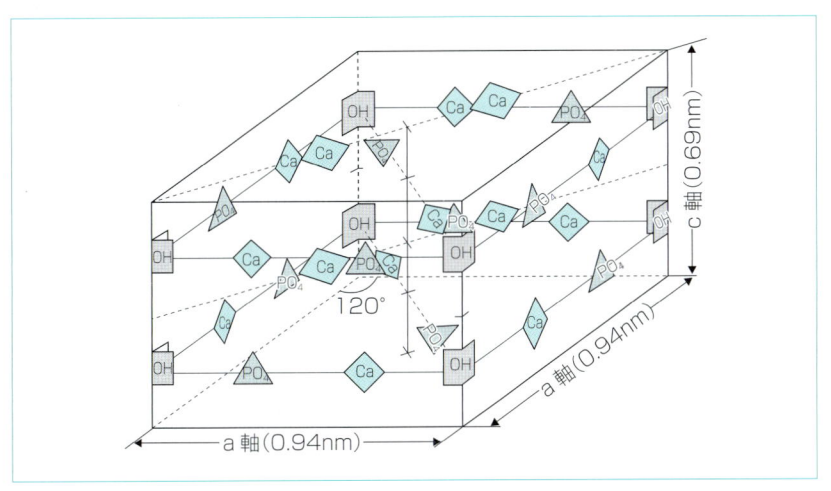

図Ⅱ-1-5　ヒドロキシアパタイト　（押鐘　篤監修：歯学生化学．医歯薬出版，東京，1966．より）

表Ⅱ-1-6　ヒトエナメル質，象牙質および骨の無機質組成（乾燥重量％）

	エナメル質	象牙質	骨
Ca	36.0（33.6～39.4）	27.0	24.5
P	17.7（16.1～18.0）	13.0	10.5
Ca/P	2.03	2.08	2.33
CO_2	2.05（2.7～5.0）	4.80	5.50
Na	0.50（0.25～0.90）	0.30	0.70
Mg	0.44（0.25～0.90）	1.10	0.55
Cl	0.30（0.19～0.30）	0.01	0.10
K	0.08（0.05～0.30）	0.05	0.03

2）ヒドロキシアパタイトに含まれるその他の無機成分

ヒドロキシアパタイトには，その他の無機成分が少量含まれ（**表Ⅱ-1-6**），成分によって異なった分布を示す．分布様式の違いは，元素の由来を反映してもいる．

①表層の濃度が内部より高いもの：フッ素，鉛，亜鉛，鉄，スズ，塩素

②表層の濃度が内部より低いもの：ナトリウム，マグネシウム，炭酸

③その濃度がほぼ一様に分布しているもの：ストロンチウム，銅，アルミニウム，カリウム

(1) ナトリウム，マグネシウム，炭酸

ナトリウムは，エナメル質では表層からエナメル-象牙境にかけて増加する傾向がみられる．エナメル質中のナトリウム含量は，生体の組織中で一番高い．マグネシウムは，表層から深部に向かうに従って増加し，この傾向は象牙質中でもみられ，象牙質内側では2％にも達する．塩化物イオンは，エナメル質表層では高いが内部で低く，象牙質では痕跡程度存在する．炭酸はエナメル質表層で低く，深部に向かうに従って緩い凸型のカーブを描いて増加する．炭酸の増加は，マグネシウムと同様にエナメル質の酸溶解性を増大させるので，う蝕感受性との関連が重視され

(2) フッ素

歯に存在する微量元素としてフッ素があげられる．エナメル質中のフッ素含有量は，飲料水中のフッ化物イオン濃度に依存するので幅があり，300～1,000μg/g（ppm）といわれる．エナメル質中のフッ素含有量は最表層で最も高く，内部に向かうに従って減少する．エナメル質は，摂取されたフッ素に対して鋭敏に反応する組織である．

歯のフッ素症（エナメル質形成不全で多くは白斑を呈する）は，エナメル質形成期に過剰のフッ化物を継続的に摂取した場合に起こる．飲料水のフッ化物イオン濃度2ppm以上で，歯のフッ素症の発症頻度が濃度に相関して高くなる．一方，それ以下の濃度では，う蝕罹患率との間に負の相関があることが認められるので，飲料水のフッ化物添加は一般的に1ppm程度で行われる．

歯面にフッ化物を応用した場合，その濃度によって反応様式が異なる．高濃度

COFFEE BREAK

吸着イオン層と水和層

生体のヒドロキシアパタイト結晶は非常に小さく，その表面には特殊な力が働きます．結晶1つを満員電車で立っている人の集合に例えてみましょう．発車・停車時には隣の人から押されます．でもこの集合の中のほうにいる人は，押されても隣の人の力を少し借りて寄りかかればよいのですが，端のほうにいる人は隣に人がいないので，吊革につかまって支えなくてはならないでしょう．これと同じように，結晶の中心部では隣接イオンの力が拮抗していますが，結晶表面では，隣にイオンがないので不安定になります．そこで水溶液からの各種イオンが表面で働く力によって吸着され，吸着イオン層という薄い層ができ，さらにその周りを水和層（水和殻）という水分子を引きつけた領域ができます（図）．

ヒドロキシアパタイトは，これらを介して環境中に存在する同種あるいは異種イオンと入れ代わる反応が起きます．環境中のイオンは，水和層，吸着イオン層，結晶内部と時間的に3段階で入れ代わることが，放射性同位元素を用いた実験により証明されました．そして格子中のイオンの約1/3は，環境イオンと入れ代わるといわれています．エナメル質や象牙質アパタイトのCaやPを測定しようとして試料を採取すると，この水和層や吸着イオン層に存在するイオンは共存してきます．また，結晶格子にはイオンが存在せず，いわゆる欠損格子（空孔）が生じることもあります．これらのためCa/P重量比は，理論値の2.15とは違った値を与えると考えられています．また，これらのことは，生体のアパタイトは形成後もイオンが入れ代わったり格子欠損が充填されるので，環境が良好な条件では，歯は萌出後でもより完全な結晶が形成されます．これを萌出後成熟とよんでいます．この考えは，予防充填などの治療法の理論的基盤でもあります．

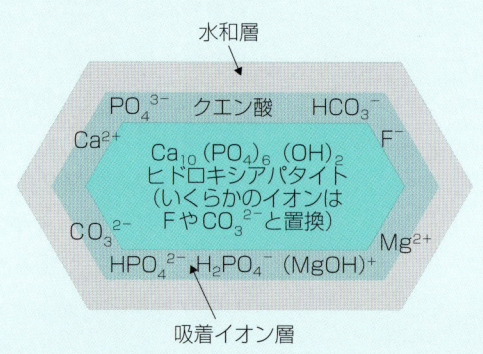

アパタイト結晶を取り囲む吸着イオン層および水和層を示す模式図

水和層

PO_4^{3-}　クエン酸　HCO_3^-　Ca^{2+}　F^-
$Ca_{10}(PO_4)_6(OH)_2$
ヒドロキシアパタイト
（いくらかのイオンは F や CO_3^{2-} と置換）
CO_3^{2-}　Mg^{2+}
HPO_4^{2-}　$H_2PO_4^-$　$(MgOH)^+$

吸着イオン層

（河村洋二郎監訳：ジェンキンス口腔の生理・生化学．医歯薬出版，1981．）

（9,000〜12,300 ppm 以上）の場合は，いったんフッ化カルシウム（CaF_2）が生成され，そこから供給されるフッ素によって，ヒドロキシアパタイトは，より耐酸性のあるフルオロアパタイト（$Ca_{10}(PO_4)_6F_2$）に次第に転化していく．低濃度（100〜1,000 ppm）の場合は直接フルオロアパタイトが形成されるが，ヒドロキシアパタイトの再石灰化の促進効果（すなわち，より大きな，より格子欠損の少ないヒドロキシアパタイトが形成され，酸抵抗性が増す）が大きいといわれている．

(3) 微量元素

このほかの微量元素として，ストロンチウム，鉛，銅，鉄，亜鉛などがある．多くは環境からの由来であり，特にストロンチウムは1953年に核実験が始まって以来，同位元素の^{90}Srが歯にも認められるようになったという．

3. 歯の有機成分

私たちの体の有機成分のうち，最も多いのはタンパク質である．象牙質，骨では有機成分の約90％がタンパク質である．しかし，エナメル質についてはそうではないようだが，どうしてだろうか（表Ⅱ-1-7）．エナメル質は，その高度な石灰化の過程でタンパク質が分解・消失し，その痕跡ともいうべきわずかな量だけが，成熟したエナメル質中に残存している．したがって，形成期あるいは幼若期のエナメル質で最も多い有機成分は，やはりタンパク質である．

1) エナメルタンパク質

エナメル質をつくる細胞，エナメル芽細胞は上皮由来である．この細胞は，ほかの組織にはほとんどない特異的なタンパク質を産生する．それらはアメロゲニン，エナメリン，アメロブラスチン（シースリン）などである．幼若期のエナメル質では，これらのタンパク質がエナメル質乾燥重量全体の約20％を占める．それが石灰化とともに減少し，完全に成熟したエナメル質では，表Ⅱ-1-7のとおりとなる．

表Ⅱ-1-7 ヒトエナメル質，象牙質および骨の有機成分（乾燥重量％）

	エナメル質	象牙質	骨
総有機質	1	19〜21	24〜27
窒素	0.05	3.4〜3.5	4.15〜4.97
タンパク質	0.2〜0.3	18.2	15〜27
コラーゲン	痕跡	17〜18	23
非コラーゲンタンパク質		1.6	2.4〜2.7
プロテオグリカン	0.1	0.2〜0.3	0.24〜0.4
炭水化物	0.015±0.005	0.2〜0.6	0.04
脂質	0.5〜0.6	0.33	0.1
乳酸	0.01〜0.03	0.15	
クエン酸	0.10±0.02	0.8〜0.9	0.82〜1.25

(1) アメロゲニン

エナメルタンパク質中の約90％を占める．アメロゲニン遺伝子は，ヒトをはじめウシ，ブタ，マウスなどいくつかの哺乳動物で同定され，分子量約25,000のタンパク質と予測される．しかし，形成期エナメル組織中では，分子量5,000から30,000まで，さまざまな大きさのタンパク質として観察される．それはこのタンパク質が，リン酸化やグリコシル化などの修飾を受けたり，また成熟に伴い，カリクレイン4などのセリンプロテアーゼやマトリックス金属プロテアーゼ（MMP-20，p.56参照）による分解を受け，低分子化することによる．

アメロゲニンは，ヒドロキシアパタイト結晶の発育成長を促すように働き，その役目を終えると分解され，消失していく．アメロゲニンをはじめとするエナメルタンパク質は，幼若期にヒドロキシアパタイト結晶を単に成長させるばかりではなく，萌出（成長）後のエナメル質が厳格にその働きをする存在となるようにさせているので，よい母親に例えられる．

(2) エナメリン

エナメリンはアメロゲニンほど多くはないが，幼若期のエナメル芽細胞によって合成・分泌される．

エナメリンもアメロゲニンと同様に石灰化に伴い低分子化され，消失していくが，ヒドロキシアパタイト結晶との親和性が強く，成熟後も結晶周囲にごくわずか残存する．成熟エナメル質の微量のタンパク質（表Ⅱ-1-7）の多くはこれが占めると思われる．

(3) アメロブラスチン（シースリン）

上記2つのタンパク質と同様，形成期に発現し，成熟とともに消失する．このタンパク質もリン酸化やグリコシル化などの修飾を受ける．エナメル質形成期に，多彩な役割を果たしていると考えられる．

2) 象牙質とセメント質のタンパク質

象牙質とセメント質はエナメル質とは異なり間葉系由来の組織で，その主なタンパク質はコラーゲンである．コラーゲンについては先述（p.51～52）したので，ここでは象牙質に特有な象牙質リンタンパク質（ホスホホリン）についてのみ述べる．

(1) 象牙質リンタンパク質（ホスホホリン）

象牙質リンタンパク質は，象牙質シアロリンタンパク質遺伝子という1つの遺伝子から象牙質シアロリンタンパク質が合成された後，N-末端部分の象牙質シアロタンパク質とC-末端側の象牙質リンタンパク質の2つに分離される．

象牙質シアロタンパク質は，酸性基をもつ糖であるシアル酸を含む糖鎖をもち，象牙質の形成には不可欠なタンパク質である．一方，象牙質リンタンパク質は，アミノ酸組成がその他のタンパク質とは際だって異なり，全アミノ酸のうち，アスパラギン酸とセリンで75％以上を占める（図Ⅱ-1-6）．さらに，セリンのほとんどはリン酸化されており，強酸性タンパク質である．

ヒトアメロゲニン遺伝子
X染色体とY染色体に存在し，それぞれ191，192アミノ酸残基をコードしています．ヒトにおける伴性遺伝形式のエナメル質形成不全症(AIH1)は，X染色体上のこの遺伝子が原因であることが明らかとなりました．伴性遺伝形式をとるのは，X染色体のアメロゲニンが約90％を占め，Y染色体のものはほとんど働いていないためのようです．

象牙質シアロリンタンパク質
このタンパク質のように，1つの遺伝子から1つのタンパク質が合成された後，これが別の機能をもつ2つのタンパク質に分離されることは比較的めずらしいといえます．象牙質シアロリンタンパク質も第4染色体後腕に存在します．

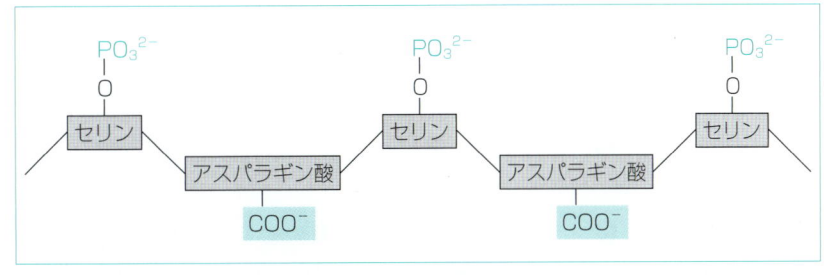

図Ⅱ-1-6 象牙質リンタンパクの主たるアミノ酸配列
(Lee, S. L., Veis, A., Glonek, T. : Dentin phosphoprotein : An extracellular calcium-binding protein. *Biochemistry*, 16 : 2971, 1977.)

　リン酸基やアスパラギン酸のカルボキシル基はカルシウムイオンに結合性があるので，象牙質における石灰化の開始やリン酸カルシウムの沈着に関与していると考えられる．象牙質リンタンパク質は，象牙芽細胞で合成され，象牙前質-象牙境の象牙質側の石灰化前線に集中して存在する．

1章◆歯と歯周組織の生化学の要点

❶歯と歯周組織は，上皮と大部分を占める結合組織から構成されている．
❷結合組織は，細胞とコラーゲンなどの細胞外マトリックス成分から構成されている．
❸コラーゲンは体タンパク質の約1/3を占め，3本鎖らせん構造の分子として線維を形成する．
❹コラーゲンはグリシン－プロリン－その他のアミノ酸という配列がほとんどを占め，ヒドロキシプロリン，ヒドロキシリシンという特殊なアミノ酸を含む．
❺エラスチンは大動脈や靱帯などの弾力性を要求される組織に多く含まれ，ヒドロキシプロリンが少ないこととヒドロキシリシンがないことがコラーゲンと異なる．
❻プロテオグリカンはコアタンパク質にグリコサミノグリカン鎖が結合したもので，軟骨や基底膜に存在する．
❼結合組織には，フィブロネクチンやラミニンなどの接着性タンパク質が存在する．
❽コラーゲン分子は転写，翻訳の後，細胞内，細胞外でさまざまな修飾を受け，架橋をつくってコラーゲン線維を形成する．
❾細胞外マトリックスは，マトリックス金属プロテアーゼ（MMP）という一群の酵素により分解される．
❿歯は上皮由来のエナメル質と間葉系組織由来の象牙質とセメント質からなる．
⓫歯の無機成分は，単位胞の組成が$Ca_{10}(PO_4)_6(OH)_2$であるヒドロキシアパタイト結晶からなる．
⓬フッ素は歯の微量無機成分として存在し，う蝕抵抗性に関与する．
⓭形成期エナメル質の有機成分は，アメロゲニン，エナメリンなどであり，成熟とともに消失する．
⓮象牙質の有機成分は，コラーゲンと象牙質シアロリンタンパク質などである．

参考文献

1）早川太郎ほか：口腔生化学 第4版．医歯薬出版，東京，2005．
2）藤本大三郎：コラーゲン．共立出版，東京，1994．
3）藤本大三郎：コラーゲン物語．東京化学同人，東京，1999．
4）須田立雄ほか編著：新骨の科学．医歯薬出版，東京，2007．

2章 硬組織の生化学

到達目標

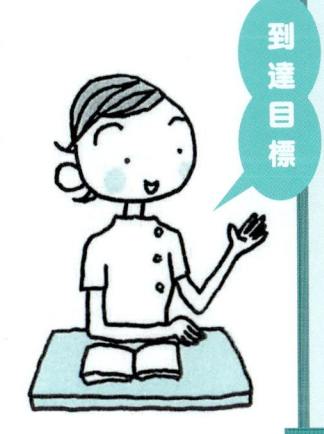

1. 血清中のカルシウムとリン酸濃度を説明する.
2. 石灰化の仕組みを説明する.
3. 石灰化における基質小胞とコラーゲンの役割を説明する.
4. 歯と骨の石灰化の特徴を説明する.
5. 血清カルシウム調節に関与する3つのホルモンを説明する.
6. 副甲状腺ホルモン（PTH）の働きを説明する.
7. カルシトニンの働きを説明する.
8. ビタミンDの活性化とその働きを説明する.
9. 歯の脱灰と再石灰化を説明する.

1 ─ 血清中のカルシウムとリン酸

正常血清中の全カルシウム濃度は 2.5 mM（10 mg/dl）である．しかし，そのすべてが遊離の Ca^{2+} イオンとして存在しているわけではない．その約1/3は，アルブミンなどの血清タンパク質と結合している（図Ⅱ-2-1）．さらに炭酸，クエン酸などの低分子と結合（錯塩）しているものもあり，遊離の Ca^{2+} イオンは，全カ

ヒドロキシアパタイトの飽和・過飽和

溶解度は実際には溶解度積（活動度積）という数値を用い，各イオンの飽和状態のときの活動度（実効濃度）の積で表します．血清中の Ca^{2+} と HPO_4^{2-} のイオン活動度積は，ヒドロキシアパタイト飽和状態のイオン活動度積よりも高いことがわかり，「血清中の Ca^{2+} と HPO_4^{2-} の濃度は，ヒドロキシアパタイトに対して過飽和である」ということになります．

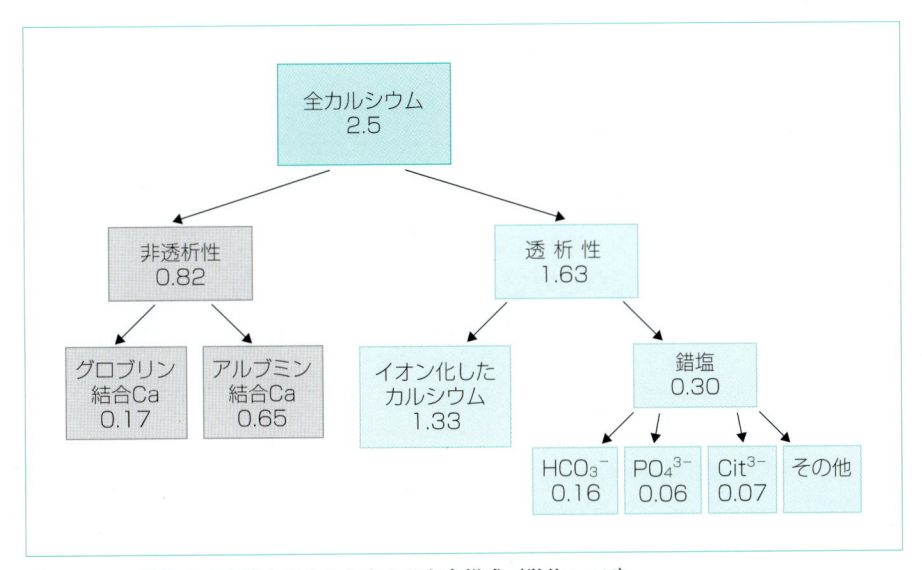

```
                    全カルシウム
                        2.5
                    /         \
              非透析性         透析性
                0.82           1.63
               /    \         /      \
        グロブリン  アルブミン  イオン化した  錯塩
        結合Ca    結合Ca    カルシウム   0.30
        0.17     0.65       1.33       /  |  |  \
                                    HCO3⁻ PO4³⁻ Cit³⁻ その他
                                    0.16  0.06  0.07
```

図Ⅱ-2-1　健常人の血清中のカルシウムの存在様式（単位：mM）
(Neuman, W. F. and Neuman, M. W. : The Chemical Dynamics of Bone Mineral. The University of Chicago Press, Chicago, IL USA, 1958.)

ルシウムの1/2程度（1.33 mM）である．血清カルシウム濃度は，後述する3つの
ホルモンにより，厳密に調節維持されている．

血清リン酸濃度は，年齢や代謝状態によって，1～2 mM（3.1～6.2 mg/dl）の間
を変動するが，小児では高い値をとる．リン酸はpHに依存してイオン種が変わる
が，pH 7.4の血清では81％がHPO_4^{2-}，19％が$H_2PO_4^-$，0.008％がPO_4^{3-}として存
在している．

血清中のCa^{2+}イオンとHPO_4^{2-}イオンの濃度は，ヒドロキシアパタイトに対して
過飽和である．いい換えると，血清からはヒドロキシアパタイトの結晶が生じて沈
殿してしまう．しかし，実際はそうではない．過飽和というのはあくまでも石灰化
する能力があるということを意味しているだけで，必ず石灰化するとは限らない．

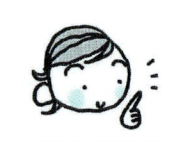

3つのリン酸イオン種
pHが一定であれば，各イオンの濃度比は一定と考えてかまいません．したがって，1つのイオン種，たとえばHPO_4^{2-}で全リン酸濃度を代表させて考えてもよいのです．

❷ー石灰化の仕組み

1. 基質小胞によるコラーゲン性石灰化

血清中のCa^{2+}とHPO_4^{2-}は，ヒドロキシアパタイトに対して過飽和であるが，な
ぜ，硬組織以外では石灰化，すなわちヒドロキシアパタイト結晶の生成が起こらな
いのであろうか．

その理由として，ヒドロキシアパタイト結晶の複雑性がある．たとえ血清は過飽
和であっても，単位胞を構成する18個ものイオンが，溶液中で単位胞におけるの
と同じ位置関係をとったときにのみ（図Ⅱ-1-5参照）結晶が生成されることにな
るが，その確率はほとんどゼロに近い．しかし，ヒドロキシアパタイトの微小な核
が存在すれば，結晶が成長する．これを石灰化機構の核形成説という（図Ⅱ-2-
2）．では，硬組織にしか存在しない核とはいったい何であろうか．その1つが基
質小胞と考えられている．

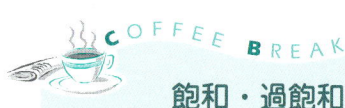

基質小胞
1967年にBonucciとAndersonによって骨端軟骨の細胞外マトリックス中に発見された，直径30～300 nmの膜性小器官です．間葉系の硬組織石灰化開始部位に共通して観察されます．

COFFEE BREAK

飽和・過飽和

過飽和という状態をショ糖の溶液でみてみましょう．図はショ糖の溶解度曲線を示しています．溶解度曲線上の値は，各温度の飽和濃度（溶解度）を示しています．60℃の飽和濃度は74 gです．この飽和溶液を40℃まで冷やした場合，真横に左へ移動させた○の位置にきます．40℃のときの飽和濃度は70 gなので，その溶液は過飽和となります．すなわち，74－70＝4 gのショ糖が溶けきれずに沈殿しはじめます．

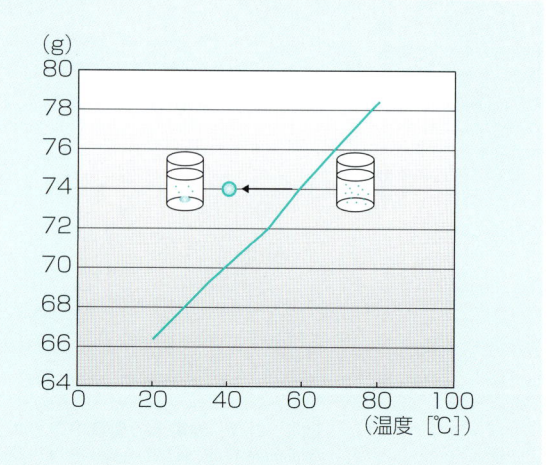

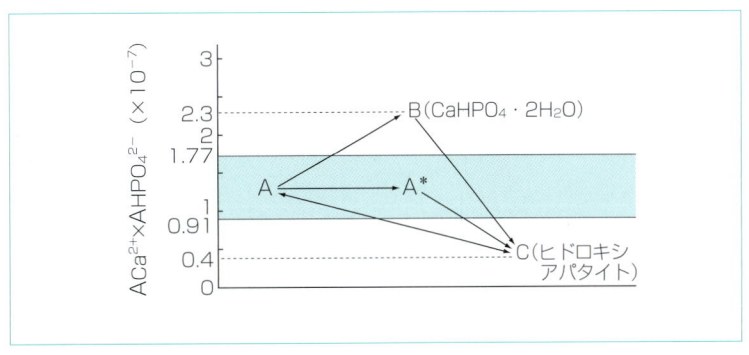

図Ⅱ-2-2　石灰化機構の模式図

A点は血清のイオン活動積で，その正常範囲（緑色）内にある値を示す．ヒドロキシアパタイトを形成するには $CaHPO_4 \cdot 2H_2O$ が自然に析出するB点まで活動度積が上昇するか（押し上げ説），結晶形成を助ける核が存在して，局所の溶解度積を高めることなく，A→A*→Cが反応は進行する（核形成説）．

ひとたびヒドロキシアパタイトが形成されれば，そのヒドロキシアパタイトと血清の間にAC間の往復の矢印で示したような平衡が成り立つ．

（全国歯科衛生士教育協議会編：新歯科衛生士教本　栄養指導・生化学．医歯薬出版，東京，1992，217．）

基質小胞は，内部にヒドロキシアパタイトを含み，その一部は基質小胞の膜を突き破って外部に突出しており，石灰化の核となりうる．これは主として発芽により硬組織形成細胞によってつくられ，細胞外マトリックスの一定の部位に局在する．その後，この部位から組織全体の石灰化が起こる．

骨や象牙質の有機質で最も多いものは，Ⅰ型コラーゲンである．そのコラーゲン線維は，64 nm周期の縞模様の構造をもっている（図Ⅱ-1-2参照）．石灰化初期には，この構造に一致した周期的な石灰化物の沈着が認められることから，その周期に沿って核形成が起こると推察される．

最近になって，核形成調節機構が明らかになってきた．基質小胞およびその周辺に存在するアルカリホスファターゼが，石灰化阻害物質であるピロリン酸を加水分解して除去することによって石灰化を促進すると同時に，局所でピロリン酸から生じたリン酸濃度も高め，よりいっそう石灰化を促進するというものである（図Ⅱ-2-3）．

2. 歯と骨の石灰化の特徴

1）骨の改造（リモデリング）

平均的な日本人成人男子では，全身のカルシウムは約1 kgあり，その99％は骨組織や歯に存在する．成人では，カルシウムの出入りのバランスは±0であるが，発育期にはこのカルシウムバランスは正であるのに対し，50歳を過ぎる頃からバランスは負になる．この年代で特に女性でしばしば認められる急激な骨量減少は，閉経後に起こる骨粗鬆症として社会的にもよく認知された，治療の難しい疾患とされている．

ある組織でカルシウムの需要が生じた場合，その組織へカルシウムを供給するた

軟骨が石灰化しない理由

軟骨の細胞外マトリックス組成の特徴として，アグリカンなどの大型プロテオグリカンが多いという点と，Ⅱ型コラーゲンが存在するという点があげられます．アグリカンは，その構成成分のグリコサミノグリカンがカルシウムを結合・貯留して，ヒドロキシアパタイト結晶の成長を阻止しているのかもしれません．また，Ⅱ型コラーゲンは，Ⅰ型コラーゲンより短い 22 nm 周期の縞模様の構造をもっていてホールゾーンも小さいと考えられ，基質小胞の存在スペースとしては不向きなのかもしれません．

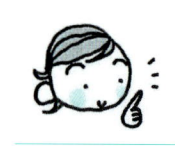

ピロリン酸の石灰化阻害

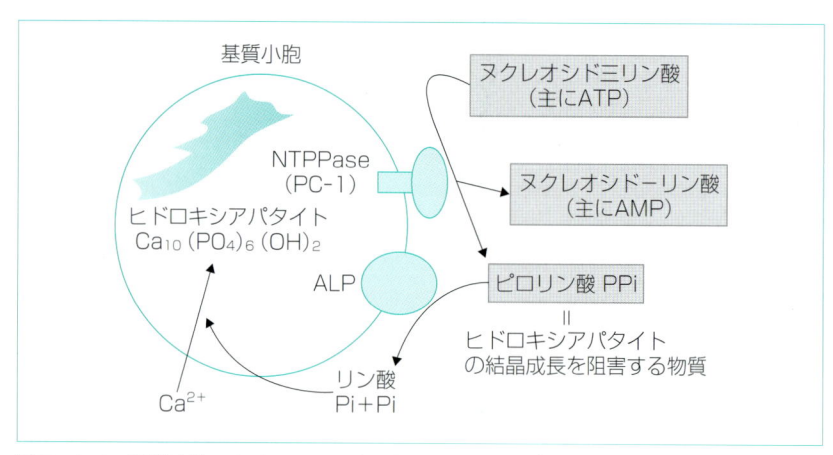

アルカリホスファターゼ欠損マウスが，阻害物質であるピロリン酸を除去できないため，石灰化不全を起こすということから証明されました．このことから，アルカリホスファターゼは，石灰化およびその調節に関与していることが明らかになり，アルカリホスファターゼ説が，模様替えして復活したといえます．

図Ⅱ-2-3 基質小胞における NTPPase とアルカリホスファターゼの役割
石灰化阻害物質であるピロリン酸は，ATP が基質小胞膜上に存在する NTPPase によって加水分解されることで産生される．そのピロリン酸をアルカリホスファターゼが分解し，リン酸を供給することで石灰化は進行される．NTPPase は，Plasma cell membrane glycoprotein 1（PC-1）としても知られている酵素である．（早川太郎ほか：口腔生化学 第 4 版．医歯薬出版，東京，2005，156．）

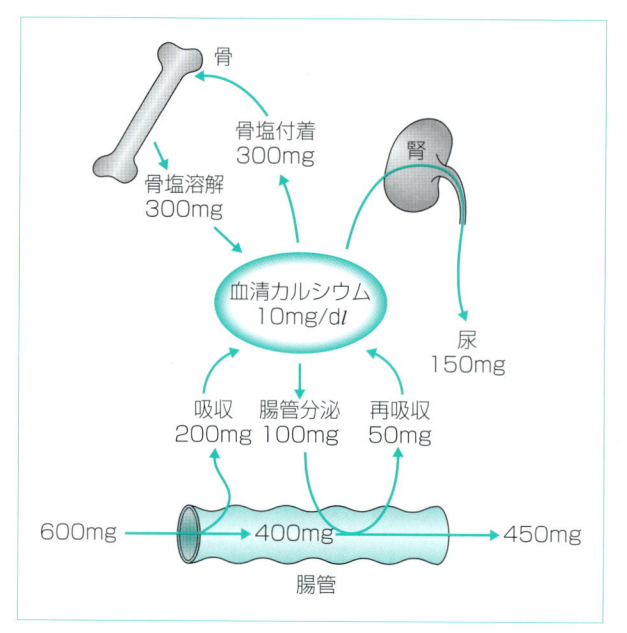

図Ⅱ-2-4 平均的な日本人成人男子の体内における 1 日のカルシウムの動き
実際の数値は，摂取するカルシウムの量により変化する．

め，まず血中へカルシウムが動員される．その際，腸管から吸収していたのでは間に合わないため，骨組織に貯蔵してあったカルシウムが使われる（図Ⅱ-2-4）．すなわち，骨組織からは血液を介してカルシウムやリン酸が，全身の各組織細胞の必要に応じて供給される．一方，供給によって骨組織から減少してしまったカルシウムは，その後，腸管から吸収したものによって再充填されるというのが，カルシウムの動きの大筋である．したがって，骨組織では，石灰化と脱灰，すなわち骨の改造（リモデリング）が繰り返し行われている．このようにして血清カルシウム濃

2）歯の石灰化の特徴

歯はカルシウムの貯蔵という役割は担っておらず，改造現象は認められない．

象牙質の細胞外マトリックス成分の有機質は，Ⅰ型コラーゲンが主体である．形成期の象牙質には基質小胞も認められ，骨組織の石灰化機構とほぼ同様な，基質小胞によるコラーゲン性石灰化であると考えてよい．象牙質リンタンパク質は象牙質に特有なタンパク質であり，局在部位からも石灰化の開始に関与することが示唆されている（「Ⅱ編1章　歯と歯周組織」参照）．

エナメル質の石灰化は，エナメル質に特有なアメロゲニンやエナメリンが担っている（p.61〜62）．しかし，エナメル質の石灰化よりも，常に象牙質の石灰化が先

COFFEE BREAK

石灰化の仕組み －押し上げ説と核形成説－

石灰化の機構が最初に発表されたのは，1920年代Robisonらにより提唱された押し上げ説，別名アルカリホスファターゼ説です．当時は石灰化物は第二リン酸カルシウム（$CaHPO_4$）と考えていました．$CaHPO_4$に対しては血清のCa^{2+}とHPO_4^{2-}は不飽和で，血清から石灰化は起こりません．そこで石灰化局所では，リン酸濃度を押し上げるメカニズムが働いていると考えました．そのリン酸の供給源として，解糖系の基質であるグルコース6-リン酸などを考え，これらからリン酸を遊離するアルカリホスファターゼが働くことにより，局所のリン酸濃度が高まることで石灰化すると提唱されました．しかし，骨組織だけではなく，石灰化を起こさない腎や小腸などでも同活性が高いことなど，いくつかの矛盾点が指摘されていました．

一方Neuman夫妻は，1958年に次のような実験を行いました．彼らは血清と等しいイオン組成をもつ溶液を調製し，これに有機質を除いた骨の無機質粉末を投入し，十分な時間放置して溶液のイオン組成がどう変化するかを観察しました．すると予想外にも，溶液中Ca^{2+}とHPO_4^{2-}のイオン濃度は徐々に低下し，その分のCa^{2+}とHPO_4^{2-}が骨粉末に沈着したのでした．この観察事実から考えて，骨無機質は第二リン酸カルシウムではなくヒドロキシアパタイトであることがわかりました．そして「血清は骨無機質であるヒドロキシアパタイトに対して過飽和である」という結論に至りました．となれば，血清はいつでも石灰化能があるのに，軟組織ではなぜ石灰化しないのだろうかという疑問が生じることになります．結論を先に述べると，これが石灰化の核形成説（エピタキシー説）で，石灰化の核が石灰化組織以外には存在しない，というのがこの説の中心です．

はるか昔，錬金術師たちが活躍した頃，溶液からある結晶をつくる名錬金術師がいました．彼はその秘密を人になかなか明かさなかったそうです．その秘密とは，溶液の真上で髭の生えた顎を手でしごくことでした．そうするとなぜ結晶が生じるのでしょうか．顎をしごくことにより，フケのような皮膚や汚れの小さな断片が溶液中に落ち，それが核となり結晶が成長したと考えられます．Neuman夫妻の実験では，投入されたヒドロキシアパタイトである骨粉末自体が核となり，ヒドロキシアパタイト結晶が成長しました．しかし，骨粉投入前は，ヒドロキシアパタイト結晶は決して生じません．このような核を同種核といいます．一方，名錬金術師が行ったのは，結晶とは異なる物質が核となるもので，異種核といいます．石灰化組織では，同種核と異種核の両者が，石灰化に関与していると考えられています．

んじる．形成期エナメル質は形成期の象牙質と接しているので，エナメル質では，象牙質で形成されたヒドロキシアパタイトを核として石灰化すると考えられる．エナメルタンパク質は，石灰化を開始する働きというより，形成されたヒドロキシアパタイト結晶の成長を効率的に促進するように働いていると考えられる．エナメルタンパク質は，形成期や幼若期のエナメル質に豊富に存在するが，成熟に伴って分解され，成熟エナメル質では，全タンパク質の1％以下にまで減少する．

石灰化の度合でみると，形成期と成熟期で大きく2つに分けられる．これをエナメル質形成の2段階説とよぶ（図Ⅱ-2-5）．一方，象牙質の石灰化は1段階で進む．マトリックス成分であるⅠ型コラーゲンは，脱却されることなく残存するので，石灰化の度合も60〜70％にとどまる．

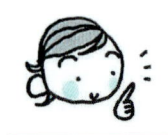

3 ― 骨の生成と吸収

1. 骨芽細胞と破骨細胞

骨組織では，骨の生成と吸収，すなわち，骨の改造が常に起こっている．骨組織の石灰化機構は，基質小胞によるコラーゲン性石灰化であった（p.67参照）．では，その石灰化に関わる細胞はどんな細胞であろうか．

1）骨芽細胞

基質小胞は，主として発芽により硬組織形成細胞によってつくられると述べたが，その細胞は骨芽細胞である．骨芽細胞はその分化に伴い，Ⅰ型コラーゲンとその他骨基質成分（図Ⅱ-1-4参照）であるオステオネクチン，オステオカルシン，オステオポンチン，骨シアロタンパク質，そしてアルカリホスファターゼなどを産生する（図Ⅱ-2-6）．

骨芽細胞の分化
骨芽細胞は，*RUNX2*（ヒト）という遺伝子によって，未分化間葉系細胞から骨形成細胞として分化が決定づけられた細胞です．骨芽細胞は，通常は骨梁表面に存在します．

オステオカルシン
オステオカルシンは，骨 Gla タンパク質ともよばれます．Gla とは，γカルボキシグルタミン酸残基のことで，ビタミンK依存性カルボキシラーゼによりグルタミン酸にもう1つカルボキシル基が付加されて生成します．オステオカルシンは，カルボキシル基による Ca 結合性があり，石灰化の調節に関与し，過剰な石灰化を抑制すると考えられています．また骨芽細胞だけが分化の後期に発現するタンパク質ですので，骨芽細胞分化のよい指標です．

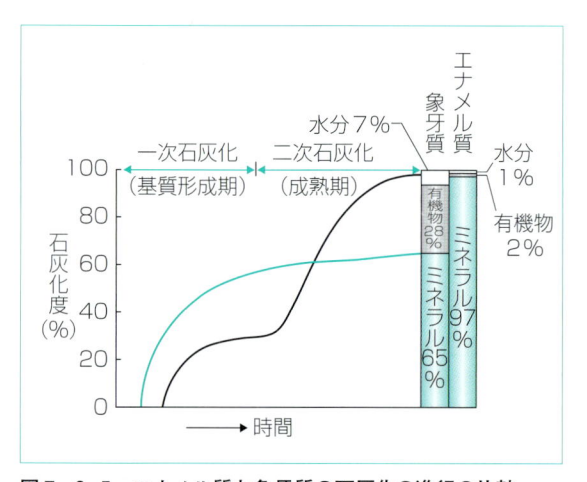

図Ⅱ-2-5　エナメル質と象牙質の石灰化の進行の比較
（Bhaskar, S. N. : Orban's oral histology and embryology. 8th ed, Mosby, 1976.）

2）破骨細胞

骨の吸収に関与する細胞は，破骨細胞である．

破骨細胞は，ユニークな形態的・生化学的特徴をもつ（**図Ⅱ-2-7**）．破骨細胞は，極性をもった多核の巨細胞であり，骨に面した側は波状縁をもち，その周囲を

☕ COFFEE BREAK

破骨細胞活性化機構

破骨細胞は骨芽細胞とは異なり，血液原性の細胞（マクロファージ系の造血細胞）に由来します．その破骨細胞になる細胞は，血液に乗って全身を回っていますが，破骨細胞が骨組織にしか存在しないのはなぜでしょうか．破骨細胞への分化誘導の機構にその答えがあります．

前駆細胞から破骨細胞への分化誘導は，そのシグナルが骨芽細胞を経由して伝達されます．細胞から分泌されたシグナル伝達分子が結合組織の細胞外マトリックス部分に拡散し，隣接細胞に到達したり（傍分泌：paracrine），血液に乗って遠隔細胞や組織，臓器に到達して（内分泌：endocrine），それらの情報をその標的に伝えます．しかし，骨芽細胞が分泌する破骨細胞への分化誘導を促す分子の1つであるRANKLという分子は，上記とは異なった形式でシグナルの伝達をします．すなわち，分泌後細胞から離れて拡散することなく，骨芽細胞の表面に結合したままで，シグナル分子として働くのです（接触分泌：

juxtacrine）．したがって，破骨細胞の前駆細胞，すなわちマクロファージ系の造血細胞は，自ら骨芽細胞のところへやって来ないとRANKLのシグナルを受け取れません．つまり，骨組織のところに来ないと前駆細胞は破骨細胞になれないので，破骨細胞は骨組織にしか存在しないのです．

骨芽細胞から破骨細胞の前駆細胞へのシグナルは，RANKLのほかにM-CSFという分子も必要です．PTHや活性型ビタミンD（$1\alpha, 25(OH)_2D_3$）などのカルシウム代謝調節ホルモンは，破骨細胞を活性化して血清カルシウム濃度を上昇させますが，これらシグナルの受容体は破骨細胞にはなく，骨芽細胞にあります．すなわち，骨芽細胞を経由して破骨細胞を活性化します．

破骨細胞の活性化が正しく行われないと骨吸収が正しく行われず，骨髄腔が狭窄したりして骨が硬化する大理石骨病になります．

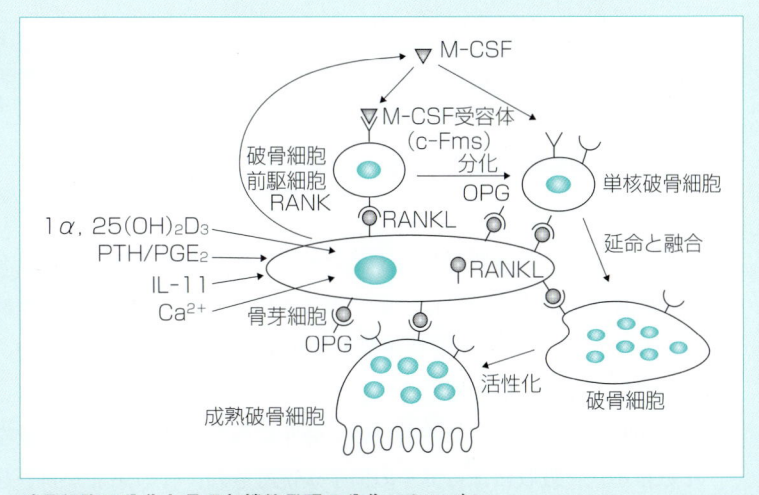

破骨細胞の分化と骨吸収機能発現の分化メカニズム
（早川太郎ほか：口腔生化学　第4版．医歯薬出版，東京，2005, 129.）

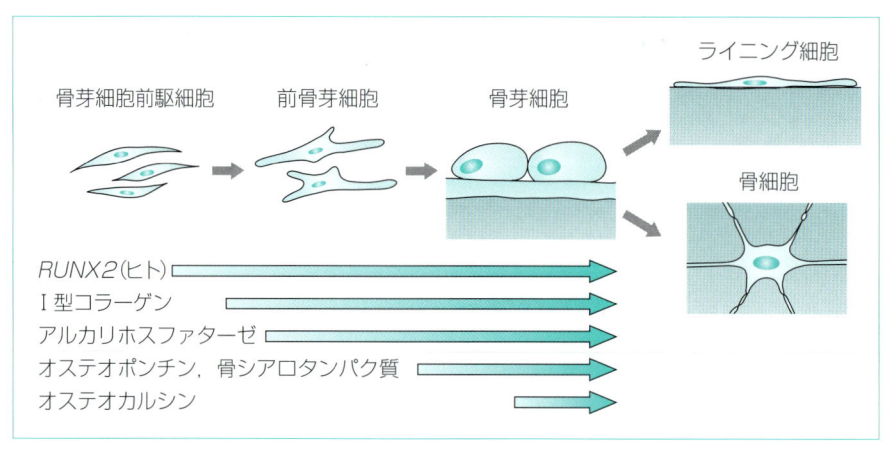

図Ⅱ-2-6 骨芽細胞の分化と骨基質形成
　Runx2 を発現した骨芽細胞前駆細胞は，前骨芽細胞，骨芽細胞へと分化し骨形成を行う．前骨芽細胞ではアルカリホスファターゼとⅠ型コラーゲン発現が認められ，初期骨芽細胞はさらにオステオポンチンと骨シアロタンパク質を，そして成熟骨芽細胞はそれらに加え，オステオカルシンも発現する．このように骨芽細胞は分化に伴い，段階的に骨基質タンパク質を発現していく．
（早川太郎ほか：口腔生化学　第4版．医歯薬出版，東京，2005, 120.）

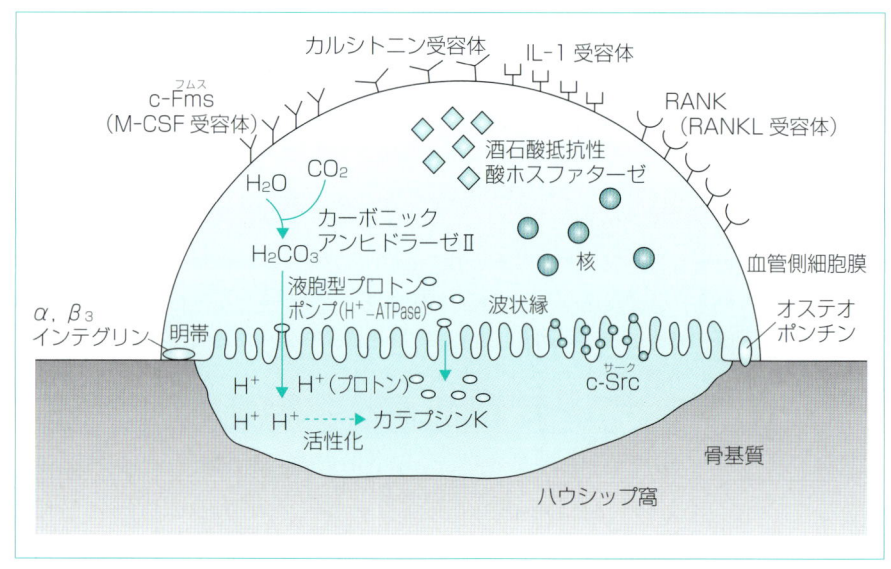

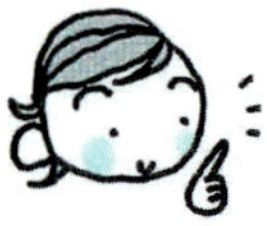

図Ⅱ-2-7 破骨細胞の形態的・生化学的特徴
（早川太郎ほか：口腔生化学　第4版．医歯薬出版，東京，2005, 125.）

極性をもった多核の巨細胞
破骨細胞は分化の過程で複数の前駆細胞が融合し，複数の核をもった大きな細胞になります．そして，その細胞の骨に面する側には波状縁という構造ができ，骨に面しない側にはこの構造はなく，主に受容体分子を発現するので，"極性をもった"といういい方をします．

封鎖するように骨基質であるオステオポンチンとインテグリンを介して結合している．反対側の細胞表面には，多くの受容体を発現している．波状縁からは，骨無機質を溶かす H^+ イオンや有機基質を分解するカテプシンKなどのタンパク分解酵素を分泌し，骨を吸収する．その結果，破骨細胞が付着した骨面には，ハウシップ窩という凹みができる．骨基質には，骨芽細胞を活性化して骨形成を促す因子が含まれており，骨吸収によってその因子が遊離され，骨の添加が再び起こる．このようにして，骨の生成と吸収が繰り返し起こる．

2. 血清カルシウム調節ホルモン

体内におけるカルシウムの動きについて述べたが（p.67〜69参照），取り込み口としての小腸，貯蔵場所としての骨組織，そして排泄口としての腎臓の3つの臓器組織が，カルシウムの動態に関わっている．これらは血清カルシウムの恒常性維持に関わっており，血清カルシウム調節ホルモンの標的器官でもある．血清カルシウム調節ホルモンには，副甲状腺ホルモン（Parathyroid Hormone：PTH，副甲状腺），カルシトニン（Calcitonin：CT，甲状腺），活性型ビタミンD（腎臓）の3つがある（表Ⅱ-2-1）．その1つであるビタミンDは，名称はビタミンであるが，むしろホルモンのように働いている．

1）副甲状腺ホルモン（PTH）

PTHの合成分泌はカルシウムと活性型ビタミンDにより，抑制的に調節されている．副甲状腺にはカルシウム受容体があり，血清カルシウム濃度上昇を感知して合成を抑制し，濃度低下した場合は合成を促進する．

成熟型のヒトPTHは，分子量9,500，84残基のアミノ酸からなるポリペプチドである．多くのホルモンでみられるように，PTHもアミノ酸115残基の前駆体として合成され，小胞体，ゴルジ体で修飾を受けて成熟型となり，分泌される．

PTHの骨組織に対する作用は，骨芽細胞を介して破骨細胞に間接的に作用して，その分化と活性化を促進する．その結果，血清カルシウム濃度は上昇する．しかし，PTHが分泌されるのは，上記のように血清カルシウム濃度が低下したときであるため，その低下した値を正常値に戻すというように考えたほうがよい．

PTHは腎臓に対して3つの作用がある．1つは，近位尿細管に存在する1α-水酸化酵素というビタミンDの活性化酵素（p.74〜76）の合成を促進する．したがって，骨に対する直接作用に加え，ビタミンDを介しても間接的に血清カルシウム濃度を上昇させるように働く．2つ目は，遠位尿細管におけるCa^{2+}再吸収を促進し，尿中へのカルシウムの排泄を抑制し，血清カルシウム濃度を維持する．3つ目は，近位尿細管におけるリン酸の再吸収を抑制し，尿中のリン酸の排出を増加させる（リン酸尿の惹起）．カルシウム，HPO_4^{2-}の溶解度積が一定ということから，血中HPO_4^{2-}濃度の低下は，より高濃度の血清カルシウムを許容することになり，間接的にカルシウム値を上昇させる．

副甲状腺
副甲状腺が上皮小体ともよばれるため，PTHは，上皮小体ホルモンともいいます．副甲状腺は左右2対，合計4個が甲状腺の後側に存在します．

表Ⅱ-2-1 血清カルシウム調節ホルモン標的器官，作用

ホルモン（分泌臓器）	標的器官			血清カルシウム
	小腸	骨	腎臓	
副甲状腺ホルモン（副甲状腺）		○	○	上昇
カルシトニン（甲状腺）		○		下降
活性型ビタミンD（腎臓）	○	○	○	上昇

2）カルシトニン（CT）

カルシトニンは，甲状腺のカルシトニン分泌細胞（C細胞），または傍細胞とよばれる細胞でつくられ，ヒト成熟カルシトニンは32個のアミノ酸からなるペプチドホルモンとして内分泌される．

カルシトニン分泌細胞にも，副甲状腺と同じカルシウム受容体が存在するため，血清カルシウム濃度を感知するが，PTHとは逆に，カルシトニンは血清カルシウム濃度上昇によって合成が促進され，低下した場合は合成を抑制される．したがって，その働きはPTHと拮抗する（図Ⅱ-2-8）．両ホルモンのいずれが分泌されるかは，正常血清カルシウム濃度の10 mg/dlを境に，厳密に調節されている．

カルシトニンは，破骨細胞の活性を抑制し，血清カルシウム濃度を低下させる．破骨細胞の波状縁の反対側にはカルシトニン受容体が存在し，この受容体を介して破骨細胞の活性を抑制する．しかし，甲状腺を摘出されてカルシトニンが分泌されなくても，血清カルシウム濃度が正常に保たれていることから，近年では，血清カルシウムの恒常性維持におけるカルシトニンの役割に疑問も呈されている．

3）活性型ビタミンD

ビタミンDは，化学構造上はコレステロールの誘導体であり，脂溶性のビタミンとされ，「抗くる病因子」としてよく知られている．しかし，実際にカルシウム代謝に関与する活性型ビタミンDは「$1\alpha,25(OH)_2D_3$」と表記され，これは腎臓でのみ産生される．したがって現在では，ビタミンというよりはむしろホルモンと考えられるようになった．

ビタミンDの生体内での代謝経路の最初の段階は，紫外線によるプロ型の7-デヒドロコレステロールからビタミンD_3への変換で，紫外線を受ける皮膚で主に起こる．また，このビタミンD_3は，一部食物からも由来する．ビタミンD_3は，血

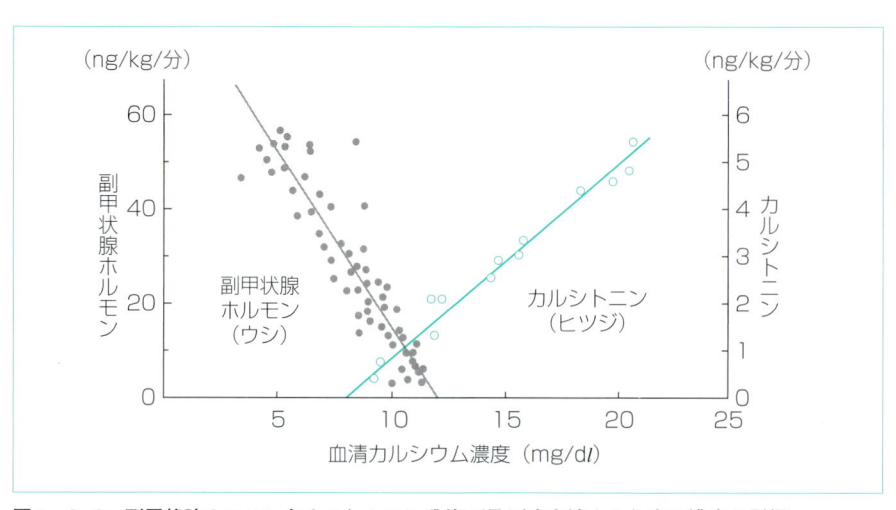

図Ⅱ-2-8　副甲状腺ホルモンとカルシトニン分泌が及ぼす血清カルシウム濃度の影響

(Care, A. D, Cooper, C. W., et al.: Endocrinology, 83: 161, 1968.)

流に乗って肝臓に到達し，そこで 25-水酸化酵素によって側鎖の 25 位の炭素が水酸化を受ける（25(OH)D_3）．さらに腎臓に移行し，1 位の炭素が 1α-水酸化酵素によって水酸化を受けて 1α,25(OH)$_2D_3$ となり，活性型ビタミン D として働く（図Ⅱ-2-9）．

1α,25(OH)$_2D_3$ は，小腸を標的器官とし，カルビンディン D とよばれるカルシウム結合タンパク質の合成を促進する．このタンパク質は細胞質に存在し，細胞内に輸送されたカルシウムを結合することにより，Ca^{2+} 濃度上昇によるカルシウム塩の沈殿を防ぐ一種の緩衝タンパク質とされる．その結果，小腸での Ca^{2+} 吸収亢進という役割を担うと考えられている．

1α,25(OH)$_2D_3$ は骨組織も標的とする．骨芽細胞内には，ビタミン D 受容体がある．脂溶性の活性型ビタミン D は，細胞膜を透過してビタミン D 受容体と結合し，骨形成に関与するⅠ型コラーゲンや骨基質タンパク質発現の転写因子として作用し，これらのタンパク質の産生を促進する．

さらに，1α,25(OH)$_2D_3$ は，骨芽細胞の RANKL というタンパク質の発現も誘導し，その結果破骨細胞を活性化して骨が吸収され，血清カルシウム濃度は上昇す

ビタミン D_3
ビタミン D には，側鎖の構造の違いから D2〜D7 の 6 系列がありますが，活性があるのは D2 と D3 系列です．

ビタミン D の骨形成促進作用
ビタミン D 受容体を欠失したネズミ（ノックアウトマウス）は，くる病様症状を呈します．しかし，カルシウムとリンを十分に摂取させると正常な骨形成が起こることから，ビタミン D の骨形成促進作用は，骨形成に必要なカルシウムとリンを体内に取り込ませることによる間接的な作用であることが明らかとなりました．

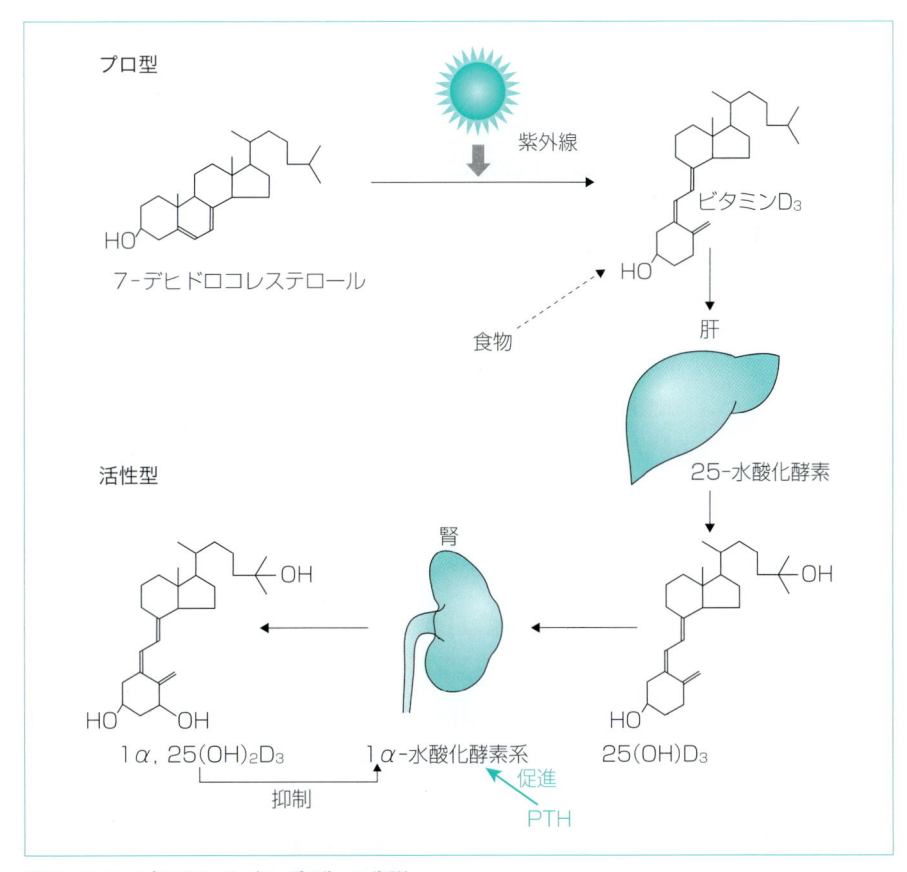

図Ⅱ-2-9 ビタミン D（D_3 系列）の代謝
プロ型から活性型までの生体内での代謝経路

(尾形悦郎：カルシウム，リン代謝の調節機構．代謝，13，臨時増刊号，代謝内分泌：1976．より)

PTHは腎臓の1α-水酸化酵素の合成を促進するが，PTHは上昇したカルシウム濃度によって合成分泌が抑制されるので，その結果，1α-水酸化酵素の合成促進は解除される．また，1α-水酸化酵素は1α,25(OH)$_2$D$_3$によって，直接フィードバック阻害を受ける（図Ⅱ-2-9）．加えて，1α,25(OH)$_2$D$_3$は腎臓自身も標的とし，腎臓から排出されたカルシウムの再吸収を促進する．このように，カルシウム濃度の恒常性維持は，幾重にも調節がなされている．

❹ 歯の脱灰と再石灰化

歯の脱灰とは，歯の無機固体成分であるヒドロキシアパタイトが酸（H$^+$）によって溶解する現象をいう．歯根部が露出していない歯を前提に考えれば，う蝕はエナメル質から始まる．エナメル質は95％がヒドロキシアパタイトからできているので，う蝕の初発はエナメル質の脱灰であるといえる．

歯を脱灰する酸とは，口腔内に常在する細菌が歯の表面に付着して形成したプラーク（歯垢）という一種のバイオフィルム内で，その細菌が食物（糖質）などから産生する乳酸をはじめとする有機酸である（「Ⅱ編4章　プラークの生化学」参照）．

1. 歯の脱灰とキレート作用

1）酸によるヒドロキシアパタイトの脱灰と再石灰化

細菌が産生する酸が歯を溶解し，う蝕を発症するという酸脱灰説（化学細菌説または化学寄生性説）は，1890年にMillerによって提唱され，エナメル質のう蝕に関しては，現在でも広く受け入れられている．エナメル質のヒドロキシアパタイトが酸によって溶解するとき，その構成要素であるカルシウムとリン酸について，溶液中では以下のような化学平衡が成り立っていると簡略化できる．

$$HA + H^+ \rightleftharpoons Ca^{2+} + HPO_4^{2-} \quad \cdots\cdots\cdots (1)$$

化学平衡式と平衡定数
式(1)中の固体であるHAは，式(2)では一定値が与えられるので（平衡定数に含めて考えるので），式(2)の右辺には含めなくてもよいのです．

このとき，質量作用の法則により，平衡定数Keqは次式で表せる．

$$Keq = \frac{[Ca^{2+}]\cdot[HPO_4^{2-}]}{[H^+]} \quad \cdots\cdots\cdots (2)$$

この式の右辺が一定値をとるということは，分母のH$^+$濃度が一定（pHが一定）なら，分子すなわちCa^{2+}濃度とHPO$_4^{2-}$濃度の積は一定であるということである．

pHが7の中性の状態にあったものが，pH5になったとする．pHが2小さくな

るということは，H$^+$濃度は 100 倍になる（p.11 参照）．すなわち，分子が 100 倍になると分母も 100 倍になる．そのためには，式（1）の平衡は右に移動することになり，ヒドロキシアパタイトがより溶けて，Ca^{2+}濃度と HPO$_4^{2-}$濃度は増加する．さらに，HPO$_4^{2-}$は別の平衡関係，すなわち HPO$_4^{2-}$ + H$^+$ ⇌ H$_2$PO$_4^-$ のため，HPO$_4^{2-}$は減少する．それを補うべく，さらにヒドロキシアパタイトが溶解するという具合に，pH が低下するとある点を境に急激にヒドロキシアパタイトの溶解度が増加する．その境目の pH を臨界 pH とよぶ．ヒドロキシアパタイトは，pH 5.5 付近が臨界 pH である（図Ⅱ-2-10）．

また，溶液中に存在する Ca^{2+}濃度と HPO$_4^{2-}$濃度がヒドロキシアパタイトの脱灰に影響することも，式（1）は意味している．唾液も血清同様，ヒドロキシアパタイトに対して過飽和であり，その度合は唾液のほうが高い．したがって，式（1）は，中性 pH では左向きに進行し，酸性 pH（たとえば pH 5）で右向きに進行する．

プラーク（歯垢）が付着した歯面では，プラークに含まれる細菌が糖から産生する酸によって pH が変動する（p.92〜93 参照）．すなわち，糖質の摂取（食事直後）と食間期で式（1）の反応は右に進んだり，左に進んだりする．このことは，エナメル質のヒドロキシアパタイトは，微視的には常時脱灰と再石灰化を繰り返しているということを意味する．そして，長時間経過した後，脱灰と再石灰化のどちらが全体的に優勢であったかによって，う蝕になってしまうか，う蝕になりかけても再石灰化して健全な状態に戻るかが決まってくる．

エナメル質の初期う蝕は，白斑という状態として観察される．第一大臼歯頬側面に形成された白斑を，7 年経過後にはどうなったか観察したところ，明らかに健全な状態に自然修復されたものや，う窩形成へと進んだものが認められたという（図Ⅱ-2-11a）．また，フッ化物イオンには，再石灰化の促進効果があることも実験的に示されている（図Ⅱ-2-11b）．

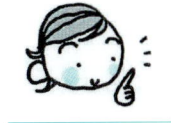

エナメル質初期う蝕と白斑
白斑形成のメカニズムについては，「病理学」で学びます．

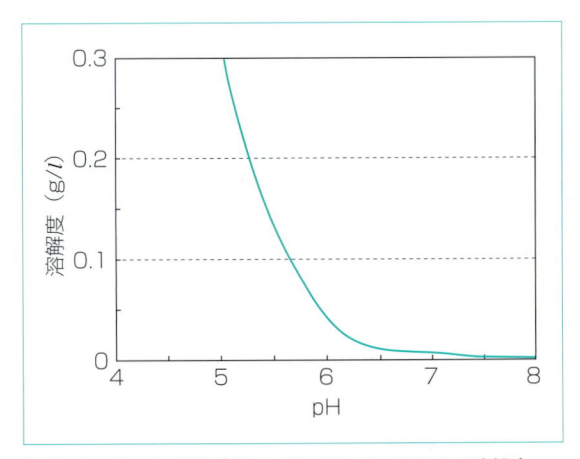

図Ⅱ-2-10　ヒドロキシアパタイトの pH による溶解度
pH を 8 から次第に下げたときのヒドロキシアパタイトの溶解度
(Hagen, A. R.: *Scand. J. Dent. Res.*, 83 : 333〜338, 1972.)

経過	診断	8歳 → 15歳	
	健全	50.6%	40.2% 20.1% } 60.3%
	白斑形成	39.1%	8.2% 14.1% } 22.3%
	う窩形成	10.3%	2.2% 4.9% 10.3% } 17.4%

(Backer-Dirks, O.: *J. Dent. Res.*, 45 : 509, 1966., 飯塚喜一ほか編：はじめに―齲蝕病因論の現代の概念―．歯界展望別冊／齲蝕を考える．医歯薬出版，東京，1982，8．)

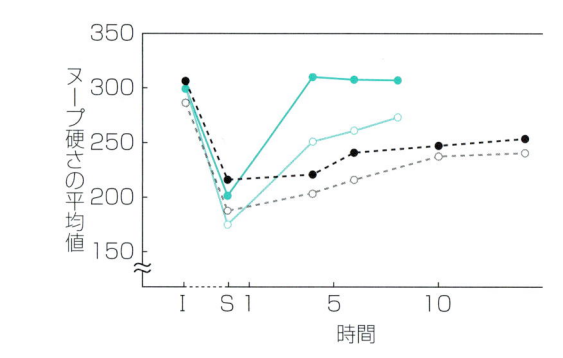

Iは脱灰前，Sは1.0 mM酢酸中で4時間脱灰後を示す．引き続き，0.05 mM Fを含む（――）あるいは含まない（-----）リン酸カルシウム（Ca：1.5 mM，Ca/P：1.67）溶液（pH7.3）中で再石灰化させた．反応は37℃で，2時間ごとに溶液を交換し，それぞれ同一条件で2列ずつヌープ硬さの変化を測定し，測定結果をそのまま図示した．

(Koulourides, T., Cueto, H., Pigman, W.: Nature, 189 : 227, 1961.)

図Ⅱ-2-11 エナメル質の再石灰化
a：ヒト上顎第一大臼歯頬側面におけるう蝕の診断と7年後の経過，b：エナメル質表面の再石灰化とフッ素の影響

2) キレート作用とキレート剤

キレート作用とは，1分子内の2つ以上の基で金属イオンと配位結合することをいい，この性質をもつ物質をキレート剤とよぶ．

生体構成成分であるアミノ酸，ペプチド，糖代謝中間産物・終末産物などは，カルボキシル基やリン酸基，水酸基などをもち，それらがCa^{2+}と複数の配位結合をつくる．配位結合されたCa^{2+}は遊離イオンとは異なるので，前述の式（1）におけるCa^{2+}は，その分だけ濃度が減少，すなわち脱灰反応することになる．したがって，H^+濃度（あるいはpH）に関係なく，反応は右方向に進むことになる．キレート作用は，一般に酸性側よりアルカリ性側で強いので，中性～アルカリ性での脱灰はこのキレート作用によるものが大きい．しかし，実際のエナメル質う蝕にどれほどの関与があるのか，疑問視される向きがある．

配位結合
化学結合の1つで，錯結合ともいいます．化学結合については，最新歯科衛生士教本『化学』（p.16～23）を参照してください．

EDTA
EDTA（エチレンジアミン四酢酸）は，強いキレート作用をもつ物質で，硬組織である骨や歯の脱灰にしばしば用いられます．それは酸を用いる場合に比べ，有機マトリックス成分の損傷が有意に少ないためです．

2章◆硬組織の生化学の要点

❶血清中のカルシウム濃度は 2.5 mM であり,その約半分が遊離のイオンで存在する.血清リン酸濃度は 1〜2 mM である.
❷骨の石灰化では,コラーゲン線維の周期構造の一致した周期的な部分より基質小胞による石灰化物の沈着が認められる.
❸基質小胞は硬組織形成細胞によってつくられ,内部に含まれるヒドロキシアパタイトが石灰化の核となる.
❹血清のカルシウムとリン酸は,石灰化物であるヒドロキシアパタイトに対して過飽和である.
❺石灰化沈着物が核となり,血清からカルシウムとリン酸が供給され,石灰化が進行する.
❻アルカリホスファターゼは,石灰化阻害物質であるピロリン酸を加水分解し,石灰化を促進する.
❼骨組織はカルシウムを貯蔵し,血液を介して全身の組織・細胞に供給する.しかし,歯はその役割を担っていない.
❽骨組織では石灰化と脱灰,すなわち,骨の改造(リモデリンク)が常に行われている.骨の改造は,骨芽細胞と破骨細胞が担っている.
❾エナメル質に特有なアメロゲニンやエナメリンが,その石灰化を担っている.
❿エナメル質は2段階で石灰化するのに対し,象牙質は1段階で石灰化する.
⓫骨芽細胞はその分化に伴って,コラーゲンのほかにオステオカルシンなどの骨基質タンパク質を発現する.
⓬骨芽細胞を経由して,破骨細胞への分化誘導シグナルが伝わる.
⓭破骨細胞は,骨を溶かす H^+ イオンやタンパク分解酵素を分泌する.
⓮血清カルシウム濃度は,副甲状腺ホルモン,カルシトニン,活性型ビタミンDの働きにより,2.5 mM に維持されている.
⓯副甲状腺ホルモン(PTH)は骨組織と腎臓に働き,血清カルシウム濃度を上昇させる.
⓰カルシトニン(CT)は破骨細胞に働き,血清カルシウム濃度を低下させる.
⓱活性型ビタミンDは骨組織と小腸に働き,血清カルシウム濃度を上昇させる.
⓲ヒドロキシアパタイトは,pHが低下すると,pH 5.5 付近を境に急激に溶解度が上昇する.これを臨界pHとよぶ.
⓳エナメル質は条件により再石灰化する.

参 考 文 献

1）早川太郎ほか：口腔生化学　第4版．医歯薬出版，東京，2005．
2）須田立雄ほか編著：新骨の科学．医歯薬出版，東京，2007．
3）須田立雄編：骨形成と骨吸収及びそれらの調節因子　1．廣川書店，東京，1997．
4）須田立雄編：骨形成と骨吸収及びそれらの調節因子—Bone science（2）．廣川書店，東京，1995．

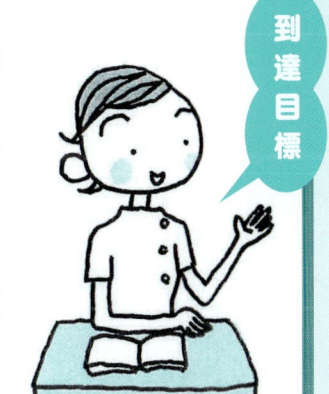

3章 唾液の生化学

到達目標
1. 唾液中の無機質や有機質の種類を列挙する．
2. 唾液中の無機質の作用を理解する．
3. 唾液中の有機質の作用を理解する．

1 — 唾液の組成と機能

　口腔内は，常に唾液で湿潤状態に保たれている．唾液は，三大唾液腺（耳下腺，舌下腺，顎下腺）と口腔粘膜に多数存在する小唾液腺から分泌される．

　唾液の分泌量は個人差が大きく，成人の場合，1日約 1,000 mL（500～1,500 mL）である．その1日の分泌量は，尿量に匹敵するほどであるが，排泄を目的とした尿とは異なり，唾液は飲み込まれ，その大部分が再び体内に吸収される．また，唾液の分泌速度は，安静時と刺激時で大きく異なる（**表Ⅱ-3-1**）．

　唾液の比重（1.002～1.008）は，分泌量が増加するとその比重も増加するが，血漿の比重（1.055～1.066）よりは低い．

　唾液の大部分は水であり，微量の無機質と有機質が含まれている．この無機質や有機質は，量的にはわずかではあるが，唾液のさまざまな作用と密接に関わっている．唾液の主な作用には，洗浄作用，pH緩衝作用，石灰化作用，消化作用，抗菌作用，潤滑作用などがある．また，唾液は義歯の維持にも重要な働きをする．

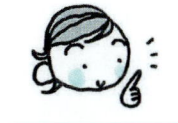

唾液の成分
水分 99.5％，無機質 0.25％，有機質 0.25％です．

表Ⅱ-3-1　安静時とパラフィン刺激時唾液分泌速度の判定基準

分泌量 (mL/min)	極めて少ない	少ない	正常
安静時唾液	< 0.1	0.1～0.25	0.25～0.35（平均：0.30）
刺激唾液	< 0.7	0.7～1	1～3（平均：1.5）

(Ericsson, Y. and Hardwick, L., Individual diagnosis, prognosis and counselling for caries prevention, *Caries Res.*, 12(Suppl. 1), 94, 1978.)

1. 無機質

唾液中の無機質には，主なものとして，カリウム，塩素，ナトリウム，重炭酸塩，カルシウム，無機リン酸，そして，微量元素としてフッ素などがある（表Ⅱ-3-2）．これらの無機質は，唾液の種々の作用のうち，浸透圧，pH緩衝作用，石灰化作用に深く関わっている．

1）浸透圧

唾液の浸透圧（図Ⅱ-3-1）に関係する無機質は，ナトリウムイオン（Na^+），カリウムイオン（K^+），塩化物イオン（Cl^-），重炭酸イオン（HCO_3^-）である．

腺房部でつくられた原唾液は，血漿と等張である．ナトリウムイオンや塩化物イオンは，導管部で再吸収されるため，分泌速度が速くなるほど再吸収が間に合わなくなり，唾液中の濃度は上昇する（図Ⅱ-3-2）．一方，唾液中の重炭酸イオンは，腺房部と導管部で生成された二酸化炭素が重炭酸イオンに変化したものである．唾液分泌量が多くなるにつれ二酸化炭素産生量も多くなるため，重炭酸イオンが増加する．カリウムイオンも導管部で分泌されるが，ほかの3つのイオンほど分泌速度

等張と低張
浸透圧が血漿と等しい溶液を等張液といい，生理食塩液（0.9％食塩水）はこれに相当します．また，浸透圧が血漿より小さい溶液を低張液，血漿より大きい溶液を高張液といいます．

表Ⅱ-3-2 ヒト唾液および血漿（血清）のpHと無機質濃度

	耳下腺唾液		顎下腺唾液		全唾液		血漿（血清）
	安静時	刺激時	安静時	刺激時	安静時	刺激時	
pH	5.8	7.7	6.5	7.4	6.7	6.8〜7.5	7.35〜7.45*
重炭酸塩（mmol/L）	1.0	22〜23	2〜4	14〜16	5.0	15〜50	23〜32
ナトリウム（mmol/L）	1.5〜2.5	30〜55	3〜4	25	4〜6	26	135〜145
カリウム（mmol/L）	24〜28	13〜22	14〜15	13	22	20	3.5〜5.5
カルシウム（mmol/L）	1.0	1.0	1〜1.6	1.6〜2	1.5〜4	1.5〜3	2〜2.5
マグネシウム（mmol/L）	0.1〜0.2	0.02	0.05〜0.1	0.035	0.2	0.15〜0.2	1〜1.5
塩素（mmol/L）	17〜22	17〜33	11〜12	16〜26	15	30〜100	95〜100
無機リン酸（mmol/L）	10	3	4〜6	2	6	4	1〜1.5
アンモニア（mg/dL）	0.9	0.06	0.7	0.04	12	4〜8	0.08〜0.11*
ロダン塩（mg/dL）	−	3	−	−	15	7〜16	0.1〜1.5
ヨード（μg/dL）	4〜10	2〜15	12	6	4〜24	15〜180	3〜8（結合型）
フッ素（μg/dL）	3	2	−	−	8〜25	2〜20	10〜20

*全血液の値を示す． （Suddick, R. P. et al.; Menaker, L.: The biologic basis of dental caries. Harper and Row, 1980.）

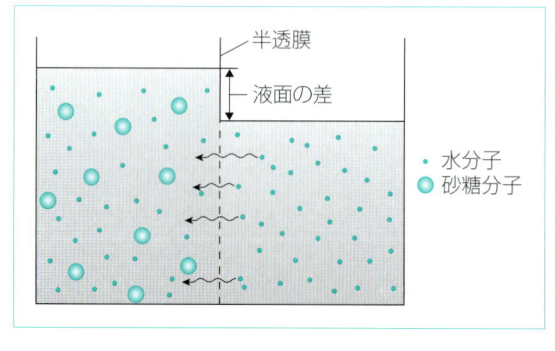

図Ⅱ-3-1 浸透圧
半透膜（細胞膜やセロファン膜のように水は自由に通過できるが分子量の大きい物質は通過しないような膜）を隔てて濃度の異なる溶液が接している場合，薄い溶液から水が浸透して濃い溶液を薄め，同じ濃度になろうとするときに生じる力（図は砂糖の例）．

・水分子
・砂糖分子

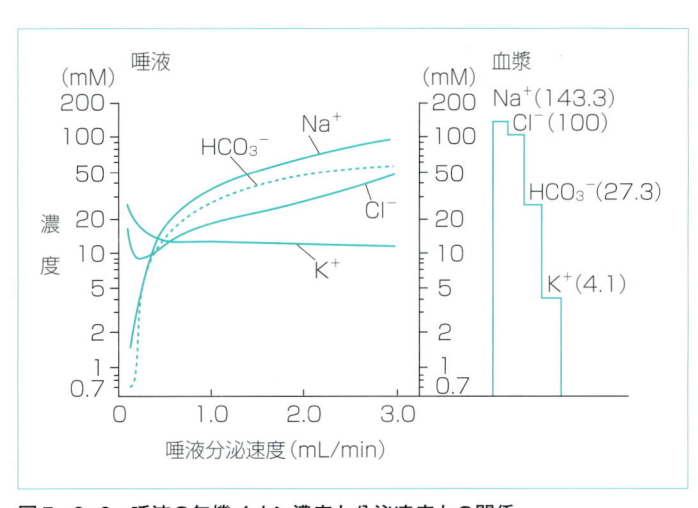

図Ⅱ-3-2　唾液の無機イオン濃度と分泌速度との関係
(Jenkins, G.N.: Saliva, In The Physiology and Biochemistry of Mouth 4th ed. Blackwell Scientific Publications, Oxford, 1978.)

には大きく影響されない．そこで，安静時唾液の浸透圧は血漿の約1/6で非常に低張であるが，唾液分泌速度が速くなるにつれ，血漿の浸透圧に近づくことになる（血漿の1/2～3/4）．

2）pH緩衝作用

安静時唾液のpHは約6.7である（**表Ⅱ-3-2**）．唾液のpHは，二酸化炭素（CO_2）分圧と重炭酸イオンの濃度で決定される．実際には，二酸化炭素分圧はほぼ一定であるので，唾液pHに重要に関わっているのは，重炭酸イオンである．

さらに，唾液の緩衝作用に関係する主な無機質も重炭酸イオンである．安静時唾液の重炭酸イオン濃度は非常に低いため，緩衝力が低い（**図Ⅱ-3-2**）．唾液の分泌速度が速くなると重炭酸イオン濃度も高くなり，緩衝作用が上がるとともに唾液のpHも上昇し，弱アルカリ性となる（**表Ⅱ-3-2**）．

また，採取した唾液を放置すると，唾液中の二酸化炭素が空中に放出されるため，唾液のpHは上昇する．

COFFEE BREAK

「むし歯は夜つくられる」ってホント？

睡眠中は唾液分泌量が極端に低下するので，重炭酸イオン濃度も非常に低く，緩衝作用はほとんど働きません．プラーク（歯垢）中の微生物によって産生された酸が歯質を脱灰することで，初期う蝕が始まります．睡眠中は酸に対する緩衝作用も洗浄作用も働きにくい口腔内となるため，う蝕が発生しやすくなるのです．

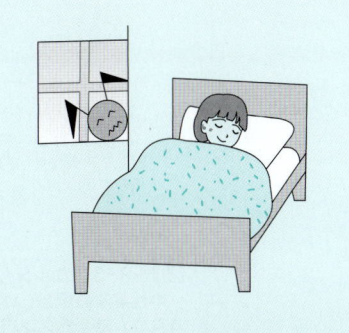

3）石灰化作用

(1) カルシウムとリン酸

萌出後の歯の成熟，石灰化・再石灰化に関わる無機質は，カルシウムとリン酸である．カルシウムとリン酸は，どちらもイオン（遊離型）として存在するほかに，タンパク質と結合して存在しており，そのために唾液中に過剰に含まれていても，沈殿することがない（図Ⅱ-3-3）．

特に，唾液中のリン酸濃度は，血漿の2～20倍と高濃度になっているため，唾液中のカルシウム・リン酸イオン活動度積（p.65～66参照）は，ヒドロキシアパタイトに対して過飽和に保たれている．このことは，エナメル質から唾液へのカルシウムやリン酸の溶出を防ぎ，さらには萌出後の歯の成熟（石灰化）や，脱灰された歯の再石灰化に重要な役割を果たしている．ただし，pHが酸性に傾けば過飽和ではなくなるので，歯は溶け出すことになる．

中性pHにある唾液中のカルシウムやリン酸は，このようにう蝕予防に密接に関わる一方で，歯石形成にも関与している（図Ⅱ-3-4）．

(2) フッ化物イオン

通常の生活環境では，唾液中のフッ化物イオン濃度（0.01～0.03 ppm）は非常に低い．フッ化物イオンは，カルシウムに対する親和性が高く，再石灰化を促進する（図Ⅱ-3-5）．また，低濃度のフッ化物イオンが歯に取り込まれると，耐酸性の高いフルオロアパタイト（$Ca_{10}(PO_4)_6F_2$）が形成される．一方，高濃度のフッ化物イオンが歯に取り込まれると，いったんフッ化カルシウム（CaF_2）となり，そこから供給されるフッ素によって徐々にフルオロアパタイトに転化する．エナメル質の形成期にフッ化物イオンが存在すると，格子欠損が少ないヒドロキシアパタイトの大きな結晶が形成される（p.57～61参照）．

濃度の単位
1ppm＝1mg/L
1％＝1g/100mL
よって1％＝10,000 ppm
となります．

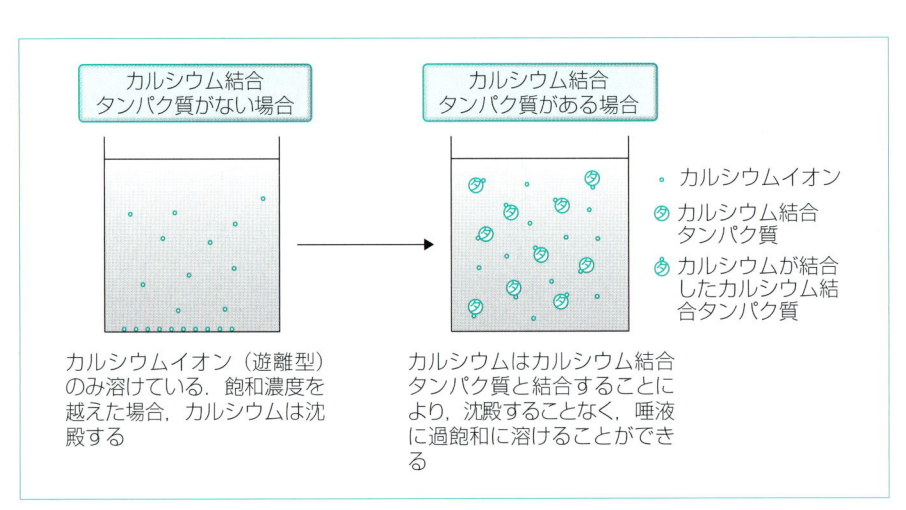

格子欠損
アパタイト結晶格子を形成しているイオンが欠落していることがあります．点欠落，線欠落，面欠落などさまざまですが，こういった格子欠損は，耐酸性を小さくします．

図Ⅱ-3-3　カルシウムとカルシウム結合タンパク質
中性溶液の場合，カルシウムがイオンとして存在できる濃度は限られている．一方，唾液のように，カルシウム結合性タンパク質が溶けている場合，このタンパク質に結合することで，カルシウムはたくさん溶け込める．

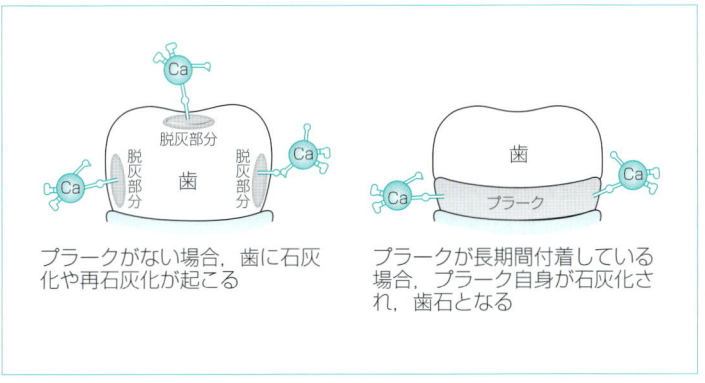

図Ⅱ-3-4 石灰化と歯石形成
中性付近では，唾液中のカルシウムやリンは過飽和であるから，何かのきっかけで容易に析出する．歯面にカルシウムやリンが入り込んで結晶化すれば，歯の石灰化や再石灰化となる．一方，プラークにカルシウムやリンが入り込み石灰化が進行すると，歯石が形成される．

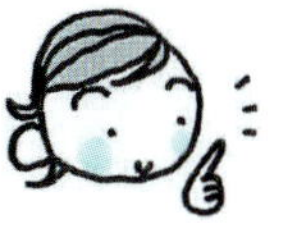

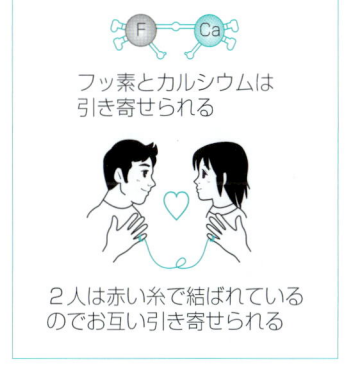

図Ⅱ-3-5 フッ素とカルシウム

---

2. 有機質

唾液中には，量的には少ないが，多種類のタンパク質やペプチドが含まれている．唾液に特徴的なタンパク質や，ほかの組織と類似しているタンパク質など，さまざまである．これらの有機質は，消化作用，抗菌作用，潤滑作用や粘膜保護作用などに密接に関わっている．

> **ペプチド**
> 2個以上のアミノ酸が結合したものです．

1）糖タンパク質

糖タンパク質は，唾液腺から分泌される．タンパク質に糖が結合していることにより，タンパク質分解酵素では，分解されにくい．糖タンパク質には，漿液性糖タンパク質と粘液性糖タンパク質の2種類がある（図Ⅱ-3-6）．

漿液性糖タンパク質は，主に耳下腺から分泌され，酵素，免疫グロブリンなどが含まれる．粘液性糖タンパク質は，主に顎下腺，舌下腺，小唾液腺から分泌され，主としてムチンが含まれる．ムチンには糖鎖が多いため，保水性に富み，潤滑作用や粘膜保護作用がある．ムチンは，高分子量のものと低分子量のものに分けられる．高分子量ムチンは，糖鎖が80％以上ときわめて多く，粘性は高い．また，血液型活性が強い．一方，低分子量ムチンは，糖鎖が60％以上で粘性は低い．血液型活性は強くないが，細菌凝集活性が強い．また，後述する分泌型IgAやリゾ

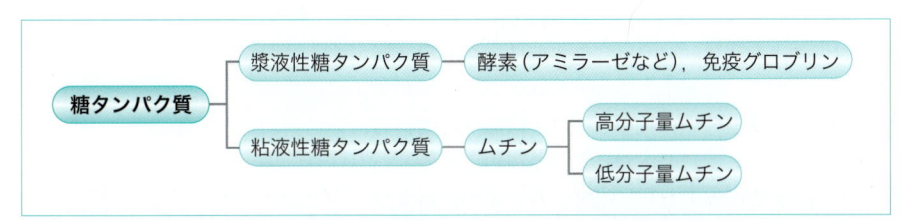

図Ⅱ-3-6 糖タンパク質

糖タンパク質
├ 漿液性糖タンパク質 ── 酵素（アミラーゼなど），免疫グロブリン
└ 粘液性糖タンパク質 ── ムチン ┬ 高分子量ムチン
                                  └ 低分子量ムチン

チームなどと複合体を形成すると，細菌凝集活性はさらに強くなる．

2）カルシウム結合タンパク質・ペプチド

カルシウムとの親和性が高いため，唾液中のカルシウムと結合し，唾液のカルシウム濃度を過飽和に維持する．また，エナメル質表層のヒドロキシアパタイト（$Ca_{10}(PO_4)_6(OH)_2$）に強固に吸着し，ペリクル形成や脱灰の抑制，再石灰化の促進に関わる．主なものとして，酸性高プロリンタンパク質，スタテリン（高チロシンペプチド），ヒスタチン（高ヒスチジンペプチド）などがある．

3）酵　素

主なものとして，唾液α-アミラーゼとカリクレインがある．

（1）唾液α-アミラーゼ

耳下腺唾液や顎下腺唾液に含まれる糖タンパク質である．デンプンやグリコーゲンを分解する消化酵素で，マルトース（麦芽糖）やデキストリンを生成する．

（2）カリクレイン

キニノーゲンに作用して，キニンの一種であるカリジン（リジルブラジキニン）を生成する．カリジンは，唾液腺血管を強く拡張し，血流調節に関わっている．

4）抗菌因子

主な抗菌因子には，分泌型IgA，ラクトフェリン，リゾチーム，ペルオキシダーゼなどがある．

（1）分泌型IgA

唾液に含まれる免疫グロブリン中で最も多い．口腔内生体防御機構の中心となっており，微生物が歯や粘膜へ付着・吸着することを阻止している．分泌型IgAは，IgA（二量体）に分泌成分が結合しており，細菌のタンパク質分解酵素で分解されにくい構造になっている（図Ⅱ-3-7）．

酸性高プロリンタンパク質
主として耳下腺から分泌される，プロリンを豊富に含むリンタンパク質です．

スタテリン（高チロシンペプチド）
主として耳下腺から分泌される，チロシンを豊富に含む酸性リンペプチドです．

ヒスタチン（高ヒスチジンペプチド）
主として耳下腺から分泌される，ヒスチジンが豊富な塩基性リンペプチドです．カルシウム結合性タンパク質として働くだけではなく，カンジダに対する抗真菌作用，細菌に対する抗菌作用などをもっています．

COFFEE BREAK

血液型活性ってなに？

血液型抗原決定基（A型，B型，H（O）型，Lea型，Leb型など）を糖鎖にもつ糖タンパク質を血液型物質，血液型を示す活性を血液型活性といいます．唾液中の高分子量ムチンは糖鎖が多いため，赤血球の血液型活性よりはるかに強い活性をもちます．このため，犯罪の現場に残されたタバコの吸いがらなどに付着したわずかな唾液から血液型を特定できるので，法医学上重要な検査方法として利用されています．

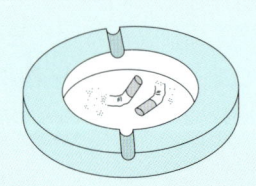

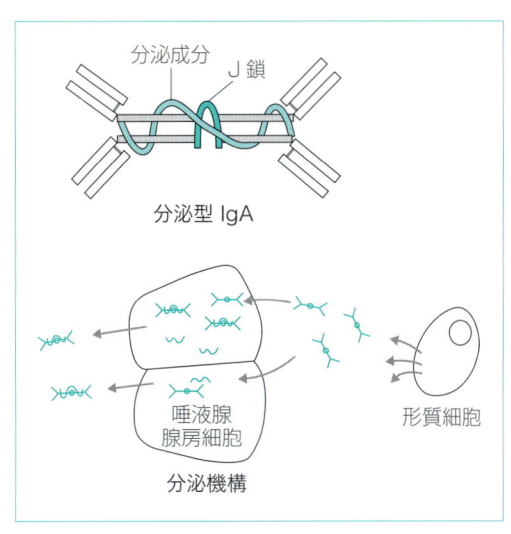

図Ⅱ-3-7　分泌型 IgA と分泌機構

(2) ラクトフェリン

鉄結合性タンパク質で，細菌の増殖に必要な鉄を奪うことによって，抗菌作用を発揮する．唾液腺からは，鉄を含まない形（アポタンパク質）で分泌される．

(3) リゾチーム

細菌細胞壁の構成成分であるペプチドグリカンのうち，N-アセチルムラミン酸と N-アセチルグルコサミン間の $β$-1,4 結合（ムラミド結合）を加水分解することで細胞壁を切断する酵素である（通称ムラミダーゼ）．

(4) ペルオキシダーゼ

過酸化酵素ともいい，過酸化水素によるロダン塩（チオシアン酸イオン，SCN^-）の酸化反応を触媒し，不安定な抗菌因子（シアノ亜硫酸やシアノ硫酸）を生成する．

(5) ヒスタチン

前述したように，カルシウム結合性ペプチドとして，唾液中のカルシウム濃度の維持に関わる一方で，細菌と結合することにより，細菌が口腔内に定着することを防ぐ働きがある．

3. 低分子量成分

副腎皮質ホルモンであるコルチゾールが，血中から唾液に分泌される．唾液中のコルチゾールの濃度は，血中遊離型濃度に相関し，血中の遊離型濃度が増加するにつれて，唾液中コルチゾール濃度も増加する．コルチゾールはストレスホルモンの一種で，ストレス負荷時に多く分泌される．血液の代わりに唾液を試料とすることにより，余分なストレスを与えることなく，コルチゾールレベルを測定することができる．

ペプチドグリカン
細菌の細胞壁の構成成分です．網の目状構造で細胞壁の物理的な強度を保ちます．グラム陽性菌の細胞壁はペプチドグリカン層が厚く，何重にもなっています．グラム陰性菌の場合，ペプチドグリカン層は薄く（1〜2層），リポ多糖などの成分が，その周囲を取り囲んでいます．

N-アセチルムラミン酸
N-アセチルグルコサミンに D-乳酸が結合した構造になっています．

N-アセチルグルコサミン
グルコサミン（グルコースの一部がアミノ基に置き換わったもの）がアセチル化されたものです．

加水分解
1 分子の化合物に水が 1 分子反応することで 2 つの化合物に分解される分解方式です．

COFFEE BREAK

コルチゾールとストレス

　コルチゾールは副腎皮質から分泌されるホルモンで，ストレスホルモンの一種です．ホルモン濃度には日変動があり，起床直後はコルチゾール濃度が非常に高く，徐々に減少していきます．夜間は低く，就寝直前は最低になります．2時間休みなく締め切りに追われてのパソコン作業では，唾液中コルチゾール濃度が急増します．

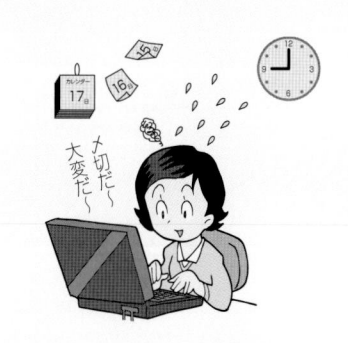

3章◆唾液の生化学の要点

❶ 浸透圧に関わる無機質には，ナトリウムイオン，カリウムイオン，塩化物イオン，重炭酸イオンがある．

❷ 唾液分泌速度が速くなるほど，ナトリウムイオン，塩化物イオン，重炭酸イオン濃度は上昇し，血漿の浸透圧に近づく．

❸ pH 緩衝作用に関わる無機質は重炭酸イオンで，唾液分泌速度が速くなるほど重炭酸イオン濃度は高くなり，緩衝作用が上昇する．

❹ 石灰化作用に関わる無機質は，カルシウムとリン酸，そしてフッ化物イオンである．

❺ 唾液糖タンパク質の代表としてムチンがあり，唾液の粘性に関わっている．また，血液型活性や細菌凝集活性をもつ．

❻ カルシウム結合タンパク質は，唾液中のカルシウムと結合することにより，カルシウム濃度を過飽和に維持している一方で，ペリクル形成，脱灰の抑制，再石灰化の促進に関わる．

❼ 唾液に含まれている酵素のうち主なものとして，α-アミラーゼやカリクレインがある．

❽ 口腔内の生体防御の中心は分泌型 IgA であり，唾液に含まれる免疫グロブリン中最も多い．

❾ その他の抗菌因子として，ラクトフェリン，リゾチーム，ペルオキシダーゼなどがある．

❿ ストレスホルモンであるコルチゾールは，血液中から唾液に分泌されるため，唾液を試料とすることによって，不必要なストレスをかけることなくコルチゾールレベルを測定できる．

参 考 文 献

1）早川太郎ほか：口腔生化学　第4版．医歯薬出版，東京，2008．
2）梅本俊夫ほか：口腔微生物学　第2版．学建書院，東京，2008．
3）安孫子宜光ほか：スタンダード生化学・口腔生化学　第2版．学建書院，東京，2009．
4）天野修ほか編著：口腔生物学各論　唾液腺．学建書院，東京，2006．
5）河野正司監訳：唾液―歯と口腔の健康．医歯薬出版，東京，1999．
6）古西清司ほか編著：臨床歯科エビデンス　歯周病と微生物学のビジュアルラーニング．南山堂，東京，2007．
7）石川達也，高江洲義矩監訳：唾液の化学．一世出版，東京，2006．

4章 プラークの生化学

到達目標
1. う蝕におけるプラークのかかわりを理解する．
2. 歯周疾患におけるプラークのかかわりを理解する．
3. 歯周疾患と生体防御反応のかかわりを理解する．

1 — プラークの生物活性

　プラーク（歯垢）は，歯面に強固に付着しており，種々の微生物とその代謝産物，唾液や歯肉溝滲出液由来の成分が含まれる．プラークの約70％は微生物で占められており，う蝕や歯周疾患の発症とその悪化に直接関わっている．

1. プラークの種類

　プラークは，歯肉縁を境にして，歯肉縁上プラークと歯肉縁下プラークの2つに大きく分けられる．

1）歯肉縁上プラーク

　歯肉縁上プラークは，常に唾液にさらされ，さらに食事から栄養源となる糖の供給があるため，糖分解菌（酸産生菌）が多い．また，初期のプラークは，酸素にさらされる機会が多いため，好気性菌や，酸素の有無にかかわらず成育が可能な通性嫌気性菌が多い．成熟プラークになると，通性嫌気性菌のほかに，偏性嫌気性菌が増えてくる．歯肉縁上プラーク細菌は，う蝕や歯肉炎の発症に関与する．

2）歯肉縁下プラーク

　歯肉縁下プラークは，歯肉溝や歯周ポケット内に形成されるプラークで，歯肉溝滲出液や歯肉剝離上皮が供給されることから，タンパク質やアミノ酸を栄養源とする非糖分解菌が多い．さらに，酸素が浸透しにくい環境であるため，酸素存在下で

通性嫌気性菌
酸素毒性に対する防御機構をもち，代謝経路の切り替えをすることによって，酸素の有無にかかわらず生育可能な細菌のことです．

偏性嫌気性菌
酸素毒性に対する防御機構をもたないため，酸素存在下では生育できない細菌のことです．

は成育できない嫌気性菌が多い．歯肉縁下プラーク細菌は，歯周炎の発症に関与する．

2. プラークの形成

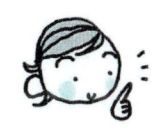

1）ペリクル

ペリクルは獲得被膜ともいい，唾液中の糖タンパク質やカルシウム結合性タンパク質などがエナメル質表面に吸着したものであり，無構造で細菌を含まない．厚さは1μm以下で，歯が唾液にさらされることによって，短時間（60分程度）で形成される．食物中の酸から歯を保護したり，また，一時的に溶けだしたカルシウムやリン酸が拡散しないよう，バリアとして働いている．一方，細菌の付着を促進し，プラーク形成の土台にもなっている．

2）プラーク

唾液中の浮遊細菌がペリクルへ付着・結合する様式には，ファン・デル・ワールス力，電気的相互作用，特異的相互作用の3通りがある．

ファン・デル・ワールス力は，ペリクルと細菌の分子どうしを弱く結合させる．

電気的相互作用は，ペリクルと細菌を弱く結合させる．たとえば，陰性を帯びているペリクルが，陽性のカルシウムイオンを介して細菌（陰性）と電気的に結合する．

特異的相互作用は，ペリクルを構成している糖タンパク質と細菌表面の特異的レセプター（アドヘジン）を結合させる．ペリクルと直接結合するのは主としてレンサ球菌で，増殖して初期のプラークを構成する（初期定着細菌群）．

さらに，菌体外多糖，特に不溶性グルカン（ムタン）が菌体の周囲に合成されると，ペリクルと細菌，および細菌相互で強固な結合となる．

続いて，ペリクルに結合している細菌表層の糖鎖に，異なる菌種がアドヘジンを介して付着・定着する．これを共凝集という．ペリクルに直接付着する能力の弱い細菌も，初期定着細菌群に付着することで，プラークへの定着・増殖が可能となり（後期定着細菌群），プラークはさらに厚く成熟していく．

プラーク細菌の周囲を取り囲むマトリックスには，細菌の産生する菌体外多糖，唾液や歯肉溝滲出液由来の成分，細菌の代謝産物などが含まれる．菌体外多糖の中でも，特に不溶性グルカンは粘着性が強く，細菌にも分解されにくく，唾液も浸透しにくいが，実際のプラーク中に含まれる量は多くはない．また，水溶性グルカン（デキストラン）やフルクタン（レバン）は，細菌によって分解されてエネルギー源として利用されるほかに，付着性もあることが報告されている．これらの菌体外多糖は，細菌をペリクルに強固に結合させる接着剤として機能していると同時に，唾液の浸入や酸の拡散を防ぐバリアにもなっている．成熟したプラーク中には，このようにバリアとなる菌体外多糖が多く，唾液の浸透が起こりにくいが，水の通路

長さの単位
1 mm = 1 m×10^{-3}
1 μm = 1 mm×10^{-3}
1 nm = 1 μm×10^{-3}

ファン・デル・ワールス力
分子どうしが非常に接近した場合に生じる弱い結合力です．

電気的相互作用
反対の電荷をもつ原子間に生じる弱い結合力です．イオン結合や水素結合があります．イオン結合は，ファン・デル・ワールス力の約10倍，共有結合の1/10程度の結合力に相当します．

アドヘジン
細菌表層にあるレセプター（受容体）．レンサ球菌は，このレセプターとペリクル中の高プロリンタンパク質との特異的結合によって，歯面に固く付着できます．

が備わっており，プラーク内の細菌に対して栄養の供給と老廃物の排出が行われている（菌体外多糖の詳細については p.94 ～ 96 参照）．

3. プラークによる糖からの酸産生

歯の表面を覆っているエナメル質は，結晶性の高いヒドロキシアパタイトで構成されており，生体の中で最も硬い組織であるが，酸には溶けやすいという性質をもつ．プラーク中の酸産生菌により，スクロースやグルコースなどの糖が利用されると，最終代謝産物として乳酸などの酸が産生され，プラーク内の pH が急激に低下する．糖の供給がなくなると，唾液の緩衝作用や洗浄作用により，プラーク pH は徐々にもとの値にまで回復する．このような一連の pH 変化をステファンカーブ（ステファン曲線）という（図Ⅱ-4-1）．産生された酸が，プラーク内に長く留まり，臨界 pH より低い状態が持続されている環境下では，酸性のプラークで覆われた歯が溶け続けることになる（図Ⅱ-4-2）．

なお，プラーク pH が臨界 pH 以下に保たれている時間や，もとの pH にまで回復する時間は，プラークの成熟度，糖の種類や濃度，糖の摂取頻度などにより影響される．

ステファンカーブ（ステファン曲線）
Stephan R.M. が最初に報告した（1940 年）ため，発見者の名前がつきました．微小アンチモン電極をプラークに挿入する方法でプラーク pH を測定したものです．（p.93 COFFEE BREAK 参照）

臨界 pH
歯の無機質が溶け始める pH のことです．ヒドロキシアパタイト結晶の臨界 pH は約 5.5 なので，エナメル質も同様と考えられています．一方，セメント質や象牙質のヒドロキシアパタイト結晶は，エナメル質に比べて小さく，石灰化の程度も低いので，臨界 pH はエナメル質よりも高いとされています．

COFFEE BREAK

プラークとバイオフィルム

細菌などの微生物の集団が粘着性の強いマトリックス（基質）に包まれ，薄い膜状で固体表面に強く付着したものをバイオフィルムといいます．そして，プラークは，歯の表面に付着したバイオフィルムの一種です．

唾液中の浮遊細菌は，唾液抗菌因子の攻撃にさらされやすいうえに，唾液とともに飲み込まれてしまいます．しかし，バイオフィルムとして固体に強固に付着することで，唾液の洗浄作用で洗い流すことができなくなります．また，唾液中の抗菌因子，抗菌薬や消毒薬などの薬剤は，バイオフィルム表面の細菌しか攻撃できず，内部にまで入り込むことができません．細菌はこのような特殊な環境をつくりだすことにより，口腔内に定着・増殖できるようになります．成熟した厚いプラークでは，唾液に対してバリアとなっているために，唾液が浸透しにくいのですが，プラークの一部に水の通路が形成されることで，プラーク内部への水分や栄養の供給と外部への老廃物の排出が可能となっています．

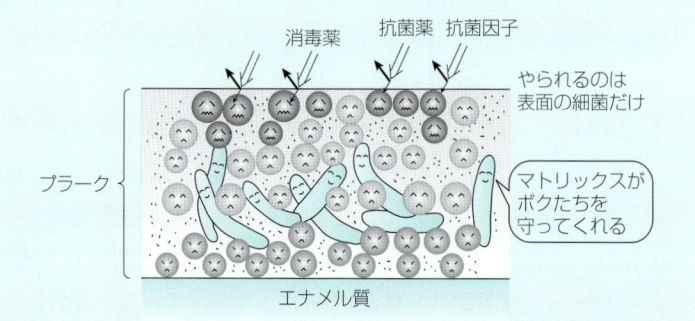

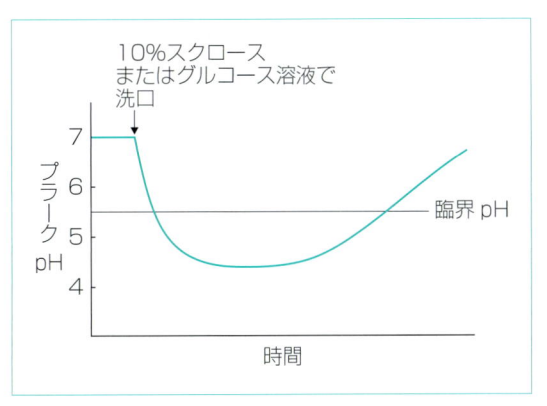

図Ⅱ-4-1　ステファンカーブ

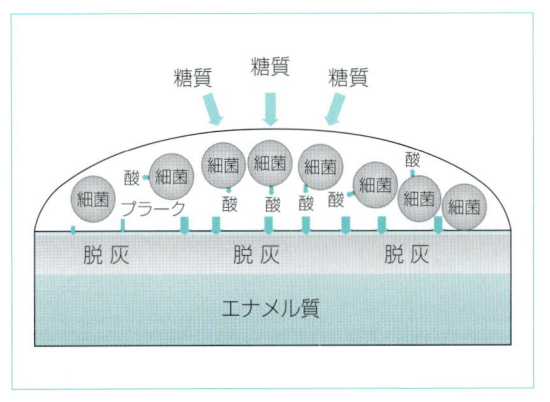

図Ⅱ-4-2　プラークと酸産生

COFFEE BREAK

プラーク pH 測定法

プラーク pH の測定方法には，以下の3つがあります．

①プラーク採取法

歯面に付着したプラークを採取し，容器にプラーク懸濁液を作製して pH 電極で測定する方法です．汎用型の pH 電極で測定可能であり，特殊な装置も必要としませんが，歯に付着した自然な状態でのプラーク pH は測定できません．

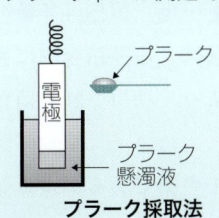

プラーク採取法

②電極挿入法

微小電極を歯面に付着した状態のプラーク内に挿入して pH を測定する方法です．糖溶液で洗口後に，唾液によるプラーク pH の回復状態などを経時的に測定することができます．ステファンが使用した測定方法で，当時では最先端の技術でした．ただし，プラーク表面から電極を挿入することにより，電極の周囲からプラーク内に唾液が流入し，プラーク内の酸が一部中和されるおそれがあります．実際，プラーク内の pH は，右記の電極内蔵法よりも pH として 0.5 程度高い値が得られています．

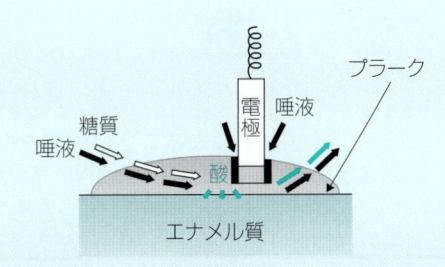

電極挿入法

③電極内蔵法

義歯などの可撤性補綴装置にヒトエナメル質を組み込み，そのエナメル質上に設置した微小電極にプラークを蓄積させて，プラーク pH を測定する方法です．エナメル質に接するプラーク深部の pH を，プラークを破壊することなく連続して測定することができる優れた方法です．ただし，被験者一人ひとりに合わせて製作した可撤性補綴装置を一定期間装着していなければならないなど，被験者の負担が大きく，さらに，被験者の数を確保するのが難しいことが欠点です．

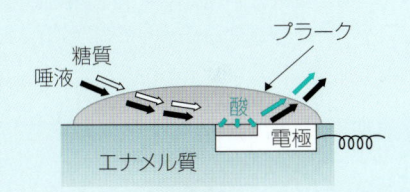

電極内蔵法

2 ─ プラークによるう蝕発症機構
─多因子性疾患としてのう蝕─

通常の細菌性疾患は，その原因となる病原体との関係が明確である．しかし，う蝕の発生には，通常は病原性の低い口腔常在菌が関わっているため，宿主や環境のさまざまな要因が大きく影響する多因子性疾患である（図Ⅱ-4-3）．う蝕を発生させる要因は，カイス（Keyes）の3つの輪（病原，環境，個体）や，そこに時間の要因を追加したニューブラン（Newbrun）の4つの輪で説明される．病原要因としてのプラーク，環境要因としての発酵性糖質，個体要因としての宿主や歯，唾液，そして，時間の要因が密接に関係する食生活が，う蝕を発生させる要因として重要である．

1. 糖

糖は，菌体外多糖の材料になることでプラーク形成に関わり，細菌による酸産生の材料になることで歯質の脱灰に関わっている．

1）菌体外多糖の材料

スクロース（ショ糖）は，グルコース（ブドウ糖）とフルクトース（果糖）の結合間に化学エネルギーをもっており，このエネルギーは，菌体外多糖の合成に利用される．種々の糖質の中で，スクロースだけが細菌による多糖合成に利用可能なエネルギーをもっているため，スクロースは細菌によって利用され，菌体外多糖の材料になる．

菌体外多糖の主なものとして，グルコースのホモ多糖であるグルカンと，フルクトースのホモ多糖であるフルクタンがある（表Ⅱ-4-1）．

グルカンは，その結合様式と性状から，α-1,6結合を主とした水溶性のグルカン

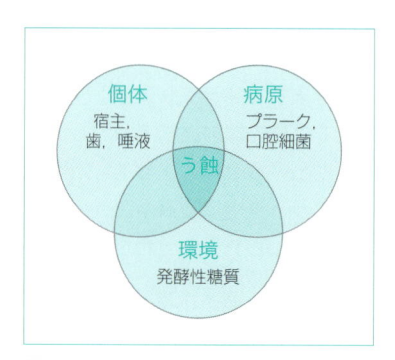

図Ⅱ-4-3 カイス（Keyes）の3つの輪

表Ⅱ-4-1 細菌が生成する主な多糖

多糖			構成糖	主な結合様式	性質
菌体外多糖					
ホモグリカン	グルカン	デキストラン	グルコース	α-1,6	水溶性．凝集に関与．
		ムタン	グルコース	α-1,6 α-1,3	不溶性．凝集と付着に関与．
	フルクタン	レバン型	フルクトース	β-2,6	水溶性．
		イヌリン型	フルクトース	β-2,1	水溶性
ヘテログリカン			グルコース ガラクトース ヘキソサミン ウロン酸 その他		粘着性が高い．
菌体内多糖					
ホモグリカン		グリコーゲン-アミロペクチン型	グルコース	α-1,4	デンプンやグリコーゲンの仲間．細菌の糖質貯蔵体．細菌のエネルギー源になる．

（全国歯科衛生士教育協議会編：新歯科衛生士教本 栄養指導・生化学．医歯薬出版，東京，1992, 240. より一部改変）
(Rozen, R. et al.: FEMS Microbiol Let., 195：205〜210, 2001.)

（デキストラン）と，α-1,6の結合にα-1,3結合の枝分かれをもった不溶性のグルカン（ムタン）に分けられる．ムタンは強力な付着凝集能があり，デキストランも，ムタンほど強力ではないが凝集能がある．

一方，フルクタンは，結合様式の違いでレバン型（β-2,6結合）とイヌリン型（β-2,1結合）に分けられ，どちらも細菌のエネルギー源となる．また，フルクタンは付着にも関与することが報告されている．

スクロースからグルカンを生成する酵素はグルコシルトランスフェラーゼで，特にミュータンスレンサ球菌のグルコシルトランスフェラーゼは，スクロースから不溶性のグルカンであるムタンを生成する．ほかのレンサ球菌のグルコシルトランスフェラーゼの多くは，水溶性グルカンであるデキストランを生成する．一方，フルクタンは，フルクトシルトランスフェラーゼの反応により，スクロースから生成される（図Ⅱ-4-4）．

菌体内多糖は，α-1,4結合を主としたグリコーゲン類似のホモ多糖で，多くの細菌によって菌体内部につくられる．グリコーゲンのようにエネルギー源として利用されるので，ヒトが糖を摂取していないときでも，酸が産生される．

2）酸産生の材料

酸産生の材料として細菌に利用される糖質には，グルコース，フルクトース，スクロース，マルトース（麦芽糖）などがある．これらの単糖，あるいは二糖が細菌

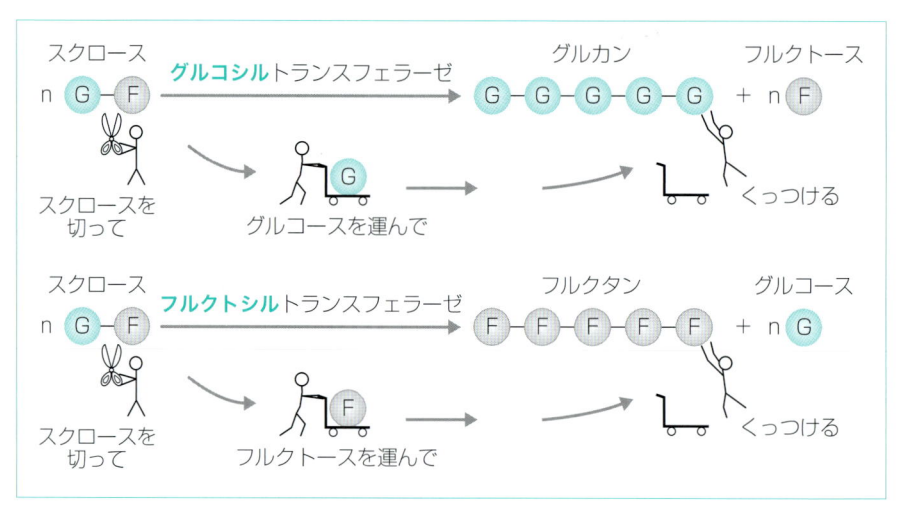

図Ⅱ-4-4　グルカンとフルクタンの生成反応

によって利用されると，その主な最終代謝産物として，乳酸などの有機酸が産生され，pHが臨界pH以下に低下すると歯質が脱灰される．

プラーク中の細菌によって糖が分解されて，酸が産生されることを発酵とよぶため，プラーク中で酸産生の材料となる糖を発酵性糖質という．

一方，多糖であるデンプン自体は，細菌により分解されにくい糖質ではあるが，唾液アミラーゼで急速に分解されることによって，細菌に利用されやすいマルトース（麦芽糖）などに変えられる．そのため，デンプンも酸産生の材料となる．

2. プラーク

う蝕の原因となる細菌は，プラークの構成菌として口腔内に常在している．プラーク細菌のう蝕病原性として，プラーク形成能，酸産生能，耐酸性，エネルギー源としての多糖生成能があげられる．

1）プラーク形成能

プラークの形成にはさまざまな因子が関わっており，プラークを構成する細菌の大部分がプラーク形成能をもつと考えられる．（p.91～92参照）

2）酸産生能

酸産生能は，細菌が糖を代謝して酸を産生する能力で，う蝕を起こす病原性の中で最も重要である．酸産生菌の中でもミュータンスレンサ球菌がう蝕病原菌として有名だが，実際のヒトのプラークに占める割合は必ずしも多くはなく，それ以外の酸産生菌が多い．

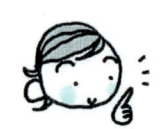

> **プラーク細菌の占める割合**
> ミュータンスレンサ球菌は健全な歯面上のプラーク中で1％未満，う蝕歯面上のプラークでも10％以下です．その他の菌の大部分はミュータンスレンサ球菌以外のレンサ球菌とアクチノミセスであり，これらの細菌も糖から酸を多量に産生する酸産生能をもっています．

3）耐酸性

耐酸性とは，細菌がもつ酸に対する抵抗性のことで，う蝕病巣などpHが低下して脱灰が起こっているような環境に耐え，酸を引き続き産生することができる能力をいう．耐酸性の強い細菌はさらにpHを下げて脱灰を促進し，う蝕を進行させる．

4）エネルギー源としての多糖生成能

菌体内や菌体外に多糖としてエネルギーを蓄えた細菌は，これらの多糖を必要なときに分解し，エネルギーを得ることができる．つまり，食物としての糖質が口腔内に入って来ないときでも，酸を産生することができる．

ミュータンスレンサ球菌はこれら4つの条件をすべて満たし，う蝕病原性が最も高い細菌である．しかし，ヒトの場合には，ミュータンスレンサ球菌以外の酸産生菌も，う蝕の発生に関与していることがわかっている．

3. 歯

歯質や歯の形態，歯列の状態は，う蝕の感受性に大きく関わっている．

歯質の点でいえば，フッ素は，エナメル質のヒドロキシアパタイトの水酸基と置換してフルオロアパタイトを形成し，格子欠損（p.84参照）がなく耐酸性の高い結晶，すなわち，う蝕になりにくいエナメル質をつくる．一方，炭酸やマグネシウムは，ヒドロキシアパタイトのリン酸やカルシウムと置換し，格子欠損が多く耐酸性の低い結晶をつくる．

歯の形態では臼歯咬合面の深い小窩裂溝，歯列の状態では叢生のように唾液の洗浄作用が届きにくく，細菌が定着しやすい部位は，う蝕に対して感受性が高い．

4. 唾 液

唾液の多くの作用のうち，抗う蝕作用に関わるものは，主として洗浄作用，緩衝作用，再石灰化作用，抗菌作用である．

洗浄作用には唾液の分泌量，緩衝作用には重炭酸イオンの濃度，再石灰化作用には唾液中カルシウムイオンやリン酸イオン濃度，抗菌作用には分泌型IgAをはじめとして，ラクトフェリン，リゾチーム，ペルオキシダーゼなどの抗菌因子が，密接に関与する．

口腔癌治療のための放射線照射などによって唾液腺に障害が起こると，障害されて唾液が分泌できない側の歯に，う蝕が多発することが知られている．

また，高血圧や高コレステロール血症のような生活習慣病の治療薬には，唾液分泌低下をもたらすものが多い．さらに，口腔乾燥感から飴をなめるなどの行為をと

おして，う蝕発生につながることも少なくない．

5. 食生活

　主食に含まれるデンプンは，栄養学上必要量を摂取しなければいけない．デンプンもアミラーゼ（p.86参照）で分解されれば，細菌に代謝されやすいマルトース（麦芽糖）などになる．つまり，3度の食事のたびに酸が産生されることになり（図Ⅱ-4-5），プラークpHの低下が起こるとともに，歯質の一時的脱灰が引き起こされる．しかし，食事と食事の間にプラークpHが中性に回復すると再石灰化が起こり，脱灰部分は修復されると考えられる（図Ⅱ-4-6）．すなわち，う蝕になりやすい口腔環境は，食間時に再石灰化のための十分な時間が確保できない状態であり，そのような口腔環境に導く食生活として，以下の3つがあげられる．

1）間食の時期

　スクロースを含んだ甘味食品を，食事中に食べる場合と食間時に食べる場合では，う蝕のなりやすさが大きく異なることが，Gustafsson（グスタフソン）らによって報告されて

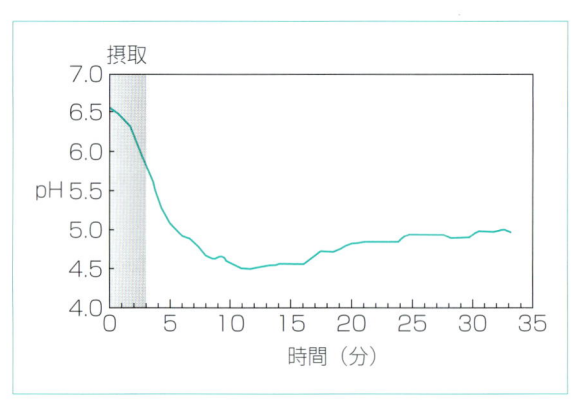

図Ⅱ-4-5　おにぎり摂食後のプラークpH（電極内蔵法）
おにぎり：海苔つき1/3個（約36g）

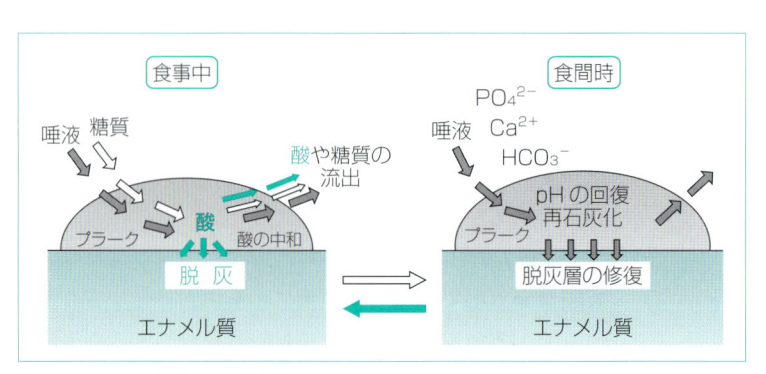

図Ⅱ-4-6　食事中および食間時のプラーク

いる（図Ⅱ-4-7）．この研究は，スウェーデンのビペホルムにある病院の入院患者436名を対象に5年間行われたもので，Vipeholm Study とよばれている．実線で示すように，タフィー，キャラメル，チョコレートのような甘味食品を食間時に摂取すると，う蝕の発生が著しい．しかし，同じ量の甘味食品を食事と一緒に摂取した場合には，点線で示すようにう蝕の新たな発生はほとんど起こらず，研究開始前（甘味食品を摂取する以前）と同程度である．このことは，食間時にpHの回復する時間が確保された場合には，再石灰化が起こることを示している．すなわち，食後すぐ食べる「デザート」はう蝕発生の危険性が低く，食間時に食べる「おやつ」は危険性が高いと考えられる．そこで，う蝕予防には，「回数」と「内容」に留意した「おやつ」の摂取方法が重要である．

また，就寝直前に甘味食品などの発酵性糖質を摂取することは，睡眠中の唾液分泌量が著しく低下することから，う蝕発生の危険性を高めることになる．

2）間食回数

Weiss と Trithart は，5〜6歳の幼児の1日の間食摂取回数と1人あたりのう歯数に，正の相関があることを報告している（図Ⅱ-4-8）．すなわち，食間時の甘

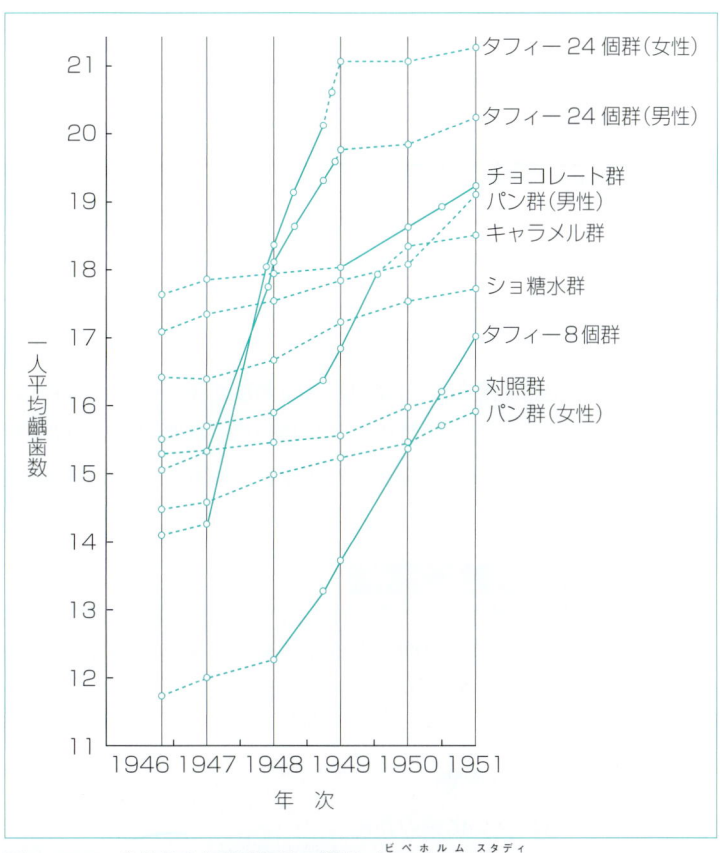

図Ⅱ-4-7 う蝕発生と糖質摂取の関係（Vipeholm Study）
点線は，甘味食品を食事のときに摂取した期間．実線は，甘味食品を食間時に摂取した期間
(Gustafsson, B.E. et al: *Acta Odont. Scand.*, 11: 332〜364, 1953.)

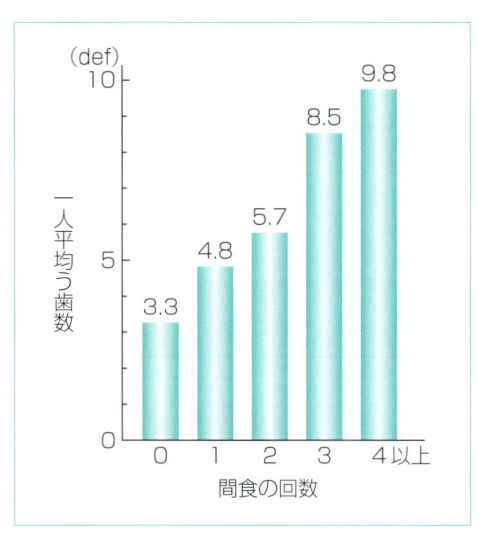

図Ⅱ-4-8 1日の間食回数と乳歯う蝕数との関係
(Weiss and Trithart, 1960.)

味食品摂取の回数が増加するに伴い，う蝕発生の増加が起こっている．発酵性糖質が口腔内に入ってくる回数が多いことは，発酵性糖質が口腔内に存在する時間が長いことになり，このことは常に酸が産生されることにつながるため，脱灰が石灰化を上回る状態がつくりだされることになる．

3）間食の内容

粘着性多糖の材料となるスクロースが入った食品や，歯面に付着しやすい性状の食品を摂取することは，発酵性糖質を口腔内に長時間停滞させ，酸産生を長く続けさせる状態をつくりだす．つまり，脱灰の時間を長引かせることにつながる．

発酵性糖質が口腔内に入る頻度が多いほど，または，口腔内に停滞している時間が長いほど，口腔内の酸性環境が長時間続く．食間時もプラーク pH の酸性状態が続けば，歯の脱灰が再石灰化を上回り，ついにはう蝕が発生することになる．

6. う蝕予防法

これまでに説明したう蝕の発生要因をもとにしたう蝕予防対策として，フッ化物と代用甘味料の2つの点から述べる．

1）フッ化物
(1) フッ化物の作用

フッ素は，う蝕抑制効果があることが認められている無機質である．唾液中のフッ化物イオン濃度は，わずか 0.01〜0.03 ppm にすぎない．プラーク中では 5〜

50 ppm 含まれているが，大部分はカルシウムとの結合型として存在するため，う蝕抑制作用は期待できない．フッ化物の各種応用（後述）により，フッ化物イオンがプラークの付着していない歯の周囲に存在すると，以下の3つの作用が発揮されると考えられている．

フッ化物イオンの第一の作用は，脱灰されたエナメル質の再石灰化を促進し，さらに結晶性も向上させることである．第二の作用として，フルオロアパタイトを生成し，歯質の耐酸性を向上させることがあげられる（図Ⅱ-4-9）．さらに，第三の作用として，細菌が酸産生を行うための基本的な代謝経路である解糖系の酵素の1つ，エノラーゼの活性を阻害し，酸産生を抑制する働きがある．第一と第二の作用は歯質に対するものであり，第三の作用は細菌に対するものである．

（2）フッ化物の応用法

フッ化物の応用として，米国などで広く行われている全身応用と，日本を含めた多くの国々が採用している局所応用の2つがある．

全身応用としては，フッ化物の飲料水への添加，フッ化物の錠剤やフッ化物添加

COFFEE BREAK

ツルク・シュガー・スタディ（Turku sugar study）

学生「博士，『ツルク・シュガー・スタディ』について教えてください」

博士「ああ，いいよ．フィンランドのツルクでヒトのう蝕についての大がかりな研究が行われたんじゃが，この研究のことを『ツルク・シュガー・スタディ』というんじゃよ」

学生「へぇー，そうなんですか．それで，どんな研究なんですか？」

博士「125名の被験者を3つのグループに分けて，特別に製造した嗜好食品を2年間にわたり摂取してもらい研究したんじゃ．その特別に製造した嗜好食品とは，嗜好飲料や菓子類など100点に及ぶ食品の甘味料をスクロースのみ，フルクトースのみ，あるいはキシリトールのみにすべて置き換えて製造したものなんじゃ」

学生「へぇー，すごい！　本当に大がかりですね．それでどんな結果が得られたのですか？」

博士「このグラフをみてごらん．3つのグループのうち，甘味料をキシリトールのみに置き換えた嗜好食品を食べ続けたキシリトールのグループでは，う蝕の発生がこれほど低い結果が出たんじゃ」

学生「う蝕がほとんど発生していないですね．キシリトールは本当にう蝕誘発性が低いんですね」

博士「そうだね．それに対して，スクロースのグループは予想どおり，う蝕の発生率が非常に高く，う蝕誘発性がとても高い糖だということが再確認されたんじゃ．さらに，この研究でフルクトースもスクロースほどではないけれど，やはりう蝕誘発性が高い糖質だということがわかったんじゃよ」

学生「う蝕予防にはスクロースの摂取さえ注意すればいいと思っていたけれど，そうではないんですね．フルクトースもう蝕誘発性だから摂取の仕方には要注意ということがよくわかりました．博士，ありがとうございました！」

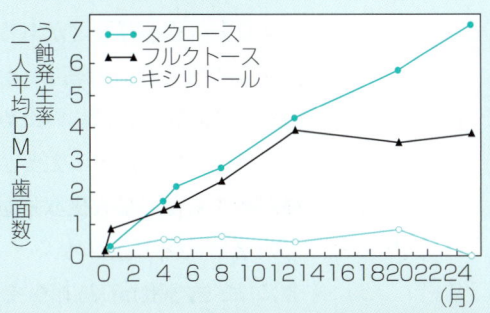

(Scheinin, A. et al.: *Acta Odnt Scand.*, **34**：179〜216, 1976.)

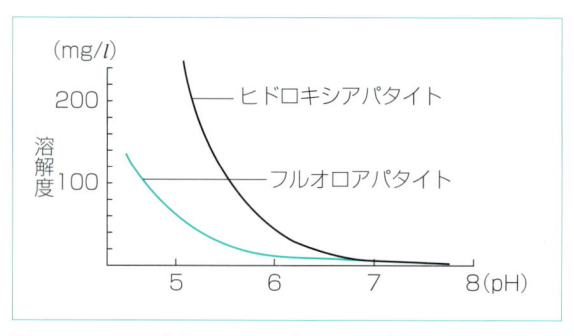

図Ⅱ-4-9　pH変化によるアパタイトの溶解度
(Hagen A. R.: *Acta Odont. Scand.*, **30**:167〜186, 1972.)

食卓塩などの利用がある．また，局所応用としては，フッ化物の歯面塗布や洗口などがある．飲料水にフッ化物を添加するなどの全身応用では，形成期のエナメル質のヒドロキシアパタイトが格子欠損の少ない結晶となり，耐酸性の高い歯となる．フッ化物洗口液のような低濃度のフッ化物が萌出後のエナメル質に作用した場合には，ヒドロキシアパタイトがフルオロアパタイトに変化する．歯面塗布用のような高濃度のフッ化物の場合には，いったんフッ化カルシウムになった後，徐々にフルオロアパタイトに変化して耐酸性の高いエナメル質となる．

　このように，歯にフッ化物イオンを取り込ませて耐酸性の高い歯質を形成させる方法が世界中で広く行われ，フッ化物は，う蝕予防に積極的に利用されている．

2) 代用甘味料

　スクロースは，酸産生の材料になるほかに，ミュータンスレンサ球菌により不溶性グルカンの材料になることから，種々の発酵性糖質の中でも最もう蝕誘発性が高い糖である．そこで，スクロースに代わるう蝕を起こしにくい甘味料，すなわち代用甘味料（**表Ⅱ-4-2**）が開発され，この中でいくつかの代用甘味料が食品（主に菓子類や飲料水など）に応用されている．

　スクラロースやアスパルテームなどは甘味がスクロースの数百倍もある人工的に合成した甘味料でスクロースと同程度の甘さを発揮するわずかな量では酸を産生せず，不溶性グルカンも生成しない．一方，甘みがスクロースと類似しているが，う蝕の原因となりにくい糖としてキシリトールやマルチトールなどの糖アルコール，スクロース誘導体などがある．これらは酸をほとんど産生せず，さらに不溶性グルカンも生成しない（**表Ⅱ-4-3**）．糖アルコールは，糖に水素を添加した還元糖で腸からは吸収されにくいため，大量に摂取すると下痢を起こすことがある．そのため，摂取量に注意する必要がある．たとえば，キシリトールやマルチトールは，下痢が起こらない最大摂取量が体重1 kgあたり約0.3 gであるので，体重50 kgの成人の場合は約15 gとなる．この量を5％の糖アルコール飲料水として摂取する場合には，約300 mLに相当する．お茶などが入っているペットボトルの小サイズが約280 mL入りであるので，この程度が一度に摂取するときの安全量といえよう．

表Ⅱ-4-2 甘味料および代用甘味料の分類

分類		名称	甘味度（スクロース=1）	プラーク酸産生性	ヒト腸管消化性・吸収性	エネルギー代謝基質性（kcal/g）	化学構造・その他
糖質系甘味料	二糖	スクロース（ショ糖）	1	+	易消化性	4	グルコースとフルクトースのα1,β2グリコシド結合による二糖
	単糖	グルコース（ブドウ糖）	0.74	+	易消化性	4	
		フルクトース（果糖）	1.73	+	易消化性	4	
		異性化糖	1.3	+	易消化性	4	デンプンを原料としてつくったグルコース液に酵素を作用させてグルコースの一部をフルクトースに変えた混合物
		転化糖	1.3	+	易消化性	4	スクロースを溶かした液体に酸を加えて加熱するか、分解酵素を作用させて、グルコースとフルクトースに分解（転化）した混合物
	二糖	マルトース（麦芽糖）	0.33	+	易消化性	4	グルコースの二糖
		ラクトース（乳糖）	0.16	+	易消化性	4	グルコースとガラクトースの二糖
	スクロース異性体	ラクツロース（ラクチュロース）	0.6〜0.7	低	難消化性	1.5〜2.4	フルクトースとガラクトースの二糖
		パラチノース（イソマルツロース）	0.45	低	易消化性	4	グルコースとフルクトースのα1,6グリコシド結合による二糖
		トレハルロース	0.5	低	易消化性	3.5以下	グルコースとフルクトースのα1,1グリコシド結合による二糖
	オリゴ糖	カップリングシュガー	0.5〜0.6	+	易消化性	3.5以下	スクロース（GF）のグルコース（G）にGを付加したもので、GGF、GGGFなどだが、実際の商品には未反応のスクロースなどが混在する
		フラクトオリゴ糖	0.3〜0.6	+	難消化性	1.5〜2.4	スクロース（GF）のフルクトース（F）にFを付加したもので、GFF、GFFFなどだが、実際の商品には未反応のスクロースなどが混在する
	糖アルコール	ソルビトール	0.6〜0.7	-	難吸収性	2.5〜3.4	グルコースの糖アルコール
		マンニトール	0.57	-	難消化性	1.5〜2.4	マンノースの糖アルコール
		マルチトール	0.75〜0.8	-	難消化性	1.5〜2.4	マルトースの糖アルコール
		ラクチトール	0.35	-	難消化性	1.5〜2.4	ラクトースの糖アルコール
		キシリトール	1.08	-	難吸収性	2.5〜3.4	キシロースの糖アルコール
		エリスリトール	0.7〜0.8	-	易吸収・非代謝性	0	エリスロースの糖アルコール
		還元水飴	0.2〜0.7	-	難消化性	2.8	水飴（デンプンを部分的に分解した粘液状の甘味料。ブドウ糖、麦芽糖、デキストリンなどの混合物で、主成分は麦芽糖）に水素添加して糖アルコール化したもの
		還元パラチノース（イソマルチトール）	0.5	-	難消化性	1.5〜2.4	パラチノースの糖アルコール
非糖質系甘味料	化学修飾系	スクラロース	600	-	難吸収性	0	スクロースの一部を塩素に置換したもの
	配糖体系	ステビオサイド（ステビア）	200	-	難吸収性	4	ステビアという植物の葉や根から得られる。食品添加物として認められているのは日本、ロシア、台湾、マレーシア、ブラジル、韓国などであり、米国やヨーロッパなどでは認められていない。
		グリチルリチン	50	-	難吸収性	0	甘草という植物から得られる
	アミノ酸系	アスパルテーム	100〜200	-	消化性	4	メチル化されたフェニルアラニンとアスパラギン酸のペプチド結合体
		アセスルファムK	200	-	難代謝性	0	アセト酢酸の誘導体
	化学合成系	サッカリン	200〜700	-	吸収性	0	日本では安全性確保のため各食品への使用量が制限されており、使用されている食品にはその旨と使用量が付記されている。
		ズルチン	70〜350	-	吸収性	0	肝臓機能障害やがん発症の危険性が示されているが、欧州、米国や日本では使用が禁止されているため、現在では使用されていない。
		サイクラミン酸ナトリウム（チクロ）	300〜700	-	吸収性	0	米国や日本では使用が禁止されているが、中国などでは現在でも使用されている。

表Ⅱ-4-3 スクロースまたは糖アルコール溶液で洗口したときのプラーク直下の最低pH

	最低pH
スクロース	4.50
マルチトール	6.30
ラクチトール	6.20
マンニトール	6.40
キシリトール	6.50
ソルビトール	6.40

10%溶液2分間洗口, 20分間測定（電極内蔵法）

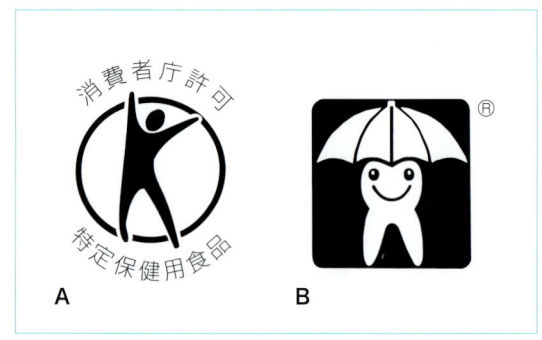

図Ⅱ-4-10 「トクホマーク」(A)と「歯に信頼」マーク(B)

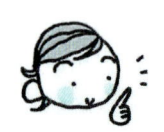

特定保健用食品
特定の保健の目的に応用できる食品に厚生労働省がマークをつけることを認可したものです．2009年12月からは消費者庁がその業務を行っています．多くの保健目的の中の1つに，う蝕予防があります．

歯に信頼マーク
食品摂取後30分以内に，プラークpHを臨界pHよりも高いpHである5.7より低下させない食品に対して，国際トゥースフレンドリー協会がマークをつけることを認可しています．

一方，エリスリトールは，糖アルコールの中では腸から吸収されやすいものではあるが，スクロースやグルコースなどに比べるとやはり吸収されにくいため，大量摂取すると下痢が起こる（体重1kgあたり約0.7gが限度）．

発酵性糖質を必要量摂取することは，栄養学上不可欠であるため，3度の食事の糖質までを代用甘味料に置き換えることは好ましくない．「おやつ」や薬のシロップなどに代用甘味料を使用することで，う蝕予防をはかることが望ましい．

このようなことから，う蝕予防を目的として，プラークpHをpH 5.7よりも低下させない甘味食品には，消費者庁の「特定保健用食品（トクホ食品）」の許可や，国際トゥースフレンドリー協会の「歯に信頼」マークをつける許可を受けているものがある（図Ⅱ-4-10）（表Ⅱ-4-2の「ヒト腸管消化性・吸収性およびエネルギー代謝基質」については，p.142参照）．

③ プラークによる口臭発症機構

口臭とは，他人が不快と感じる呼気のにおいのことをいう．口腔内が原因で起こる口臭は，全体の9割を占める．タンパク質やアミノ酸が口腔内の嫌気性菌によって分解されて生じる揮発性硫黄化合物が，主な口臭の原因物質となる．揮発性硫黄化合物には，硫化水素，メチルメルカプタン，ジメチルサルファイドなどがある．

嫌気性菌が増殖する場として，歯周疾患やう蝕の原因であるプラークがあるが，ほかには，舌表面に形成された舌苔（図Ⅱ-4-11）がある．

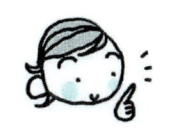

揮発性硫黄化合物
硫化水素（H_2S），メチルメルカプタン（CH_3SH），ジメチルサルファイド（$(CH_3)_2S$），いずれも「S」（イオウ）の化合物には臭い仲間が多いのです．

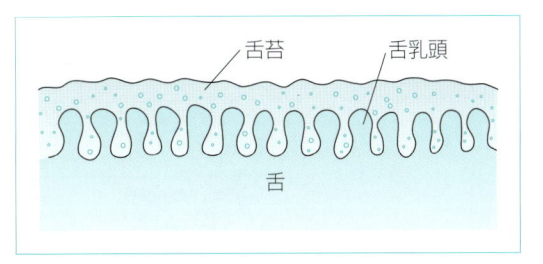

図Ⅱ-4-11 舌苔

舌表面は舌乳頭とよばれる組織で覆われているため，平坦ではなく凹凸に富んでいる．この構造は，唾液が届きにくく洗浄作用が働きにくいため，種々の微生物が定着する場となりやすい．微生物が舌表面に定着・増殖し，プラーク類似の付着物となったものが舌苔である．特に舌根部には，舌苔が付着しやすい．プラークと同様に，舌苔の表層は酸素が浸透するが，深部は嫌気的な環境となっているため，タンパク質やアミノ酸が舌苔深部にいる嫌気性菌によって分解され，揮発性硫黄化合物が産生されやすい．舌には硬組織がなく，舌苔はう蝕も歯周疾患も起こさないためその存在は目立たないが，口臭発生源として重要である．

❹ プラークによる歯周疾患発症機構

歯周疾患もう蝕と同様，口腔常在菌が増殖して形成されたプラーク内の細菌によって発症し，進行する．ただし，う蝕発生の場合には，酸産生菌が関与するのに対し，歯周疾患には，非酸産生菌で嫌気性のグラム陰性菌が関与する．また，う蝕の場合には，酸による歯質の脱灰と唾液による再石灰化との力関係であったが，歯周疾患の場合には，細菌活性と生体防御反応との力関係となる．

なお，生体防御反応の力を弱める大きな要因として，加齢，糖尿病，喫煙習慣などがある．

1．細菌活性

歯肉縁下プラーク細菌の多くは，組織への定着因子や，白血球の食作用に抵抗する因子をもち，細菌性毒素や組織破壊酵素，組織毒性のある代謝産物などを産生する．これらの細菌活性は，歯周疾患を引き起こす病原性となる．

1）食作用抵抗因子
(1) 莢膜
莢膜は，多糖を主成分とした粘液性の厚い層からなる．多くの歯周病原細菌はこのような莢膜をもっている．莢膜が細菌の表層にある抗原決定基を覆い隠してしまうため，細菌は白血球の食作用から逃れることができる（図Ⅱ-4-12）．また，莢

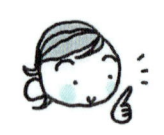

SOD
スーパーオキシドジスムターゼ（superoxide dismutase）．*Porphyromonase gingivalis* など多くの嫌気性菌が産生する酵素で，白血球の分泌する活性酸素のスーパーオキシドを分解し，白血球の食作用から逃れることができます．

カタラーゼ
過酸化水素を水と酸素に分解する酵素．カタラーゼを分泌する細菌は，白血球の分泌する活性酸素の過酸化水素を分解し，白血球の食作用から逃れることができます．

マクロファージ
白血球の一種で，血液中では単球，組織内ではマクロファージとなります．食作用があり，抗原提示や細胞性免疫に関わります．

ロイコトキシン
Actinobacillus actinomycetemcomitans の外毒素．種々の白血球（多形核白血球や単球・マクロファージ）に対して毒作用を示し，食作用の機能を破綻させます．

グラム陰性菌
クリスタル紫で染色した後，アルコールで容易に脱色される細菌をグラム陰性菌，脱色されない細菌をグラム陽性菌といいます．

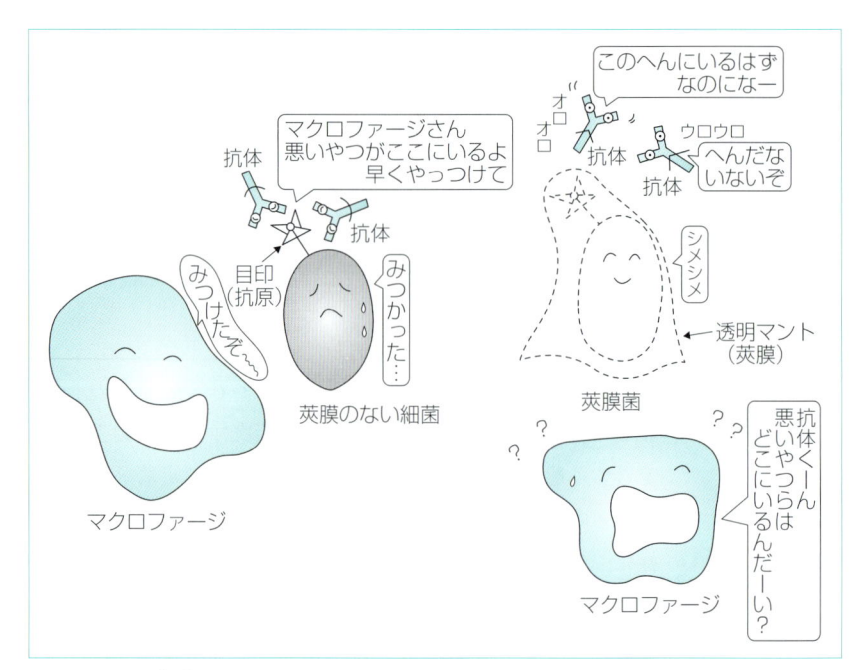

図Ⅱ-4-12　莢膜

膜は粘着性があるため，組織への定着因子にもなる．

(2) 活性酸素分解酵素
細菌が分泌するSOD（スーパーオキシドジスムターゼ）やカタラーゼは，好中球やマクロファージが細菌を破壊するために生成する活性酸素を分解する．

2) 細菌性毒素

(1) 外毒素
外毒素は，生きた細菌が菌体外に分泌するタンパク質で，毒性は強いが，ヒトに中和抗体を産生させる免疫原性も強い．外毒素の一種ロイコトキシンは，マクロファージに傷害的に働く．

(2) 内毒素
内毒素は，細菌の細胞壁成分で，菌体が破壊され溶菌してはじめて遊離し，細菌性毒素として作用する．毒性は弱いが免疫原性も弱く，中和抗体は産生されにくい．歯周病原細菌の多くはグラム陰性菌である．このグラム陰性菌の細胞壁外膜の構成成分であるリポ多糖（LPS，図Ⅱ-4-13）は内毒素の代表であり，歯周疾患と密接に関わることが明らかになっている（p.110〜112参照）．

3) 組織破壊酵素
歯周病原細菌から分泌される組織破壊酵素は，組織タンパク質などを分解し，歯周組織を破壊していく．組織に最も多く存在するコラーゲンを分解するコラゲナー

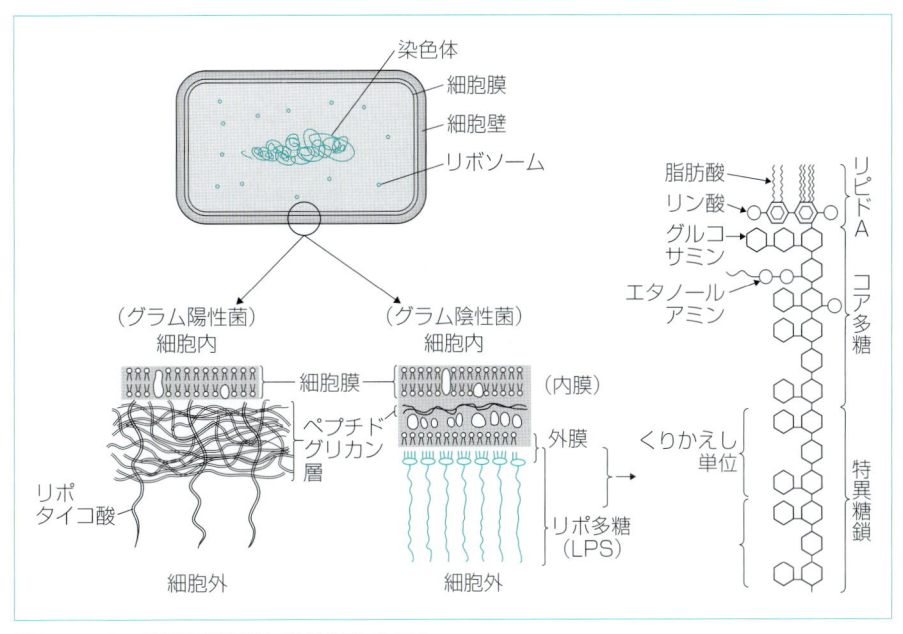

図Ⅱ-4-13　細菌の細胞壁とリポ多糖（LPS）

ゼ，特異抗体を分解する免疫グロブリン分解酵素などのタンパク質分解酵素など，さまざまな酵素が歯周病原細菌から分泌される．

4）代謝産物

細菌による種々の代謝産物（アンモニア，ブチル酸，硫化水素，インドールなど）は組織毒性が高く，歯周組織に傷害的に働く．

2. 生体防御機構と炎症反応

生体には微生物などの異物から生体を防御する機構が備わっている．異物が生体に侵入することを防ぐ自然免疫系と，侵入した異物を排除する獲得免疫系である．

1）自然免疫

健康な皮膚や粘膜は，微生物が生体内に侵入することに対し，物理的バリアとなっている．すなわち，皮膚や粘膜を形成している上皮細胞間には，強靱な細胞間結合があるため，微生物は容易に侵入できない．また，涙，鼻汁，唾液などの分泌液には洗浄作用があるうえに，種々の抗菌物質や抗菌活性をもつ酵素類が含まれており，微生物の増殖を抑制する化学的バリアになっている．さらに，皮膚や粘膜表面には，常在微生物叢が安定した生態系を形成しており，外来性細菌の定着や増殖を阻止する生物学的バリアとなっている．

2) 獲得免疫（図Ⅱ-4-14）

自然免疫の各バリアが破られ，生体内に微生物などの異物が侵入すると，各種白血球や組織の細胞，種々のタンパク質が共同して異物を排除するように機能する．組織内をパトロールしているマクロファージや組織内で待機している樹状細胞などは，抗原提示細胞といわれる．抗原提示細胞は，異物に出会った際に食作用によってその異物を取り込み，免疫の中枢ともいえるヘルパーT細胞に，異物が有する抗原を提示する役割をもつ．ヘルパーT細胞は，抗原提示細胞から抗原情報を受け取った後，2つのT細胞（Th1とTh2）に分化する．Th1は細胞性免疫を，Th2は体液性免疫をそれぞれ誘導する．

(1) 体液性免疫

骨髄で分化したB細胞は，Th2に誘導されると形質細胞に分化する．形質細胞は，Th2の指示どおりの抗体を産生する．一部のB細胞は，抗体に関する情報を記憶したメモリーB細胞へと分化する．メモリーB細胞は，二度目の感染の際に大量の抗体を産生することにより，生体防御に大きく関わる．産生された抗体は，抗原と免疫複合体（抗原抗体複合体）を形成する．この複合体は補体系を活性化し，抗体と補体系の共同で毒素中和作用や細菌に対する溶菌作用を発揮する．

(2) 細胞性免疫

Th1は，キラーT細胞（細胞障害性T細胞）やマクロファージを活性化し，食細胞の食作用を亢進させる．細胞の中に入り込んだウイルスなどに対し，抗体は攻撃できない．しかし，キラーT細胞は，感染細胞にアポトーシスを起こさせるこ

ヘルパーT細胞
ヘルパーT細胞は，骨髄の造血幹細胞で生まれた後，胸腺で分化・選別されます．自己と非自己の識別能や抗原認識力が優れていて，免疫の中枢的役割を果たしています．

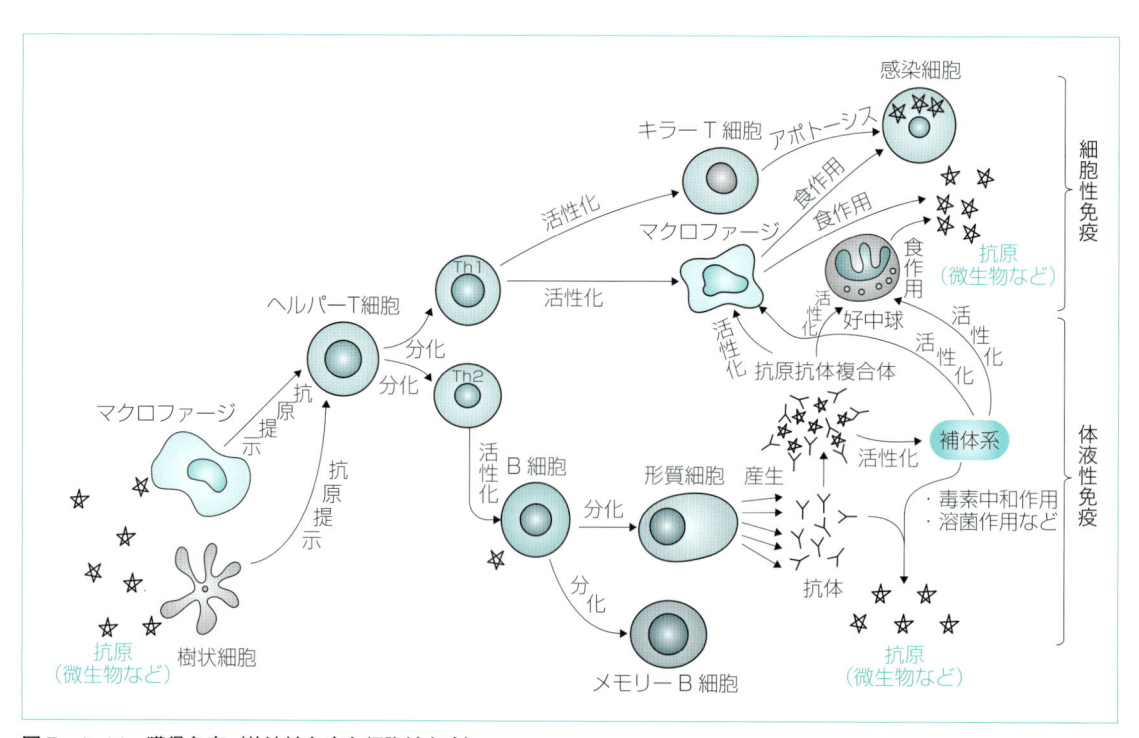

補体系
抗体が認識した異物を攻撃する酵素タンパク質群．通常は不活性状態で，血漿中に存在します．抗原抗体複合体やリポ多糖によって活性化された補体系は，走化性，オプソニン作用，活性化作用，細胞溶解作用などを行います．

図Ⅱ-4-14 獲得免疫（体液性免疫と細胞性免疫）

とにより，細胞内に入り込んだウイルスを破壊することができる．

なお，体液性免疫と細胞性免疫は，それぞれ完全に独立したものではなく，相互に密接に関わっている．免疫複合体が補体系を活性化することは先に述べたが，この補体系は，好中球やマクロファージをよび寄せ（走化性），さらにこれらの食細胞を活性化する．また，免疫複合体自体もこれらの細胞を直接活性化し，効率よく異物を貪食できるようにする．

3）歯周疾患における生体防御機構と炎症反応

歯周病原細菌が，自然免疫のバリアを破り組織へと侵入するに伴い，病原因子に対する特異抗体が，免疫複合体を生成する．この複合体が補体系を活性化し，次の炎症反応や組織破壊を進行させる（図Ⅱ-4-15）．

①活性化された補体系は，血管透過性を高め，好中球やマクロファージなどの炎症性細胞が組織へ浸潤する．
②活性化された補体系は，抗体とともに溶菌作用，細菌の組織への定着阻害，外毒素の中和作用などの生体防御反応を起こす．
③好中球やマクロファージが分泌したタンパク質分解酵素が，歯肉組織を破壊する．
④好中球やマクロファージが分泌したサイトカインが，破骨細胞の分化・活性化

破骨細胞
多数の核をもった巨大な細胞で，活性化された成熟破骨細胞になると，骨を吸収します．

サイトカイン
細胞から分泌されるタンパク質性の情報伝達物質です．細胞からほかの細胞，または自己細胞に情報を伝達します．たとえば，マクロファージから分泌されるサイトカインの一種，インターロイキン-1（IL-1）は，未分化の破骨細胞（前駆細胞）の破骨細胞への分化と成熟破骨細胞への活性化を行い，骨吸収を促進します．

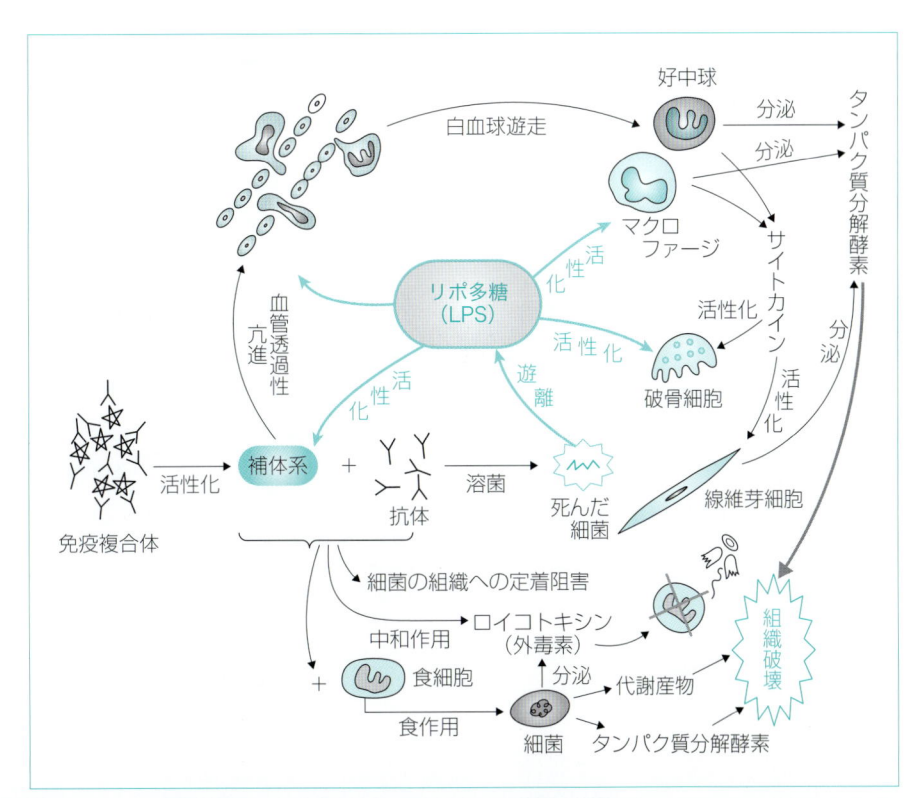

図Ⅱ-4-15　歯周疾患における炎症反応に及ぼすリポ多糖の影響

を促進する.

3. リポ多糖（LPS）

リポ多糖（lipopolysaccharide；LPS）は，グラム陰性菌の細胞壁の外膜表面に結合している成分で，歯周疾患を進行させる細菌内毒素の代表である．細菌が死んで溶菌した後に，リポ多糖が遊離し，内毒素として作用する．

「2. 生体防御機構と炎症反応」で述べた炎症反応に，溶菌した歯周病原細菌から遊離したリポ多糖が内毒素として作用すると，炎症反応・組織破壊が加速される．その主な作用は，歯肉組織の破壊と歯槽骨の吸収の2つである．

1）歯肉組織の破壊（図Ⅱ-4-16）

①溶菌した細菌から遊離したリポ多糖は，補体系を直接活性化し，この補体系が好中球や単球（マクロファージ）を遊走させて，炎症反応を進行させる．

②リポ多糖は，好中球やマクロファージを直接活性化して，各種タンパク質分解酵素を分泌させ，組織を破壊させる．

線維芽細胞
生理的には，線維芽細胞はコラーゲン線維や可溶性細胞外基質成分を合成します．

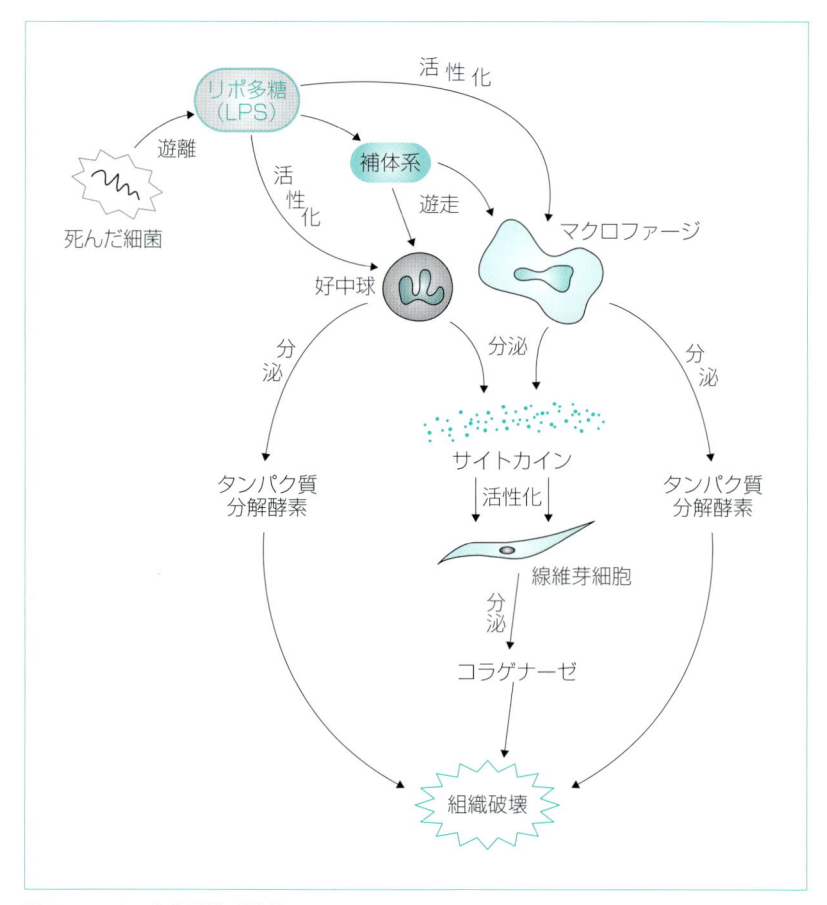

図Ⅱ-4-16 歯肉組織の破壊

③リポ多糖は，好中球やマクロファージを直接活性化して，種々のサイトカインを分泌させ，これらのサイトカインによって線維芽細胞を活性化させる．この結果，線維芽細胞もコラゲナーゼなどのタンパク質分解酵素を分泌し，組織破壊を進行させる．

コラゲナーゼ
コラーゲン分解酵素のことです．ヒト組織内に多く分布する線維状タンパク質であるコラーゲンが分解され，組織が破壊されていきます．

2）歯槽骨の吸収（図Ⅱ-4-17）

①リポ多糖は破骨細胞を直接活性化して成熟破骨細胞にし，骨吸収を促進する．
②リポ多糖によって活性化されたマクロファージから分泌された種々のサイトカ

COFFEE BREAK

破骨細胞による骨吸収の仕組み

学生「博士，質問があります．破骨細胞はどうやって骨を破壊するのですか？　骨をバリバリとかじっていくのですか？」
博士「いや，違うよ．破骨細胞は酸を産生して骨ミネラルを溶かしていくんじゃ」
学生「えっ，酸で溶かすのですか？　う蝕みたいですね」
博士「そうだね．破骨細胞は，酸で骨を溶かしながら溶出されたカルシウムイオンを吸い上げて排出するんじゃ．それから，破骨細胞は酸性で活性化されるタンパク質分解酵素を分泌して，骨タンパク質を分解するんじゃ．このようにして，破骨細胞が活性型である間は，骨吸収が進行するんだよ」

学生「そうだったのですか．よくわかりました．博士，ありがとうございました！」
（図Ⅱ-2-7参照）

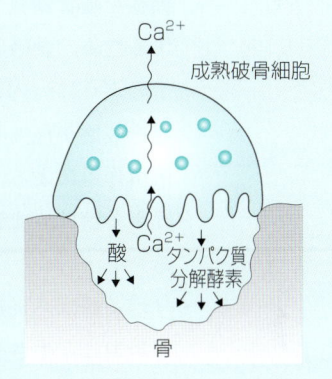

成熟コラーゲンの生物学的半減期と骨のリモデリング

骨は生理的条件下で古い骨の吸収と新しい骨の形成を繰り返しています（リモデリングとよびます）．歯槽骨の場合，成熟コラーゲンの生物学的半減期は6日ですから，古い歯槽骨はわずか6日で半分が壊され，壊されると同時に新しい歯槽骨がつくられていることになります．骨の吸収と形成は釣り合っているので，一見なんの変化も起こらなかったかのようにみえます．これを動的平衡といいます．慢性の炎症が長期間続くとこの平衡が崩れ，破骨細胞の機能亢進による骨吸収へと大きく傾いてしまいます．

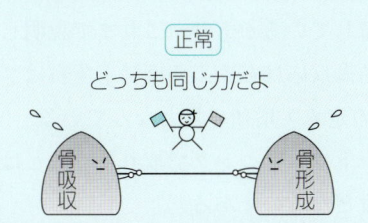

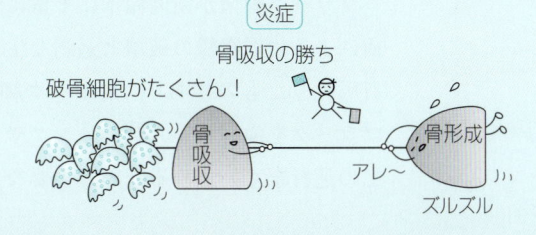

正常：どっちも同じ力だよ
炎症：骨吸収の勝ち　破骨細胞がたくさん！

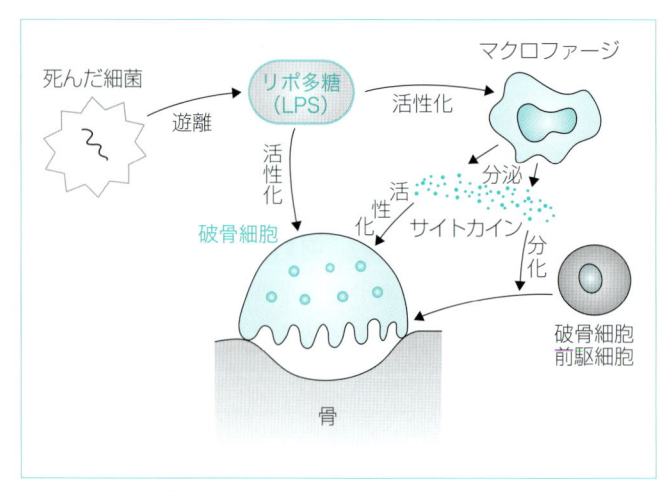

図Ⅱ-4-17 歯槽骨の吸収

インは，歯肉組織の破壊以外に骨吸収にも深く関わっている．すなわち，前駆細胞を破骨細胞へと分化させ，さらに，破骨細胞を活性化して成熟破骨細胞にするため，骨吸収が促進される．

このように，内毒素であるリポ多糖が通常の炎症反応に加わると，炎症反応・組織破壊が加速される（図Ⅱ-4-15参照）．

・溶菌作用によってリポ多糖が遊離される．
・リポ多糖は，血管透過性をさらに高め，炎症性細胞のさらなる浸潤を起こさせる．
・リポ多糖は，炎症性細胞を活性化し続け，タンパク質分解酵素やサイトカインを過剰に産生させ，組織破壊や歯槽骨吸収を加速させる．
・リポ多糖は，破骨細胞を直接活性化させ，歯槽骨吸収をさらに促進させる．

生体防衛反応の1つとして，侵入した歯周病原細菌が溶菌され続けるかぎり，内毒素であるリポ多糖も遊離され続けることになる．内毒素に対する中和抗体はつくられにくいことから，いったん生じた炎症反応を進行させ，組織破壊を加速する引き金を引き続けているのは，リポ多糖ともいえる．このようにして，生体防御機構の暴走が引き起こされ，歯周組織の破壊が進行していく．

プラーク細菌が歯肉縁下に多量に残留しているかぎり，これまで説明してきた細菌による歯周組織の破壊と過剰な生体防御反応は続く．歯肉縁下歯石はプラークが石灰化したものであり，プラーク細菌の定着・増殖の場となっている．すなわち，プラークを歯石ごとスケーリングやルートプレーニングで取り除くことは，歯周疾患の進行をくい止めるための重要な手段となるのである．

4章◆プラークの生化学の要点

❶ 種々の糖質の中でスクロースは，細菌により酸産生の材料になるばかりでなく，付着凝集作用のある菌体外多糖生成の材料にもなるため，う蝕誘発性が糖質中最も高い．

❷ う蝕発生を引き起こす細菌の病原性は，プラーク形成能，酸産生能，耐酸性，エネルギー源としての多糖生成能があり，これらの能力の高い細菌の代表がミュータンスレンサ球菌である．

❸ フッ素が歯に取り込まれると，耐酸性の高いフルオロアパタイトがつくられ，炭酸やマグネシウムが取り込まれる場合は，耐酸性の低い結晶がつくられる．

❹ 唾液の作用のうち，抗う蝕作用に関わるのは，洗浄作用としての唾液の分泌量，緩衝作用としての重炭酸イオン濃度，再石灰化作用としてのカルシウム，リン酸，フッ素，抗菌作用としての分泌型 IgA をはじめとして，ラクトフェリン，リゾチーム，ペルオキシダーゼなどがある．

❺ 3度の食事で酸が産生され，歯質が一時的に脱灰されても，食間時にプラーク pH が中性に回復すると，再石灰化が起こる．

❻ 食間時に再石灰化のための十分な時間を確保できない状態として，間食の時期が食間時であること，間食回数が多いこと，間食の内容がスクロース主体や歯に付着しやすい性状であることがあげられる．

❼ う蝕予防として，フッ化物の応用や代用甘味料の利用がある．

❽ 口腔内が原因で起こる口臭では，プラークや舌苔深部の嫌気性菌により，タンパク質やアミノ酸から産生された揮発性硫黄化合物が原因物質となる．

❾ 歯周疾患は，歯肉縁下プラークに存在する嫌気性菌の細菌活性と生体防御反応との力関係のバランスが崩れたときに発生する．

❿ リポ多糖は，細菌内毒素の代表で，細菌が死んで溶菌した後に遊離し，内毒素として作用する．

⓫ リポ多糖の主な作用は，歯肉組織の破壊と歯槽骨の破壊であり，生体防御反応の暴走を引き起こし，歯周組織の破壊を加速させる要因となる．

参考文献

1) 早川太郎ほか：口腔生化学　第4版．医歯薬出版，東京，2008．
2) 梅本俊夫ほか：口腔微生物学　第2版．学建書院，東京，2008．
3) 安孫子宜光ほか：スタンダード生化学・口腔生化学　第2版．学建書院，東京，2009．
4) 天野　修ほか編著：口腔生物学各論　唾液腺．学建書院，東京，2006．
5) 河野正司監訳：唾液―歯と口腔の健康．医歯薬出版，東京，1999．
6) 古西清司ほか編著：臨床歯科エビデンス　歯周病と微生物学のビジュアルラーニング．南山堂，東京，2007．

Ⅲ編

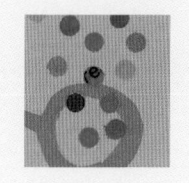

栄養の基礎

1章 栄養の基礎知識

到達目標
❶健康の維持のために，栄養の知識を学ぶ意義を知る．
❷現代人の食物の摂取における栄養上の問題点を学ぶ．
❸栄養素の消化・吸収の基本を知る．
❹栄養素の相互作用，相互の影響について健康維持との関係を知る．

❶ ─ 食生活と栄養

1. 栄養の知識を学ぶ理由

　人間が食物（水を含む）を摂取したくなるのは，空腹，喉の渇き，塩分・甘味への欲求という本能（摂食本能）である．それによって，食べ物を食べ，水を飲み，塩・砂糖などを摂取する．しかし，空腹，喉の渇き，塩分・甘味への欲求が満たされることと，これによって健康が維持・増進することは別であることが，現代の食生活上の大きな問題である．

　空腹はエネルギー源不足を知らせ，喉の渇きは水分の必要性を知らせる．塩分・甘味への欲求は，塩化ナトリウムおよび砂糖（ブドウ糖など）の必要性あるいは欲求を知らせる．これらは，人間が生命を維持するうえできわめて重要な物質であり，本能によってこれらが必要であると知ることは，人間の生存にとって欠くことができない．しかし，強制的ではなく摂食本能によって摂取した食物が，人間の健康にとって好ましくない内容をもっていることが大きな問題である．一方，美味しい食べ物を食べたいという摂食本能とは異なる欲求（嗜好）によって摂取する食物も人間の健康に好ましくない内容をもっていることが少なくない．

　癌，心臓病，脳血管障害をはじめ，医師の治療を必要とする各種疾患（高血圧症，糖尿病，脂質異常症（高脂血症），肥満症，骨疾患，痛風など）の背景には，不適切な食物摂取があることは，よく知られている．

　人間の摂食本能は，健康を守るうえで十分ではないということ，および，現在流通している食物は，おいしさ，歯触りや舌触りなどがよくても，それを食べ続ける

ことによって，健康上の問題を引き起こすような組成になっているものが少なくないことを知っておくべきである．

特に，精製・精白食品，精製食素材などは，おいしく，食べやすい反面，精製・精白の過程で捨てられる部分に多く含まれる栄養成分が摂取しにくく，精製・精白によって濃縮される栄養成分を過剰に摂取しやすいなど，栄養素摂取のアンバランスが著しく起こりやすくなっているなどの特徴をもっている．たとえば，主食になる米や小麦は，精白によって，食物繊維，ミネラル，ビタミンなどが減少する一方，糖質含量などが増加する．食用油脂の大豆油，トウモロコシ油なども，精製によってほぼ100%が脂肪の油となり，大豆，トウモロコシに含まれている油脂以外の栄養成分は摂取しにくくなっている．このような食品素材からつくられた加工食品も，ある種の栄養成分が特に多い，ある種の栄養成分は特に少ないなどの栄養的アンバランスがみられる．

このような食生活環境に国民全体がおかれていることを，私たちは知っていなければならない．このことが，栄養および食生活について学ばなければならない，基本的な理由である．

2. 日本人の栄養摂取状況

1）現代の食生活概要

私たちは食生活を通じて，健康の維持・増進に必要な多種多様な栄養成分を摂取している．毎日の食生活を通じて，適切な栄養成分の摂取が行われなければ，健康はもちろんのこと，生命の維持そのものができない．

わが国は現在，世界最長寿国である．世界各国が平均寿命を延ばしている背景には，医薬品の開発，医療技術の進歩，環境衛生の改善，乳幼児死亡率の低下，健康保険制度の充実，栄養摂取の改善などがあげられる．しかし，その中でもわが国が，1945年の平均寿命50歳の時代から毎年寿命を延ばし，1970年代に世界最長寿国となって以来，今日までそれを維持している食生活上の背景は，十分に評価する必要がある．

わが国を世界最長寿国とした最大の理由は，食生活にある．米，大豆，魚などを主食や主菜としていること，エネルギー摂取量を大きく増加させず，肉，卵などの良質タンパク質の摂取量を増やし，海藻，緑黄色野菜，根菜類などを常食していることが，食生活上の大きな特徴である．これらは好ましい特徴として，今後も継承すべきである．

しかし，不適切な食物摂取による死亡，疾病などが増加しており，改善する必要がある．これらの背景には，次のような実態がある．

①食生活の欧米化（脂肪摂取量，脂肪エネルギー摂取量の過度の増加）
②食の簡便化（楽しくない食卓，必要な栄養成分のアンバランスな摂取と不足，急いで食べるなど）

③精製・精白食品の増加(おいしく,口あたりはよいが,必要な栄養素をバランスよく摂取しにくい,特定栄養素の過剰摂取・不足,咀嚼力低下など)
④調理済み食品や加工食品の増加(画一的味覚形成,伝統的食技術の伝承の断絶,季節感の喪失など)
⑤外食の増加・習慣化(画一的味覚形成,家庭の味の消失など)
⑥欠食の増加(保育園児にも朝食欠食者,低血糖,栄養素摂取の不足など)
⑦不規則な食事時刻,遅い夕食(朝食の食欲低下,生活リズムの乱れなど)
⑧その他

これらの食生活が営まれる背景には,個人的な理由ばかりではなく,食べ物に対する社会の価値観の影響を大きく受けた個人や家庭の食生活が存在する.

2)国民健康・栄養調査から

(1) 栄養素摂取状況

国民健康・栄養調査(厚生労働省)の栄養素等摂取量(p.180参照)の年次推移をみると,食品の摂取状況を反映して,動物性タンパク質比率は好ましいと考えられている40〜50%より高い.また,脂肪エネルギー比率は好ましいと考えられている20〜30%の間にあるが,エネルギー比率が30%以上である人の割合は20〜29歳で4割を超えており,脂肪を過剰に摂取している人が多い.また,総タンパク質摂取量に占める動物性タンパク質の比率も高値傾向が続いている(**表Ⅲ-1-1**).

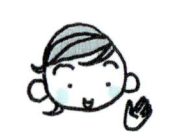

IU (International Unit)
ビタミンやホルモンなどの効力を,国際的に統一して示すときに用いる国際単位のことです.食品中のカロテンなどのビタミンAへの転換率やカロテンの腸管からの吸収率に配慮して,摂取したビタミンA量を示すことができます.ビタミンA1IUは,β-カロテン0.6μgに相当すると定義されます.

レチノール活性当量
(RAE;Retinol Activity Equivalents)
食品中に含まれるビタミンA(レチノール)量を算出するために,生体内でビタミンAに転換されて作用するβ-カロテン,α-カロテン,β-クリプトキサンチンのビタミンA活性を,1μgのレチノールと等価であるとして換算した値をいいます.たとえば,食品由来のβ-カロテン12μgはレチノール1μgに相当する(1レチノール活性当量:1RAEという)とされています.

表Ⅲ-1-1 栄養素等摂取量の年次推移(全国,1人1日あたり)

			60年 (1985)	平成7年 (1995)	17年 (2005)	22年 (2010)	27年 (2015)	令和元年 (2019)
エネルギー		(kcal)	2,088	2,042	1,904	1,849	1,889	1,915
タンパク質	総量	(g)	79.0	81.5	71.1	67.3	69.1	72.2
	動物性	(g)	40.1	44.4	38.3	36.0	37.3	40.1
脂質	総量	(g)	56.9	59.9	53.9	53.7	57.0	61.2
	動物性	(g)	27.6	29.8	27.3	27.1	28.7	31.9
炭水化物		(g)	298	280	267	258	257.8	248.7
カルシウム		(mg)	553	585	539	503	517	498
鉄		(mg)	10.8	11.8	8.0	7.4	7.6	7.9
食塩相当量		(g)	12.1	13.2	11.0	10.2	9.7	10.1
ビタミン	A	(IU)	2,188	2,840	—	—	—	—
		(μgRE*1)	—	—	604	529	534	547
	B_1	(mg)	1.34	1.22	0.87	0.83	0.86	0.95
	B_2	(mg)	1.25	1.47	1.18	1.13	1.17	1.19
	C	(mg)	128	135	106	90	98	99
穀類エネルギー比率*2		(%)	47.2	40.7	42.2	42.5	41.2	39.3
動物性タンパク質比率*2		(%)	50.8	54.5	52.1	51.7	52.3	53.6
脂肪エネルギー比率*2		(%)	24.5	26.4	25.5	25.9	26.9	28.4

注)*1 RE:レチノール当量.現在ではレチノール活性当量(RAE)と表記.
*2 これらの比率は個々人の計算値を平均したものである.
平成15年より強化食品,補助食品からの栄養素摂取量の調査を始めたため,平成17,22年のカルシウム,鉄,ビタミンB_1・B_2・Cの値は,「通常の食品」の数値を引用している.

(厚生労働省:平成27年国民健康・栄養調査.)

一方，総タンパク質摂取量および糖質（炭水化物）摂取量は，長期減少傾向にある．特に，炭水化物摂取量のこれ以上の減少は，好ましくないと考えられている．

　カルシウムについても，その重要性が多方面から指摘されているにもかかわらず，横ばい，あるいは減少傾向のままである．カルシウムの給源としては，乳・乳製品類があげられるが，カルシウムを多く含む食品である，海藻，小魚，ゴマ，スキムミルクなどの摂取を増加させるべきであろう．これらの食品の摂取は，脂肪の摂取量増加を抑制することにもつながる．

　エネルギー摂取量は，平均的には適正量を示している．しかし，動物性タンパク質比率および脂肪エネルギー比率の増加，穀類エネルギー比率の低下傾向がみられる．

　ただし，表Ⅲ-1-2に示したように，国民の体格指数（BMI）18.5未満（やせ）の人がいることは，食品摂取量・栄養素摂取量そのものが少ない人がいることを示しており，栄養素摂取不足に関しても，配慮を必要とする状況にあることを示している．

表Ⅲ-1-2　体格指数（BMI）の状況　　　　　　　　　　　　　　　　(%)

		やせ (18.5未満)	普通 (18.5〜25未満)	肥満 (25以上)
男	15〜19歳	13.0	77.8	9.3
	20〜29歳	9.1	64.0	26.8
	30〜39歳	3.6	64.4	32.0
	40〜49歳	1.6	63.1	35.3
	50〜59歳	2.9	65.4	31.7
	60〜69歳	4.2	61.8	34.1
	70歳以上	4.6	69.7	25.7
女	15〜19歳	17.3	76.4	6.4
	20〜29歳	21.7	72.6	5.7
	30〜39歳	13.4	72.4	14.2
	40〜49歳	10.6	72.0	17.4
	50〜59歳	10.1	67.7	22.2
	60〜69歳	7.1	67.1	25.8
	70歳以上	9.3	64.2	26.5

BMI＝体重(kg)÷(身長(m)×身長(m))　で算出．
BMIの判定基準は「日本肥満学会（2011年）による肥満の判定基準」を用いている．

（厚生労働省：平成29年国民健康・栄養調査）

1章　栄養の基礎知識

2 — 栄養素の消化・吸収

　食物に含まれる栄養素は，そのままでは分子が大きすぎて吸収できない．そのため，口，胃，小腸などで，食物中の栄養素が吸収されやすい大きさにまで変化させる働きが行われる．この働きを消化作用という．この消化作用によって，食物中の栄養素は，吸収できる程度の小さな栄養素（低分子）にまで変化する．ただし，食物中には，ヒトの消化作用によってはほとんど変化しないような成分も含まれている．

　一方，小腸，大腸には，腸内微生物が存在しており，ヒトの消化作用によっては変化しないような食物中の成分を利用して生命を維持し，自己増殖を続けている．この過程でつくられる成分を人体が利用している場合もあり，腸内微生物による働きも，消化作用の1つとみることができる．

1. 消化作用の種類

　消化作用は，口，胃，小腸，大腸などの消化器官による，3つの方法がある．

1）機械的（物理的）消化

　口の中で食物をよくかみ砕くことは，機械的（物理的）消化の代表的な例である．また，胃の収縮作用，胃・小腸の伸縮運動は食物をさらに細かくし，食物と消化液をよく混合させて消化を促進するとともに，食物を次の消化器官へ送る役割をしている．

2）化学的消化

　口，胃，小腸などの消化器官に分泌される消化液中に含まれる消化酵素によって，大きな栄養素（高分子）を分解して，小さな栄養素（低分子）にするような消化のことを化学的消化とよぶ．口の中でごはんをよくかむと甘くなってくるが，これは口の中に分泌された唾液中の消化酵素がデンプンを分解して，甘味のある麦芽糖（マルトース）などを生成するためである．化学的消化の代表的な例である．

3）腸内微生物による消化

　小腸，大腸などには，さまざまな微生物が存在している．これらの微生物は，ヒトの消化酵素によっては分解できないような食物中の成分（たとえば食物繊維）の一部分，または大部分を分解する働きをもっている．

2. 消化作用の仕組み

　消化器およびそこから分泌される消化液によって，消化作用が行われる．消化作用は，食物成分（栄養素）を体内に吸収できる大きさにまで分解する過程である．吸収の主役は，小腸の上皮組織の上皮細胞である．消化作用では，この上皮細胞を通過できる程度にまで栄養素が分解される．

　上皮細胞の大きさは20〜30μm程度，細胞膜の厚さは6nm程度である．消化による分解産物の大きさが1nmくらいと十分に小さいことが，吸収のために必要である．同時に，人体にとって異物とならないように，生物として共通の成分として認識されるまで変換されることが必要である．タンパク質がアミノ酸にまで分解されることは，その例である．

3. 栄養素の消化

　消化器ごとに，消化酵素による栄養素の消化の進み方は異なる．

1）糖質の消化

　糖質の消化は，口から始まる．唾液の消化酵素によって，食物のデンプンがデキストリン，マルトース（麦芽糖），グルコース（ブドウ糖）にまで変化する．グルコースになる量は，きわめて少ないといわれている．生デンプンは消化作用を受けにくい．唾液の消化酵素は，胃で胃酸によってその働きを失うが，胃から小腸に送り出され，小腸の消化酵素の作用を受ける．

2）タンパク質の消化

　タンパク質の消化は，主に胃と小腸で行われる．胃においてタンパク質は，胃酸によって消化酵素の作用を受けやすくなり，ある程度の大きさにまで変化して小腸に送られる．

　小腸に送られたタンパク質は，消化酵素によってさらに小さなタンパク質（ペプチド，アミノ酸）にまで変化する．多くのタンパク質は，アミノ酸にまで分解される．

3）脂質の消化

　脂質の消化は，胃と小腸で行われる．胃に存在する脂質消化酵素は，その働きが弱いため，脂質の消化は大部分が小腸で行われる．小腸に入った脂質は，胆汁の働きによって細かい粒子に変化し，膵液として小腸に分泌される消化酵素の働きを受ける．

　食物に多く含まれる脂質は，脂肪酸とグリセリン（グリセロール）からできている．小腸における消化過程では，グリセリン（グリセロール）と結合している3個

の脂肪酸が1つずつとれて、吸収されやすい形に変化する。

4) ミネラルの消化

ミネラルの消化は、胃酸およびアルカリ性の腸液によって行われる。酸およびアルカリによる無機成分の溶解、イオン化が主体である。

5) ビタミンの消化

ビタミンそのものは特別の消化を必要としないが、ビタミンを含む食物、細胞壁などが溶解、あるいは分解されて、ビタミンが遊離される必要がある。

4. 栄養素の吸収

消化された栄養素の吸収は大部分が小腸で行われ、一部は大腸でも吸収される。
消化・吸収は、年齢、栄養素の種類、食物の種類とその組み合わせ、食べ方、栄養素の量などによって大きな変動がみられる。

1) 糖質の吸収

健常人の場合、加熱調理操作を加えた糖質（デンプン）の消化吸収率は95～100%である。糖質の吸収は、すべて単糖類にまで変化して行われる。単糖類の中でも、グルコース、ガラクトースの吸収速度は速く、これらの糖質の吸収速度を100とすると、フルクトースは43、マンノースは19、キシロースは15、アラビノースは9であるといわれる。

2) タンパク質の吸収

タンパク質は、大部分がアミノ酸にまで変化して吸収されるが、一部分はアミノ酸が2～6個結合したペプチドのまま吸収される。タンパク質の消化吸収率は80～95%である。
新生児では、タンパク質をそのまま吸収するといわれ、母乳中の免疫タンパク質などが吸収される。

3) 脂質の吸収

脂質の吸収は、主に小腸で行われる。脂質の吸収率は一般に70～95%である。

4) ミネラルの吸収

ミネラルの吸収は、その種類ごとに異なる。また、その消化吸収率は、食物中のほかの成分の大きな影響を受ける。

(1) カルシウム

カルシウムの吸収は、大部分が小腸で行われる。最近の研究では、一部は大腸で

も吸収されることが明らかになっている．その吸収率は，摂取タンパク質量，摂取リン量，摂取食物繊維量，摂取ビタミンD量，摂取カルシウム量，年齢などによって大きな影響を受ける．それゆえ，カルシウムの吸収率を一概に示すことはできないが，日本人の食事摂取基準（2020年版）では，25〜40％（1〜2歳：40％，18〜29歳：30％，65歳以上：25％）となっている．母乳のカルシウム吸収率は約60％とされている．

また，一般に，乳類カルシウムの吸収率が優れているとされるが，これまでの研究報告を調査してみると，乳類カルシウムと同じような吸収率を示す食物（豆腐，豆乳，きなこなど）もみられる．

タンパク質不足，リン過剰，食物繊維過剰，ビタミンD不足などは，カルシウムの吸収率を低下させる．摂取カルシウム量が少ない場合には，吸収率は上昇する．

(2) 鉄

食物中の鉄には，比較的吸収されやすい形態のヘム鉄と，そうではない非ヘム鉄の2種類がある．

ヘム鉄は，肉，魚肉，肝臓などの鉄の約40％を占め，その吸収率は23〜28％程度である．非ヘム鉄は，野菜，穀物，鶏卵，乳製品などに含まれ，その吸収率は数％である．ただし，ビタミンC，食肉成分などは，非ヘム鉄の吸収を促進させる．吸収を阻害するものとしては，お茶のタンニン，穀物中のフィチン酸，制酸剤，リンなどがある．

阻害因子がなく，吸収促進因子がある場合には，非ヘム鉄の吸収が10倍も上昇することもあることが知られている．人体に貯蔵されている鉄の量が少ない場合には，ヘム鉄，非ヘム鉄のいずれも吸収率が上昇する．

(3) マグネシウム

吸収率を調べた例は少ないが，成人男子では30％程度という報告がある．

(4) リン

リンの吸収には，カルシウム，ビタミンDなどが関係している．ビタミンDはリンの吸収を促進するが，過剰のカルシウムはリンの吸収を低下させる．

乳幼児は，牛乳のリンの65〜70％程度，母乳のリンの85〜90％を吸収し，それ以外の人は，食物中のリンの50〜70％程度の吸収率を示す．リンの摂取量が少ない場合には，その吸収率は90％以上に上昇する．

(5) ナトリウム，カリウム

ナトリウムは吸収が速く，大部分が吸収されるが，排泄も速い．カリウムは90％以上が吸収される．しかし，必要量以上は排泄される．ナトリウム，カリウムともに大部分が尿，一部が汗によって排泄される．

表Ⅲ-1-3 ビタミンの吸収率

ビタミン名	ヒトにおける吸収率
ビタミンA	70〜90％
（β-カロテン）	（ビタミンAの1/6）
ビタミンD	不明
	（実験動物（シロネズミ）で40〜65％）
ビタミンE	不明（20〜90％）
ビタミンB_1	約60％
ビタミンB_2	約60％
ナイアシン	約60％
ビタミンC	約90％

5) ビタミンの吸収（表Ⅲ-1-3）

(1) ビタミンA

吸収率は，健常人では70〜90％である．また，ビタミンAの前駆体であるβ-カロテンの吸収率は，ビタミンA（レチノール）の1/6程度である．なお，β-カロテンは，必要量以上はビタミンAに転換しない．

(2) ビタミンB_1

吸収率は60％程度である．薬剤などとして大量に摂取した場合には，12〜27％に低下する．

(3) ビタミンC

吸収率は，1日の摂取量が200 mg程度までは90％と高く，摂取量が1 g以上になると50％以下となる．血漿中濃度は1日の摂取量が約400 mgになると飽和し，その濃度は1.2〜1.4 mg/dLである．

なお，水などは特別な消化作用を受けることなく，小腸，大腸で吸収される．

以上の過程で吸収されなかった食物中の成分および腸内微生物は，糞便として排泄される．

食物繊維のように消化・吸収されないような食物中の成分であっても，ヒトの健康の保持・増進のために重要な働きをしている．それゆえ，食物中の栄養素の消化・吸収のよさだけでは，食物のよしあしを評価できなくなっている．

5. 栄養素の役割

消化・吸収された栄養素は，血液によって体の各部分に運ばれ，さまざまな役割を果たしている．それらを大きく分けると，次のようになる．

①エネルギーになる栄養素：糖質，脂質，タンパク質
②体の構成成分になる栄養素：タンパク質，脂質，無機質，水
③体の機能を調節する栄養素：タンパク質，脂質，糖質，ビタミン，無機質，水

すべての栄養素は，相互に助け合ってその役割を果たしている．たとえば，エネ

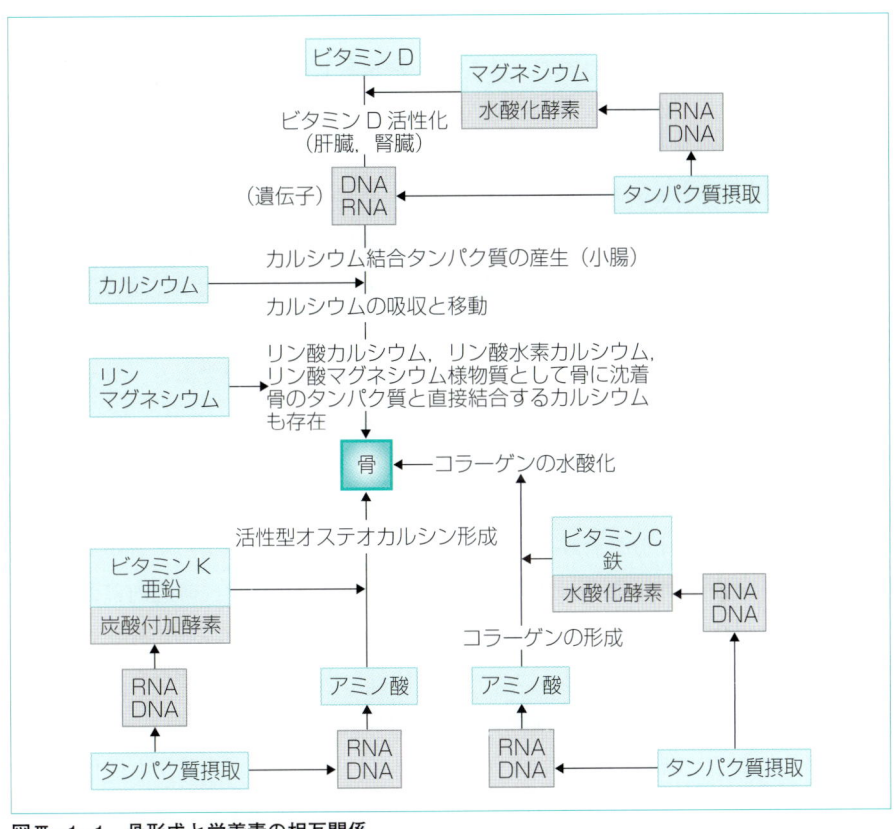

図Ⅲ-1-1 骨形成と栄養素の相互関係
（国立健康・栄養研究所編：健康・栄養―知っておきたい基礎知識―．第一出版，東京，1999，76．）

ルギーになる栄養素を十分に摂取したとしても，その栄養素がエネルギーになることを助ける栄養素が不足したり，欠乏したりする場合には，体の中でエネルギーになることはできない．

すべての栄養素をバランスよく摂取することが大切であるといわれるのは，このようなことがあるからである．

栄養素が相互に関係している例として，カルシウムが骨として形成されるまでに関係する栄養素を図Ⅲ-1-1に示した．骨形成には，少なくとも9種類の栄養素が必要である．まず，カルシウムとリン，タンパク質が重要である．すなわち，カルシウムとリンの摂取量，およびその比率が重要で，タンパク質は適量が必要である．これらのほかに，マグネシウム，亜鉛，鉄，ビタミンC，ビタミンD，ビタミ

COFFEE BREAK

タンパク質の役割

タンパク質は，筋肉，骨などの体構成成分および酵素などとして体の機能を調節する働きがあります．しかし，エネルギー摂取量が必要量以下になると，タンパク質はエネルギー源として優先的に利用され，生命を保つために機能します．

ンKなどが骨形成に関与している.

　摂取されたカルシウムが効率よく吸収されるためには，小腸壁においてカルシウム結合タンパク質（Calcium Binding Protein；CaBP）とカルシウムが結合する必要がある．そのCaBPが合成されるためには，ビタミンDが摂取され，マグネシウムを補酵素とする水酸化酵素によってビタミンDが水酸化されて，活性型ビタミンDとなって小腸壁の細胞に作用し，CaBPの合成が行われていなければならない．さらに，吸収されたカルシウムが骨に沈着して丈夫な骨を形成するためには，骨に水酸化されたコラーゲン，カルボキシル化されたオステオカルシンなど，カルシウムと結合するタンパク質の存在が必要である．コラーゲンに水酸基ができるためには，ビタミンCと鉄を補酵素として，コラーゲンを水酸化する水酸化酵素が働かなければならない．一方，オステオカルシンのカルボキシル化には，ビタミンKと亜鉛を補酵素とする炭酸付加酵素の作用が必要である．また，これらの酵素が十分量合成されるためには，食事からのタンパク質が，質量ともに必要量を満たしていなければならない．タンパク質不足は，細胞内におけるタンパク質生合成の場であるリボソーマルRNA量の低下を招くからである．リンも骨のミネラルとして重要であることから，一定量を摂取しなければならない.

　これらのほかに，骨端軟骨の再形成を適量のビタミンAが促進して，骨成長を助けることが明らかにされている．また，カリウムの摂取と骨密度の増大，炭酸水素カリウムの投与が尿中カルシウム排泄を低下させるとの研究もある．

　ここで示した栄養素は，骨形成に関与するすべての栄養素を示したわけではないが，これだけでもたいへん多くの成分が必要であることが理解できると思う．

1章◆栄養の基礎知識の要点

❶ 人間の摂食本能には重大な欠点があり，食べたいと欲求するものだけを食べていたのでは健康を維持できない．そのため，栄養の基本知識を学習する．

❷ 現代人の食生活は，精製食品，精白食品にとりまかれており，それらの食品を食べ続けることによって，栄養素摂取のバランスの乱れやエネルギーの過剰摂取を招くことになる．

❸ 栄養素の消化は，口，胃，小腸，大腸で行われ，食物中の高分子を次第に小分子に分解する．そしてそれらの小分子を主に小腸で吸収し，一部分は胃や大腸で吸収して，人間の生命と健康を守っている．

❹ 各種の栄養素には人間に必要な量があり，多すぎても少なすぎても，健康を守るうえからは好ましくない．ある栄養素が過剰の場合には，別の栄養素の吸収を阻害したり，また，ある栄養素が不足すると，ほかの栄養素が体成分になることを妨げたりすることがある．

参　考　文　献

1) 木村修一，小林修平翻訳監修　最新栄養学　第9版．建帛社，東京，2007．
2) M.E. Shils, M. Shike, A.C. Ross, B. Caballere and R.J. cousins eds. : Modern Nutrition in Health and Disease（10th ed）. Lippincott Williams & Wilkins Co. LTD, 2006.

2章 食事摂取基準

到達目標
①食事摂取基準とは何かを知る.
②個人のエネルギー必要量の求め方, 摂取量の評価方法を知る.
③脂肪エネルギー比率とは何か, なぜ重要視されるのかを知る.
④付加運動による消費エネルギーの増加が求められる理由を知る.

食事摂取基準は, エネルギーおよび各栄養素の摂取量の基準となるものである. この基準は, 国民が心身を健全に発達させ, 健康の維持・増進, 疾病の予防のために摂取すべきエネルギーおよび各栄養素の量を, 性, 年齢, 身体活動レベル別に, 1日あたりの数値として示したものである. 給食施設や個人・集団の栄養評価, 栄養計画, 栄養教育などで用いられる.

1 ─ 食物のエネルギー

エネルギーの量はカロリー (cal) という単位で表される. 1 cal は, 純粋な水 1 g を 1 気圧のもとで, 14.5℃から 15.5℃まで, 1℃上昇させるのに必要なエネルギーの量をいう. 栄養学で使用されるエネルギーの単位は, 1 cal の 1,000 倍のキロカロリー (kcal) である. 多くの国際的機関では, すべてのエネルギーの形をジュール (Joul: J) で表現することを推奨している. 1 kcal = 4.184 kJ である.

食物に含まれる栄養素のうち, 体内でエネルギーを発生するものは, 糖質, 脂質, タンパク質である. これらの栄養素が発生するエネルギー量は, 爆発熱量計 (ボンブカロリメーター) という装置で, 食物を実際に燃焼させて測定できる. この装置で測定すると, 糖質 1 g は 4.1 kcal, 脂質 1 g は 9.45 kcal, タンパク質 1 g は 5.65 kcal のエネルギーを発生する. 糖質と脂質は, その構成元素が炭素 (C), 水素 (H), 酸素 (O) の三元素であるから, 爆発熱量計の燃焼最終生成物は, 二酸化炭素 (CO_2) と水 (H_2O) であり, 体内における代謝の酸化分解物と同じである. しかし, タンパク質の場合は, 爆発熱量計で測定した場合と同じ量のエネルギーを, 人間の体内で発生するわけではない. 人体内で燃焼されず, 尿中へ排泄される成分でも, 爆発熱量計では燃焼され, エネルギーを発生するからである. タンパク

質は，構成元素として，炭素，水素，酸素のほか，窒素（N）を含むため，爆発熱量計では窒素ガス（N_2）を生成する．しかし，人体内では，タンパク質は完全に分解されずに，尿素として排泄される．この尿素の燃焼熱 1.30 kcal を差し引いた値の 4.35 kcal が，タンパク質の体内生成エネルギーと考えられる．

アメリカの栄養学者である Atwater（アトウォーター）は，アメリカ人が普通に摂取している食物中の糖質，脂質，タンパク質の消化吸収率を測定した．そして，糖質 98％，脂質 95％，タンパク質 92％という結果を得た．それゆえ，各栄養素が体内で利用されるエネルギー量は，次のようになる．

糖　質：4.1 kcal × 0.98 ≒ 4 kcal

脂　質：9.45 kcal × 0.95 ≒ 9 kcal

タンパク質：4.35 kcal × 0.92 ≒ 4 kcal

この「4，9，4」をアトウォーターのエネルギー換算係数とよんでいる．

わが国で使用される個々の食物のエネルギー量は，「日本食品標準成分表」に記載されている．日本食品標準成分表に記載されていない，その他の食物に含まれるエネルギーについては，その食物に含まれる糖質，脂質，タンパク質の量とアトウォーターのエネルギー換算係数から簡易的に求めることができる．ただし，「日本食品標準成分表 2020 年版（八訂）」に記載されているエネルギー量は，以下ように各種組成量に「組成ごとのエネルギー換算係数」を用いて求められている．

エネルギー（kcal）＝アミノ酸組成によるタンパク質（g）× 4
　　　　　　　　　　＋脂肪酸のトリアシルグリセロール当量（g）× 9
　　　　　　　　　　＋利用可能炭水化物（単糖当量）（g）× 3.75
　　　　　　　　　　＋糖アルコール（g）× 2.4 ＋食物繊維量（g）× 2
　　　　　　　　　　＋有機酸（g）× 3 ＋アルコール（g）× 7

---

❷ 基礎代謝

1. 基礎代謝量

基礎代謝量とは，「身体的，精神的に安静な状態で代謝されるエネルギー量であって，生きていくために必要な覚醒時の最小限のエネルギー量」と定義されている．基礎代謝量は，早朝空腹時に快適な室内において，安静仰臥位・覚醒状態で測定される．

多数の測定値をもとに，体重 1 kg あたりの基礎代謝量が求められ，これを基礎代謝基準値とよんでいる．基礎代謝量は一般的に「基礎代謝量＝基礎代謝基準値×体重」で計算される．

表Ⅲ-2-1 参照体重における基礎代謝量

年齢（歳）	男性			女性		
	基礎代謝基準値 (kcal/kg体重/日)	参照体重 (kg)	基礎代謝量 (kcal/日)	基礎代謝基準値 (kcal/kg体重/日)	参照体重 (kg)	基礎代謝量 (kcal/日)
1〜 2	61.0	11.5	700	59.7	11.0	660
3〜 5	54.8	16.5	900	52.2	16.1	840
6〜 7	44.3	22.2	980	41.9	21.9	920
8〜 9	40.8	28.0	1,140	38.3	27.4	1,050
10〜11	37.4	35.6	1,330	34.8	36.3	1,260
12〜14	31.0	49.0	1,520	29.6	47.5	1,410
15〜17	27.0	59.7	1,610	25.3	51.9	1,310
18〜29	23.7	64.5	1,530	22.1	50.3	1,110
30〜49	22.5	68.1	1,530	21.9	53.0	1,160
50〜64	21.8	68.0	1,480	20.7	53.5	1,110
65〜74	21.6	65.0	1,400	20.7	52.1	1,080
75以上	21.5	59.6	1,280	20.7	48.8	1,010

（日本人の食事摂取基準（2020年版））

　一般的に，基礎代謝基準値は子どもが高く，女性は男性より低い．
「日本人の食事摂取基準（2020年版）」では，表Ⅲ-2-1のように示されている．

2. 基礎代謝量に影響する因子

　基礎代謝量は，年齢，性，体格，体温，栄養状態，妊娠，ホルモンなどによって影響される．

①年齢：体重1kgあたりでは，1〜2歳の基礎代謝量が最高である．以後，年齢とともに減少する．
②性：女性の基礎代謝量は，同体重の男性より6〜10％低い．筋肉量が影響している．
③体格：基礎代謝量は，体重および体表面積に比例する．
④体温：体温が1℃上昇すると，基礎代謝量は約13％増加する．39℃の発熱時には，基礎代謝量はおよそ50％も増加する計算になる．
⑤睡眠時：睡眠時には基礎代謝量が10％程度低下する．真の基礎代謝量は，睡眠時のエネルギー代謝量と考えられている．
⑥栄養状態：低栄養状態下では基礎代謝量は低下し，高タンパク質食下では高くなる．
⑦ホルモン：甲状腺機能が高まっている場合には，基礎代謝量も高くなる．また，精神的緊張時などでも，基礎代謝量は高くなる．
⑧労働条件：筋肉労働をしている人は，基礎代謝量が高い．スポーツマンも高い．
⑨環境温度：外気温が高くなると，基礎代謝量は低下する．ただし，これには民族差があるといわれている．日本人は冬に高く，夏に低い．
⑩月経時：月経2〜3日前に高くなり，月経時に最低となる．
⑪妊娠：妊娠後期に15〜20％高くなる．

③ エネルギー必要量

　エネルギー必要量とは,「ある身長・体重と体組成の個人が,長期間に良好な健康状態を維持する身体活動レベルのとき,エネルギー消費量との均衡がとれるエネルギー摂取量」と定義されている.また,短期間の場合には,「そのときの体重を一定に保つために適当なエネルギー量」と定義される.すなわち,成長に伴う組織増加のない成人の場合,現在の体重を維持するエネルギー摂取量である.これらのエネルギーは,年齢,性,身体活動の強弱,妊娠,授乳,その他の条件によって異なる.

1. 個人の推定エネルギー必要量の求め方

　エネルギー必要量(エネルギー消費量)を求める正確な方法は,二重標識水法であるが,この方法は特殊で高価な測定機器が必要であるため,広く用いることはできない.そのため,エネルギー必要量は,推定式を使って計算する方法が用いられている.

　「日本人の食事摂取基準(2020年版)」(p.211〜218参照)では,参考表として推定エネルギー必要量が示されているが,その数値は,「1日の基礎代謝量×身体活動レベル」(18歳以上)で推定されている(p.136参照).これは,基礎代謝量と身体活動に必要な活動代謝量の和である.なお,身体活動レベルはⅠ(低い):1.50,Ⅱ(普通):1.75,Ⅲ(高い):2.00(18〜64歳)である.身体活動レベル別にみた活動内容と活動時間の例を表Ⅲ-2-2に示す.

　また日本人の食事摂取基準では,身体活動レベルを推定するために,身体活動の強さを表す単位である「メッツ値」が用いられている(metabolic equivalents;METs).1メッツは「安静時の身体活動強度」であり,運動や活動によって安静時の何倍エネルギーが消費されるかを表す.たとえば普通歩行は3メッツなど,い

> **身体活動レベル**
> 身体活動レベル(Physical Activity Level;PAL)は,日本人を対象として特別な方法(二重標識水法)により測定された日常生活におけるエネルギー消費量を基礎代謝量で除して求められます.その数値が1.40〜1.60(代表値1.50)を「区分Ⅰ:低い」,1.60〜1.90(代表値1.75)を「区分Ⅱ:普通」,1.90〜2.20(代表値2.00)を「区分Ⅲ:高い」の三区分としています.

表Ⅲ-2-2　身体活動レベル別にみた活動内容と活動時間の代表例

	低い(Ⅰ)	ふつう(Ⅱ)	高い(Ⅲ)
身体活動レベル[1]	1.50 (1.40〜1.60)	1.75 (1.60〜1.90)	2.00 (1.90〜2.20)
日常生活の内容[2]	生活の大部分が座位で,静的な活動が中心の場合	座位中心の仕事だが,職場内での移動や立位での作業・接客など,あるいは通勤・買物・家事,軽いスポーツなどのいずれかを含む場合	移動や立位の多い仕事への従事者.あるいは,スポーツなど余暇における活発な運動習慣をもっている場合
中程度の強度(3.0〜5.9メッツ)の身体活動の1日当たりの合計時間(時間/日)	1.65	2.06	2.53
仕事での1日当たりの合計歩行時間(時間/日)[3]	0.25	0.54	1.00

[1] 代表値.( )内はおよその範囲.
[2] 身体活動レベル(PAL)に及ぼす仕事時間中の労作の影響が大きいことを考慮して作成.

(日本人の食事摂取基準(2020年版))

表Ⅲ-2-3　身体活動の分類例（中程度（3.0〜5.9メッツ）の強度）

メッツ	生活活動の例	運動の例
3.0	普通歩行（平地，67 m/分，犬を連れて），電動アシスト付き自転車に乗る，家財道具の片付け，子どもの世話（立位），台所の手伝い	ボウリング，バレーボール，社交ダンス，ピラティス，太極拳
3.3	カーペット掃き，フロア掃き，掃除機，電気関係の仕事（配線工事），身体の動きを伴うスポーツ観戦	—
3.5	歩行（平地，75〜85 m/分，ほどほどの速さ，散歩など），楽に自転車に乗る（8.9km/時），階段を降りる，軽い荷物運び，子どもと遊ぶ（歩く／走る，中程度）	自転車エルゴメーター，自体重を使った軽い筋力トレーニング，体操，ゴルフ（手引きカートを使って），カヌー
3.8	—	全身を使ったテレビゲーム（スポーツ・ダンス）
4.0	自転車に乗る（16 km/時未満，通勤），階段を上る（ゆっくり），動物と遊ぶ（歩く／走る，中強度），高齢者や障害者の介護，屋根の雪下ろし	卓球，パワーヨガ，ラジオ体操第1
4.3	やや速歩（平地，93 m/分），苗木の植栽，農作業（家畜に餌を与える）	やや速歩（平地，93 m/分），ゴルフ（クラブを担いで運ぶ）
4.5	耕作，家の修繕	テニス（ダブルス），水中歩行（中等度），ラジオ体操第2
4.8	—	水泳（ゆっくりとした背泳）
5.0	かなり速歩（平地，107 m/分），動物と遊ぶ（歩く／走る，活発に）	かなり速歩（平地，107 m/分），野球，ソフトボール，サーフィン，バレエ（モダン，ジャズ）
5.3	—	水泳（ゆっくりとした平泳ぎ），スキー，アクアビクス
5.5	シャベルで土や泥をすくう	バドミントン
5.8	子どもと遊ぶ（歩く／走る，活発に），家具・家財道具の移動・運搬	—

いずれの身体活動でも活動実施中における平均値に基づき，休憩・中断中は除く．

（日本人の食事摂取基準（2020年版））

ろいろな運動や活動に応じて値が決まっている（表Ⅲ-2-3）．

2. 脂肪エネルギー比率について

　1日あたりの総エネルギー摂取量（kcal）のうち，何％を脂肪から摂取しているかを示すものが脂肪エネルギー比率である．

　脂肪エネルギー比率は，1歳以上では20〜30％が望ましいとされている．また，脂肪エネルギー比率のみではなく，成人では動脈硬化性疾患の発症，予防の観点から，飽和脂肪酸のエネルギー比率も設定されている．必須脂肪酸（n-6系脂肪酸，n-3系脂肪酸）の摂取量についても設定され，脂質の総量だけでなく，脂質の質にも注意すべきである．

　脂肪エネルギー比率や飽和脂肪酸のエネルギー比率，必須脂肪酸の摂取量についても決められているのは，脂肪の摂取が生活習慣病をはじめ，乳癌や腸癌の発生と強く関連しているからである．

3. 付加運動によるエネルギー消費量の増加

　最近のわが国では，一般的には体を動かしてエネルギー消費量を増加させることが少なくなっている．エネルギー消費量の多い労働に従事している場合には，消費されたエネルギーを補うような食事をしなければならない．しかし，エネルギー消費量が極端に少ない仕事に携わっている場合でも，運動（スポーツ）などによって一定量のエネルギーを消費することが，健康の保持増進に好ましいとされている．

　肥満は，さまざまな健康障害の発症要因になるため，病的な場合を除き，適当な節食と運動が必要である．子どもの肥満は，その子が成人に達した後も肥満者であることが多く，若年死，糖尿病，高血圧，心疾患などにかかる割合が多くなることはよく知られている．

　2013年には，厚生労働省から「健康づくりのための身体活動基準」および「健康づくりのための身体活動指針（アクティブガイド）」が示された．ここでは，身体活動の増加で糖尿病や循環器疾患，がん，ロコモティブシンドローム，認知症などのリスクを低減できることから，継続して運動することが重要であり，無理をせず日常生活の中で活動量を増やしていくことが推奨されている．全世代に対して，「身体活動（生活活動＋運動）を今より少しでも増やすこと（例えば10分多く歩く）」「運動習慣をもつようにすること（30分以上の運動を週2日以上）」，成人（18～64歳）においては，「3メッツ以上の強度の身体活動を毎日60分行うこと」「3メッツ以上の強度の運動を毎週60分行うこと」が勧められている．

❹ 日本人の食事摂取基準

1. 「日本人の食事摂取基準」の意義

　「日本人の食事摂取基準」は，健康な個人，または集団を対象として，国民の健康の維持・増進，エネルギー・栄養素欠乏症の予防，生活習慣病の発症予防，過剰摂取による健康障害の予防を目的とし，参照するエネルギーおよび各栄養素の摂取量の基準を示すものである（p.211～218参照）．また，生活習慣病に罹患していても保健指導レベル内にある場合は，重症化予防を目的として活用できるとされている．

　「日本人の食事摂取基準」は，次の3つの基本的な考え方に基づいて策定されている．

①エネルギーおよび栄養素摂取量の多少に起因する健康障害は，欠乏症または摂取不足によるものだけでなく，過剰によるものも存在する．また，栄養素摂取量の多少が生活習慣病の予防に関与する場合がある．よって，これらに対応することを目的としたエネルギーならびに栄養素摂取量の基準が必要である．

②エネルギーおよび栄養素の「真の」望ましい摂取量は個人によって異なり，個人内においても変動するため，「真の」望ましい摂取量は測定することも算定

することもできず，その算定および活用において，確率論的な考え方が必要となる．
③各種栄養関連業務に活用することをねらいとし，総論のなかに「活用に関する基本的事項」を設けている．特に食事摂取状況のアセスメントの方法について詳細に述べ，食事摂取基準を活用する際のアセスメントの重要性について説いている．

「日本人の食事摂取基準」策定に際しては，年齢，性，身体活動強度別に平均的な体位を想定し，そのような人が摂取することが望ましい推定エネルギー必要量，ならびに栄養素量の基準が示されている．それゆえ，個人にそれらの数値を直接適用することはできない．個人の栄養評価，栄養計画を進める際には，その人の体位，体質，毎日のエネルギー消費量などを知ったうえで，食事摂取基準を決めるために使用された数値，特に推定平均必要量をもとに，個別に判断しなければならない．

「日本人の食事摂取基準」は，国民の栄養素摂取状態を判断するための基準として重要である．この数値をもとに，適正なエネルギーならびに栄養素摂取のための各種の政策が立案・実施され，国民の健康と国の発展のために役立てられる．また，国民全体が必要とするエネルギー量，栄養素量などを計算する基礎となり，食糧政策決定に重要な役割を果たしている．また，集団給食施設における栄養評価，栄養計画などにも活用される．

1）エネルギーの指標

エネルギーの摂取量および消費量のバランスの維持，すなわち必要なエネルギー量を過不足なく摂取していることを示す指標としてBMIを使用する．18歳以上では目標とするBMIの範囲が示されている．このBMIは，観察疫学研究の結果から総死亡率が最も低かったBMIの範囲や，日本人のBMIの実態などを総合的に検証して決められた．

エネルギー必要量については，個人間差が大きく，性・年齢階級・身体活動レベル別に一つの数値で示すことは困難であるが，参考表として「推定エネルギー必要量」が示されている．

2）栄養素の指標

健康の維持・増進と欠乏症予防のために，「推定平均必要量」と「推奨量」の2つの値が設定されている．この2指標を設定することができない栄養素については，「目安量」が設定されている．また，生活習慣病の予防を目的として，食事摂取基準を設定する必要のある栄養素については，「目標量」が設定されている．過剰摂取による健康障害を未然に防ぐことを目的として「耐容上限量」が設定されている．

（1）推定平均必要量（estimated average requirement：EAR）

特定の集団を対象として測定された必要量から，性・年齢階級別に日本人の必要量の平均値を推定した．当該性・年齢階級に属する人びとの50％が必要量を満た

すと推定される1日の摂取量である．

(2) 推奨量（recommended dietary allowance：RDA）

ある性・年齢階級に属する人びとのほとんど（97～98％）が1日の必要量を満たすと推定される1日の摂取量である．原則として「推定平均必要量＋標準偏差の2倍（2SD）」である．

(3) 目安量（adequate intake：AI）

推定平均必要量，推奨量を算定するのに十分な科学的根拠が得られない場合に，ある性・年齢階級に属する人びとが，良好な栄養状態を維持するのに十分な量である．

(4) 目標量（tentative dietary goal for preventing life-style related diseases：DG）

生活習慣病の発症予防のために，現在の日本人が当面の目標とすべき摂取量（または，その範囲）である．

(5) 耐容上限量（tolerable upper intake level：UL）

ある性・年齢階級に属するほとんどすべての人びとが，過剰摂取による健康障害を起こすことのない栄養素摂取量の最大限の量である．

「日本人の食事摂取基準」の各指標（推定平均必要量，推奨量，目安量，耐容上限量）を理解するための概念図を図Ⅲ-2-1に示した．図Ⅲ-2-1では，不足のリスクが推定平均必要量では0.5（50％），推奨量では0.02～0.03（中間値として0.025，2～3％または2.5％）あることを示している．耐容上限量以上を摂取した場合には，過剰摂取による健康障害が生じる潜在的なリスクが存在することが示されている．そして，推奨量と耐容上限量との間の摂取量では，不足のリスク，過剰摂取による健康障害が生じるリスクともにゼロに近いことを示す．

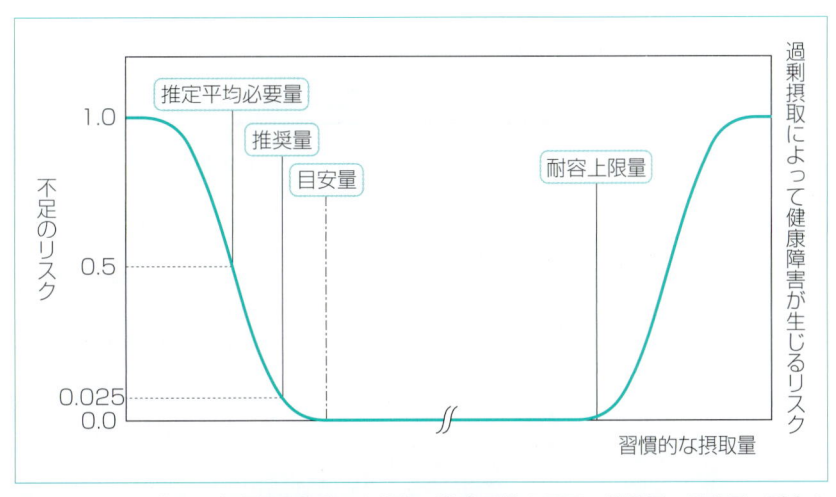

図Ⅲ-2-1　日本人の食事摂取基準の各指標（推定平均必要量，推奨量，目安量，耐容上限量）を理解するための概念図

縦軸は，個人の場合は不足または過剰によって健康障害が生じる確率を，集団の場合は不足状態にある者または過剰摂取によって健康障害を生じる者の割合を示す．

（日本人の食事摂取基準（2020年版））

目安量については，推定平均必要量ならびに推奨量と一定の関係をもたない．しかし，推奨量と目安量を同時に算定することが可能であれば，目安量は推奨量よりも大きい（図では右方）と考えられるため，参考として付記した．

目標量については，推奨量または目安量と，現在の摂取量中央値から決められるため，ここには図示できない．

年齢区分は，0～5カ月，6～11カ月，1～2歳，3～5歳，6～7歳，8～9歳，10～11歳，12～14歳，15～17歳，18～29歳，30～49歳，50～64歳，65～74歳，75歳以上および妊婦，授乳婦である．

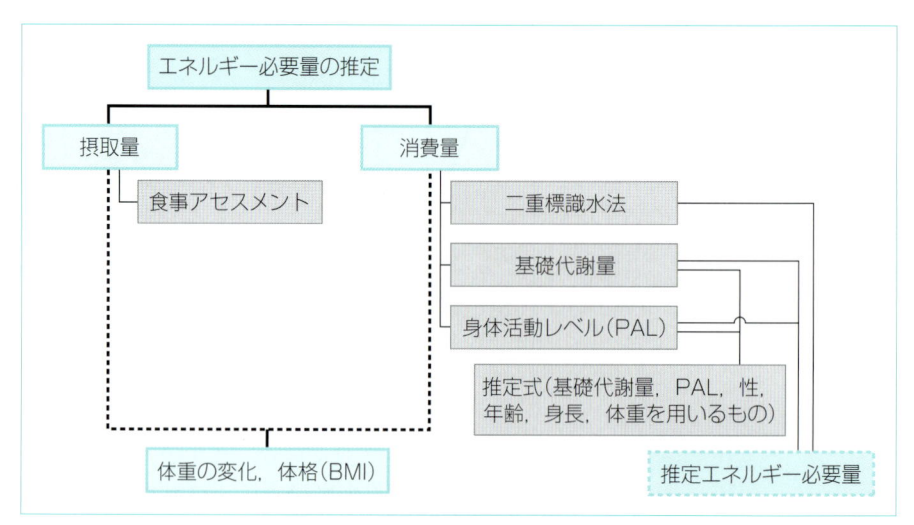

3）推定エネルギー必要量

エネルギー必要量を推定するための測定法と体重変化，体格（BMI），推定エネルギー必要量との関連について図Ⅲ-2-2に示した．

注意すべき点は，エネルギーの過不足を食事摂取状況のアセスメントで評価することは適切でないということである．推定エネルギー必要量を算出するために用いた方法と，摂取エネルギー量を求めるための食事摂取状況のアセスメント（たとえば，食事記録表や食物摂取頻度法質問票などによる栄養価計算）では，求める方法が異なり，比較すること自体に問題があるからである．

成人の場合，エネルギーの過不足は体重の変化として表れる．エネルギー摂取量が過剰であれば体重は増加し，不足すれば体重は減少する．体重の測定は簡便であることから，体重変化によってエネルギー摂取量の評価をすることが望ましい．また，目標とするBMI（たとえば，18～49歳：18.5～24.9）を参考にエネルギー摂取量の管理をするとよい．乳児・小児では，成長曲線を参考にするとよい．

図Ⅲ-2-2　エネルギー必要量を推定するための測定法と体重変化，体格（BMI），推定エネルギー必要量との関連

（日本人の食事摂取基準（2020年版））

2. 「日本人の食事摂取基準」の基本的な活用方法

　健康な個人または集団を対象として，健康の保持・増進，生活習慣病予防のための食事改善に食事摂取基準を活用する場合は，PDCAサイクルに基づく活用を基本とする（図Ⅲ-2-3）．最初に対象者または対象集団の食事摂取状況をアセスメントし，エネルギー・栄養素の摂取量が適切かどうかを評価する．その評価に基づき，食事改善計画（Plan）を立案して実施（Do），計画どおりに実施できているか検証（Check）する．検証結果を踏まえ計画の改善（Act）をして，その計画に基づいて実施開始，というスタイルである．

　なお，エネルギー摂取量の評価・判定は，BMI（Body Mass Index）を指標とし，モニタリングは体重を指標にして行う．

　個人の栄養素摂取量の評価（アセスメント）および栄養計画を目的として，食事摂取基準を用いる場合の概念（エネルギーは除く）を**表Ⅲ-2-4**に示した．また，集団の栄養摂取量の評価（アセスメント）および栄養計画を目的として，食事摂取基準を用いる場合の概念（エネルギーは除く）を**表Ⅲ-2-5**に示した．

3. 「日本人の食事摂取基準」の使用にあたっての留意点

①食事摂取基準を適用する対象は，健康な個人ならびに健康人を中心として構成されている集団とする．生活習慣病（高血圧，脂質異常，高血糖，腎機能低下）に関するリスクを有していても，保健指導レベル内であり，自立した日常生活ができる人は対象とする．また，高齢者においては，フレイルに関する危険因

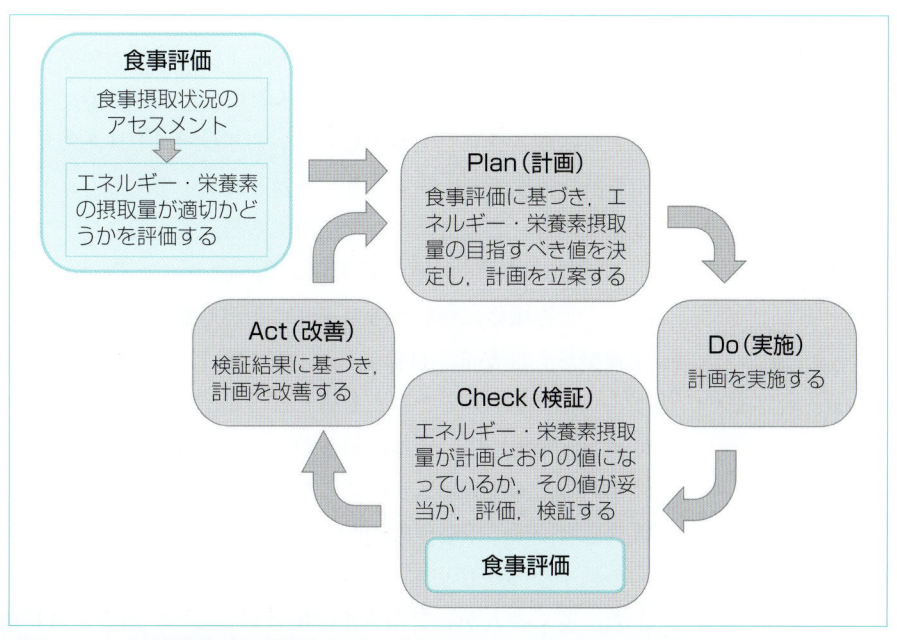

図Ⅲ-2-3　食事摂取基準の活用とPDCAサイクル

（日本人の食事摂取基準（2020年版））

表Ⅲ-2-4 個人の食事改善を目的として食事摂取基準を活用する場合の基本的事項

目的	用いる指標	食事摂取状況のアセスメント	食事改善の計画と実施
エネルギー摂取の過不足の評価	体重変化量 BMI	・体重変化量を測定 ・測定されたBMIが，目標とするBMIの範囲を下回っていれば「不足」，上回っていれば「過剰」の恐れがないか，他の要因も含め，総合的に判断	・BMIが目標とする範囲内に留まること，またはその方向に体重が改善することを目的として立案 〈留意点〉一定期間をおいて2回以上の評価を行い，その結果に基づいて計画を変更，実施
栄養素の摂取不足の評価	推定平均必要量 推奨量 目安量	・測定された摂取量と推定平均必要量および推奨量から不足の可能性とその確率を推定 ・目安量を用いる場合は，測定された摂取量と目安量を比較し，不足していないことを確認	・推奨量よりも摂取量が少ない場合は，推奨量を目指す計画を立案 ・摂取量が目安量付近かそれ以上であれば，その量を維持する計画を立案 〈留意点〉測定された摂取量が目安量を下回っている場合は，不足の有無やその程度を判断できない
栄養素の過剰摂取の評価	耐容上限量	・測定された摂取量と耐容上限量から過剰摂取の可能性の有無を推定	・耐容上限量を超えて摂取している場合は耐容上限量未満になるための計画を立案 〈留意点〉耐容上限量を超えた摂取は避けるべきであり，それを超えて摂取していることが明らかになった場合は，問題を解決するために速やかに計画を修正，実施
生活習慣病の発症予防を目的とした評価	目標量	・測定された摂取量と目標量を比較．ただし，発症予防を目的としている生活習慣病が関連するほかの栄養関連因子および非栄養性の関連因子の存在とその程度も測定し，これらを総合的に考慮したうえで評価	・摂取量が目標量の範囲に入ることを目的とした計画を立案 〈留意点〉発症予防を目的としている生活習慣病が関連するほかの栄養関連因子および非栄養性の関連因子の存在と程度を明らかにし，これらを総合的に考慮したうえで，対象とする栄養素の摂取量の改善の程度を判断．また，生活習慣病の特徴から考えて，長い年月にわたって実施可能な改善計画の立案と実施が望ましい

(日本人の食事摂取基準（2020年版）)

子を有していても，自立した日常生活を営んでいる人は対象とする．すなわち，健康な人には生活習慣病の発症予防，生活習慣病に罹患した人には重症化予防，高齢者ではフレイル予防も目的として用いる．

②食事摂取基準として用いられている単位は「1日あたり」であるが，これは習慣的な摂取量を1日あたりに換算したものである．

③栄養指導，給食計画などに活用する際，基本的には，エネルギー，脂質，タンパク質，ビタミンA，ビタミンB_1，ビタミンC，カルシウム，鉄，ナトリウム，食物繊維について考慮することが望ましい．

④推奨量，目安量，目標量については，日常の食生活において，通常の食品によってバランスのとれた食事をとることにより満たすのが基本である．

⑤耐容上限量については，通常の食品による食事で一時的にこの量を超えたからといって，健康障害がもたらされるものではない．

⑥高齢者では，咀嚼能力の低下，消化吸収率の低下，運動量の低下に伴う摂取量の低下などが存在する．特にこれらは個人差の大きいことが特徴である．また，多くの人が，なんらかの疾患を有していることも特徴としてあげられる．そのため，年齢だけではなく，個人の特徴に十分に注意を払うことが必要である．

表Ⅲ-2-5 集団の食事改善を目的として食事摂取基準を用いる場合の基本的事項

目的	用いる指標	食事摂取状況のアセスメント	食事改善の計画と実施
エネルギー摂取の過不足の評価	体重変化量 BMI	・体重変化量を測定 ・測定されたBMIの分布から，BMIが目標とするBMIの範囲を下回っている，あるいは上回っている者の割合を算出	・BMIが目標とする範囲内に留まっている者の割合を増やすことを目的として計画を立案 〈留意点〉一定期間をおいて2回以上の評価を行い，その結果に基づいて計画を変更し，実施
栄養素の摂取不足の評価	推定平均必要量 目安量	・測定された摂取量の分布と推定平均必要量から，推定平均必要量を下回る者の割合を算出 ・目安量を用いる場合は，摂取量の中央値と目安量を比較し，不足していないことを確認	・推定平均必要量では，推定平均必要量を下回って摂取している者の集団内における割合をできるだけ少なくするための計画を立案 ・目安量では，摂取量の中央値が目安量付近かそれ以上であれば，その量を維持するための計画を立案 〈留意点〉摂取量の中央値が目安量を下回っている場合，不足状態にあるかどうかは判断できない
栄養素の過剰摂取の評価	耐容上限量	・測定された摂取量の分布と耐容上限量から，過剰摂取の可能性を有する者の割合を算出	・集団全員の摂取量が耐容上限量未満になるための計画を立案 〈留意点〉耐容上限量を超えた摂取は避けるべきであり，超えて摂取している者がいることが明らかになった場合は，問題を解決するために速やかに計画を修正，実施
生活習慣病の発症予防を目的とした評価	目標量	・測定された摂取量の分布と目標量から，目標量の範囲を逸脱する者の割合を算出する．ただし，発症予防を目的としている生活習慣病が関連するほかの栄養関連因子および非栄養性の関連因子の存在と程度も測定し，これらを総合的に考慮したうえで評価	・摂取量が目標量の範囲に入る者，または近づく者の割合を増やすことを目的とした計画を立案 〈留意点〉発症予防を目的としている生活習慣病が関連するほかの栄養関連因子および非栄養性の関連因子の存在とその程度を明らかにし，これらを総合的に考慮したうえで，対象とする栄養素の摂取量の改善の程度を判断．また，生活習慣病の特徴から考え，長い年月にわたって実施可能な改善計画の立案と実施が望ましい

（日本人の食事摂取基準（2020年版））

2章◆食事摂取基準の要点

❶食事摂取基準は，健康な個人または集団を対象として，国民の健康の維持・増進，生活習慣病の発症予防を目的とし，エネルギーおよび各栄養素の摂取量の基本を示すものである．また，生活習慣病に罹患し，保健指導レベルにある人に対しても重症化予防を目的として活用する．

❷個人のエネルギー摂取量の適否は，BMIで評価する．BMI 18.5〜24.9を目標とする．

❸脂肪エネルギー比率が20〜30％程度が好ましいとされている．この範囲より低いと脂肪摂取不足，この範囲より高いと脂肪摂取過剰となり，さまざまな健康障害が発症するリスクが高くなる．

❹食事摂取基準を用いる際は，まず食事摂取状況のアセスメント（評価）を実施することが重要である．

参考文献

1）厚生労働省：日本人の食事摂取基準（2020年版）．

3章 栄養素の働き

到達目標
1. 食品から摂取している糖質，タンパク質，脂質について，それぞれの生体での役割を理解する．
2. ビタミンの種類および個々の働きについて理解する．
3. ミネラル（無機質）の種類および個々の働きについて理解する．

1 — 糖質の栄養的意味

　糖質は主要なエネルギー源であり，主に炭素（C），水素（H），酸素（O）から構成されている．一般的な構造式は $C_m(H_2O)_n$ と表記されることから，炭水化物ともよばれる．炭水化物のうち，ヒトの消化管内で消化・吸収されるものを糖質，されないものを食物繊維とよんでいる．

1. 糖質の種類

1）単糖類
　単糖類とは，これ以上は分解できない単純な糖で，構成される炭素の数で三炭糖から七炭糖に分類される．一番身近な単糖類は，五炭糖と六炭糖である．五炭糖の代表的なものはリボースであり，生体の核酸の成分となっている．六炭糖の代表的なものには，グルコース（ブドウ糖），フルクトース（果糖），ガラクトースがある．

（1）グルコース（ブドウ糖）
　果物，植物組織やヒトの血液中に含まれている．デンプン，ショ糖，乳糖の構成成分であり，天然に最も広く存在する．生体のエネルギー源として重要である．

（2）フルクトース（果糖）
　果物，蜂蜜などに含まれている．甘味はスクロース（ショ糖）より約1.7倍強く，冷えるとさらに甘味が増す．ショ糖の構成成分である．

（3）ガラクトース
　乳糖，寒天，ペクチンの構成成分である．甘味はスクロース（ショ糖）の1/2以

下である．

2）二糖類

2つの単糖が結合した糖質を二糖類という．代表的なものにスクロース（ショ糖），ラクトース（乳糖），マルトース（麦芽糖）がある．

（1）スクロース（ショ糖）

グルコースとフルクトースからなる．さとうきび，甜菜に多く含まれ，甘味料として広く利用されている．料理によく使う上白糖は97％以上，グラニュー糖は99％以上がスクロースからなる．

（2）ラクトース（乳糖）

グルコースとガラクトースからなる．動物の乳汁中に存在し，人乳には5〜7％，牛乳には4〜5％のラクトースが含まれている．

（3）マルトース（麦芽糖）

グルコースが2個結合したものである．麦芽や甘酒，水飴に存在する．デンプンなどが体内の消化酵素で分解される際にも生成される．

3）多糖類

単糖が多数結合したものを多糖類という．デンプン，グリコーゲン，セルロースなどがある．

（1）デンプン

グルコースが多数結合したものである．米や麦，いも類に多く含まれ，植物におけるグルコースの貯蔵形態である．グルコース間の結合の違いによって，アミロースとアミロペクチンに分けられる．アミロースはグルコースが直鎖状に連なったもの，アミロペクチンはグルコースが枝分かれ状に連なったものである．

うるち米よりも餅米の粘り気が強いのは，アミロペクチンの含有量が多いからである．

デンプンは生のままでは消化されにくく，水を加えて加熱することによってアルファ化され（α-デンプン），消化酵素の働きを受けやすくなる．

（2）グリコーゲン

デンプンと同様，グルコースが多数結合したものである．デンプンのアミロペクチンに似た構造をもつが，アミロペクチンより枝分かれが多く，結合しているグルコースの数も少ない．グリコーゲンは，動物におけるグルコースの貯蔵形態であり，動物の肝臓や筋肉，貝類に含まれる．馬肉のグリコーゲン含量は，鶏肉，豚および牛肉よりも多い．

（3）セルロース

グルコースが多数結合したものであり，植物の細胞壁の主成分となっている．デンプンやグリコーゲンと異なり，ヒトの消化酵素では分解できないが，腸の蠕動運動を促進させるため，食物繊維として重要である（p.173〜174参照）．草食動物である牛や馬，羊などは，消化管内の微生物により，セルロースを分解してエネ

アルファ化

糊化ともいいます．生のデンプンに水を加えて加熱，またはアルカリで処理することにより，構造を維持している水素結合が切れて，膨潤する現象のことです．粘度も増します．調理の際，水溶き片栗粉でとろみをつけますが，これはこの性質を利用したものです．非常食などとして市販されているアルファ米は，米デンプンがアルファ化した状態であり，水や湯を注ぐだけで食べられます．

ギー源とすることができる．

(4) ペクチン

果物や野菜の細胞壁にセルロースと結合して存在している．糖と酸を加えて加熱するとゼリー状になる性質をもつことから，オレンジやりんごなどのペクチンの多い果実を利用して，マーマレードやジャムなどがつくられる．

(5) マンナン

単糖のマンノースからなり，種子や果実の表皮に含まれる．コンニャクマンナン（グルコマンナン）は，グルコースとマンノースからなり，こんにゃくいもの根茎に含まれる．アルカリを加えて加熱すると凝固する性質がある．ヒトの消化酵素では分解されないが，日本人の腸内微生物は，この多糖類を分解する能力があるといわれる．

(6) イヌリン

フルクトースが多数結合したものであり，ユリ科やキク科の根茎に含まれる．ユリ根，ごぼう，アスパラガスなどに含まれる．

4) その他の糖質

低エネルギー，またはエネルギー源にならない甘味料が清涼飲料水，ガム，キャンディなどに広く使用されている．これらはヒトの消化酵素では分解されない，吸収されない，あるいは，吸収されても利用されずに排泄されるという特徴をもつ．また，口腔内微生物に利用されないもの，または，ビフィズス菌の生育因子となるものもある．

低エネルギーおよび低う蝕性をもつ甘味料には，ソルビトール，マルチトール，キシリトールなどがある．また，低う蝕性およびビフィズス菌の生育因子をもつ甘味料には，フルクトオリゴ糖，カップリングシュガーなどがある（表Ⅱ-4-2参照）．

2. 糖質の栄養的意味

1) 糖質の働き

糖質の主な働きはエネルギー源となることであり，1g約4kcalのエネルギーを発生する．食事からのエネルギー供給源として最も多くを占め，利用されやすい．摂取した糖質は消化酵素によって単糖類にまで分解され，腸管から吸収される（ヒト腸管消化性・吸収性）．ただし，セルロースなどの食物繊維はヒトの消化酵素では分解されず，糞中へ排泄される．

吸収された糖類はグルコースとなって血液に入り，エネルギーの必要な組織に供給される．血液中のグルコース濃度を血糖値といい，インスリン，グルカゴン，アドレナリンなどのホルモンや肝臓におけるグルコースの生合成によって，一定濃度になるように調節されている．空腹時の血糖値は，健常人で70〜110 mg/dlである．

こんにゃく
コンニャクマンナンに水とアルカリを加えて加熱，凝固させたものです．こんにゃくの水分含有量は97%であるため，マンナンが腸内微生物により分解されたとしても，エネルギー源としては無視できます．

キシリトール
キシリトールはD-キシロースの糖アルコールです．「ショ糖やグルコースと比べてむし歯になりにくい」，「低カロリーで血糖値上昇抑制効果をもつ甘味料」などといわれ，ガム，キャンディなどに広く利用されています．甘味度はスクロースとほぼ同じですが，腸管から吸収されにくいので，一度に大量（30〜40g）摂取すると下痢や腹部不快感が起こります．

ヒト腸管消化性・吸収性
摂取した食物は咀嚼や腸管運動，消化酵素の働きによって吸収可能な低分子にまで分解されます．この過程を消化といい，消化性とはこの分解のされやすさ，消化酵素の働きの受けやすさをいいます．また，消化され低分子となった物質は，腸管の粘膜細胞から吸収され，体内で利用されます．この腸管での吸収のされやすさを吸収性といいます．

インスリン
膵臓のランゲルハンス島β細胞から分泌されて，血糖値を下げる働きをします．

グルカゴン
膵臓のランゲルハンス島α細胞から分泌されて，血糖値を上げる働きをします．

アドレナリン
副腎髄質から分泌されて，血糖値を上げる働きをします．

耐糖能
血液中のグルコース濃度の上昇が起こるような状況に対処して，血糖値を一定の範囲内に維持する能力．食事などの摂取によって血糖値が上昇しそうになるとインスリンなどのホルモンが分泌されて，血糖値を一定のレベルに保つように作用します．このような能力が破綻すると糖尿病になりやすくなります．

(1) グルコースの貯蔵と利用

　肝臓や筋肉には，グルコースの貯蔵形態であるグリコーゲンが貯蔵されている．肝臓のグリコーゲンは，必要に応じてグルコースに分解されて血中へ放出，血糖値の維持や各組織のエネルギー源として利用される．一方，筋肉のグリコーゲンは，筋肉を動かすときのエネルギー源にはなるが，グルコースまで分解されて，血糖として血中に入ることはできない．体内に貯蔵できるグリコーゲンの量は，肝臓に約100 g，筋肉に約250 gといわれている．しかし，この量ではヒトが1日に必要なエネルギーを補うことができないため，食物からの摂取が必要となる．

(2) 余剰糖質のゆくえ

　エネルギー源として利用，またはグリコーゲンとして貯蔵できなかった糖質は，中性脂肪に生合成され，脂肪組織に蓄積される．ショ糖の構成糖であるフルクトースは，グルコースより中性脂肪になりやすく，血清コレステロールを上昇させやすい．また，耐糖能の低下を引き起こしやすいといわれている．

　脂肪の蓄積増加，血清コレステロールの上昇，耐糖能の低下などは，心疾患，糖尿病などの生活習慣病の誘因となる．ショ糖をはじめ，糖質の過剰摂取にならないよう注意する必要がある．

(3) グルコースの代謝

　血液によって体内の各組織に運ばれたグルコースは，代謝されて最終的に二酸化炭素（CO_2）と水（H_2O）に分解される．この代謝段階で放出されるエネルギーを各組織の活動エネルギーとして利用している．

　グルコースが円滑に代謝されるためには，十分量の酸素とビタミンB_1，B_2，ナイアシンなどが必要である．これらが十分でない場合，グルコースは完全に代謝されず，中間代謝物であるピルビン酸や乳酸などが増加し，好ましくない．

　脳のエネルギー消費量は高く，体内で消費するエネルギーの約20％，1日あたりおよそ400～500 kcalにもなる．通常，脳の唯一のエネルギー源はグルコースであり，血糖が直接エネルギー源として利用されている．空腹時においても血糖値が一定レベルに維持されているのは，脳へのエネルギー供給のためであるともいえる．朝食を欠食すると，血糖値が低下して脳のエネルギー源が不足することから，脳が十分に働かず，集中力や記憶力などが低下する．

(4) 乳糖について

　乳製品を摂取すると下痢や腹痛を起こす人がいるが，これは乳製品に含まれる乳糖を分解する酵素（ラクターゼ）が先天的に欠損，または酵素の働きが悪い場合にみられる．黒人やアジア人は，加齢とともにラクターゼの働きが低下するといわれている．病的に低下した場合，乳糖不耐症と診断される．しかし，乳糖不耐症の人でも，乳製品を少量の頻回摂取，または，加熱して摂取すれば，下痢にならない場合もある．乳糖にはカルシウムの吸収促進効果，腸内の有用細菌増殖作用があることも知られている．

2) 糖質の必要量と給源

(1) 糖質の必要量

糖質の必要量は，総エネルギー摂取量の50〜65％が適量と考えられている．糖質を全く摂取しないと，エネルギー源としてタンパク質や脂肪が利用される．タンパク質が利用されると，体タンパク質の低下（筋肉量の低下など）が起こるおそれがある．また，脂肪が多く利用されると分解がうまく進行せず，血中のケトン体が増加して悪影響がでる場合もある．

(2) 糖質の給源

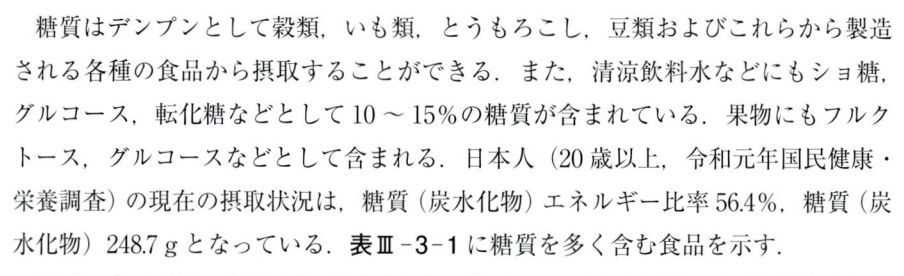

糖質はデンプンとして穀類，いも類，とうもろこし，豆類およびこれらから製造される各種の食品から摂取することができる．また，清涼飲料水などにもショ糖，グルコース，転化糖などとして10〜15％の糖質が含まれている．果物にもフルクトース，グルコースなどとして含まれる．日本人（20歳以上，令和元年国民健康・栄養調査）の現在の摂取状況は，糖質（炭水化物）エネルギー比率56.4％，糖質（炭水化物）248.7ｇとなっている．表Ⅲ-3-1に糖質を多く含む食品を示す．

現代の食生活は，主に精製糖質（白米，食パン，白砂糖など）を摂取するような消費構造の中で営まれているため，食物繊維，ミネラル（無機質），ビタミンなどの摂取不足を招きやすい．また，精製糖質は消化・吸収が速いため，血糖値が上昇しやすいことが知られている．血糖値の急激な上昇は，糖尿病や肥満につながるおそれがある．

転化糖
ショ糖を酸または酵素で加水分解すると，ショ糖1分子からグルコースとフルクトースが1分子ずつ生成されます．この混合物を転化糖といいます．ショ糖より溶解度が高く，甘味も強いです．

表Ⅲ-3-1 糖質を多く含む食品

食品名	100ｇあたりの量（g）	食品名	100ｇあたりの量（g）	食品名	100gあたりの量（g）
精白米	78	食パン	44	りんご濃縮還元ジュース	12
小麦粉	74	とうもろこし	15	アイスクリーム（普通脂肪）	24
おおむぎ（押麦）	67	西洋かぼちゃ	18	ミルクチョコレート	52
あわ	68	バナナ	21	うどん（ゆで）	21
ひえ	70	あずき	38	マカロニ・スパゲティ（ゆで）	30
上白糖	99	いんげんまめ	42	そば（ゆで）	24
菓子類	14〜98	えんどうまめ	48	ビーフン	80
じゃがいも（皮なし）	9	ぶどう	15	白玉粉	80
さつまいも（皮なし）	30	りんご	13		
さといも（皮なし）	11	温州みかん濃縮還元ジュース	10		
精白飯	36				

小数点以下を四捨五入．特にことわりのない場合は生の値．糖質＝炭水化物（差引法による利用可能炭水化物）．
（日本食品標準成分表2020（八訂）より作成）

3）糖質とう蝕

口腔内のさまざまな細菌は，歯表面に付着してプラーク（歯垢）を形成する．う蝕は，プラーク中のう蝕関連細菌が食事や間食に含まれる糖質を代謝して酸を産生し，歯表面のpHを低下させて脱灰することから始まる．糖質，特にショ糖がう蝕の発生を著しく増加させることが知られている．ショ糖からミュータンスレンサ球菌によって産生される不溶性グルカン（ムタン）は歯表面に粘着しやすく，プラークの形成を促進すると考えられている．グルコース，フルクトース，マルトース（麦芽糖），ラクトース（乳糖）などもう蝕関連細菌に利用され酸を産出することで，う蝕発症に関与する．一方，糖アルコールや化学修飾系の糖質系甘味料，および非糖質系甘味料（p.103，表Ⅱ-4-2）は，う蝕関連細菌に利用されにくいため，う蝕発生のリスクは低くなる．

また，クエン酸を含む清涼飲料水などは，口腔内の水素イオン濃度（pH）を低下させ，歯面を直接溶解し，う蝕を発生させやすくすることが指摘されている．

クエン酸
柑橘類に含まれる酸味です．食品添加物の酸味料として清涼飲料水，ソースなどに添加されています．

❷ タンパク質の栄養的意味

タンパク質は糖質や脂質と異なり，分子内に炭素（C），水素（H），酸素（O）の三元素のほか，窒素（N）およびイオウ（S）を含んでいる．糖質と脂質は相互に代替できるが，タンパク質の代替はできない．

タンパク質は，体を構成する細胞の中で最も量の多い有機化合物で，人体では水分を除いた部分の約50％を占める．タンパク質は筋肉，臓器，血液などの構成成分であるとともに，体組織の合成・分解，栄養素の消化などを行う酵素の本体でもある．また，代謝の調節機能を司るホルモン，病気に対する抵抗力に関わる免疫反応の抗体なども，タンパク質からできている．

食品に含まれるタンパク質には，平均して16％の窒素が含まれている．食品中のタンパク質量を求める場合は窒素含量を分析し，それに100/16＝6.25を乗ずればよい．この6.25を窒素・タンパク質換算係数という．

1. タンパク質の種類

タンパク質は，アミノ酸が多数ペプチド結合したものであり，約20種類のアミノ酸の結合順序と量によって，さまざまな種類のタンパク質ができる．タンパク質は，その構成成分や物理化学的性質によって，多くの種類に分類される．栄養上の重要性からいうと，それぞれのタンパク質がどのようなアミノ酸から構成されているか，そして，それぞれのアミノ酸の量とその比率，消化吸収率などに注目して，タンパク質の分類を理解することが大切である．

1）必須アミノ酸と非必須アミノ酸

　タンパク質を構成している約20種類のアミノ酸のうち，体内で合成できないか，あるいは合成速度が遅いため，食物から摂取しなければならないものを必須アミノ酸（不可欠アミノ酸）とよんでいる．ヒトの必須アミノ酸はリジン，メチオニン，トリプトファン，ロイシン，イソロイシン，バリン，トレオニン（スレオニン），フェニルアラニン，そしてヒスチジンの9種類である．アルギニンは，動物種によっては，補給することによって成長の改善がみられることがあるため，必須アミノ酸に準ずる扱いをする場合があるが，ヒトでは必須アミノ酸としない．ただし，幼児期において「条件つき必須アミノ酸」扱いされる場合もある．

　必須アミノ酸以外のアミノ酸を非必須アミノ酸（可欠アミノ酸）とよぶが，これらのアミノ酸は，不必要なアミノ酸という訳ではない．体内で必須アミノ酸からつくることができるという意味であり，栄養上大切な働きをしている．

2）タンパク質の栄養価

　人体に必要とされる必須アミノ酸の量を基準として，各必須アミノ酸の望ましい比率が求められている．この比率は通常，タンパク質1gあたりに対する各必須アミノ酸の量（mg）で示される．

　ただし，「人体に必要とされる各必須アミノ酸の量とその比率」（アミノ酸評点パターン）は，栄養学の進歩などによってこれまでに何度か変わってきている．1973年に，国際連合食糧農業機関（FAO）と世界保健機関（WHO）が，乳児・学童期・成人の3つの年代別のアミノ酸評点パターンと，乳児・学童期を参考にした一般用のアミノ酸評点パターンを示した．次いで1985年にFAO，WHO，国際連合大学（UNU）合同特別専門委員会が，4つの年代別のアミノ酸評点パターンを示し，それまで乳児のみで必須アミノ酸であったヒスチジンを，すべての年代層に対して必須アミノ酸として加えた．そして2007年にFAO，WHO，UNU合同専門協議会は，乳幼児から成人まで6つの年代別のアミノ酸評点パターンを発表した．この2007年に発表された必須アミノ酸の必要量（mg/kg体重/日）とアミノ酸評点パターン（mg/gタンパク質）を表Ⅲ-3-2に示す．

　食物中のタンパク質の必須アミノ酸の量と，アミノ酸評点パターンとを比較し，アミノ酸評点パターンより少ない食品中の必須アミノ酸を「制限アミノ酸」とよぶ．制限アミノ酸のうち，最も比率（％）が少ないものを「第一制限アミノ酸」といい，この比率を「アミノ酸スコア」という．アミノ酸スコアは，各食品のタンパク質の栄養価を評価するために利用されている．

　表Ⅲ-3-3に主な食品のアミノ酸スコアを，図Ⅲ-3-1にタンパク質の栄養価の概念図を示す．

表Ⅲ-3-2 乳幼児から成人の必須アミノ酸必要量とアミノ酸評点パターン

年齢	His ヒスチジン	Ile イソロイシン	Leu ロイシン	Lys リジン	SAA 含硫アミノ酸	AAA 芳香族アミノ酸	Thr トレオニン	Trp トリプトファン	Val バリン	合計
必須アミノ酸必要量（mg/kg 体重/日）										
0.5歳	22	36	73	64	31	59	34	9.5	49	377.5
1〜2歳	15	27	54	45	22	40	23	6.4	36	268.4
3〜10歳	12	23	44	35	18	30	18	4.8	29	213.8
11〜14歳	12	22	44	35	17	30	18	4.8	29	211.8
15〜17歳	11	21	42	33	16	28	17	4.5	28	200.5
18歳以上	10	20	39	30	15	25	15	4.0	26	184
アミノ酸評点パターン（mg/g タンパク質）										
0.5歳	20	32	66	57	28	52	31	8.5	43	337.5
1〜2歳	18	31	63	52	26	46	27	7.4	42	312.4
3〜10歳	16	31	61	48	24	41	25	6.6	40	292.6
11〜14歳	16	30	60	48	23	41	25	6.5	40	289.5
15〜17歳	16	30	60	47	23	40	24	6.3	40	286.3
18歳以上	15	30	59	45	22	38	23	6.0	39	277

システインはメチオニンから，チロシンはフェニルアラニンから合成されることから，これらは合計量として，それぞれ含硫アミノ酸（SAA），芳香族アミノ酸（AAA）と示されている．

(WHO/FAO/UNU (2007))

表Ⅲ-3-3 食品タンパク質のアミノ酸スコア
（数値の高いほうがよいタンパク質と考えられる．最高100）

食品名	アミノ酸スコア	食品名	アミノ酸スコア	食品名	アミノ酸スコア
鶏卵	100（なし）	トマト	83（Leu）	干しそば	76（Lys）
牛乳	100（なし）	西洋かぼちゃ	100（なし）	ささげ	100（なし）
プロセスチーズ	100（なし）	ブロッコリー	100（なし）	あずき	100（なし）
あじ	100（なし）	なす	100（なし）	だいず	100（なし）
さけ	100（なし）	とうもろこし	100（なし）	木綿豆腐	100（なし）
かつお	100（なし）	コーンフレーク	22（Lys）	納豆	100（なし）
いわし	100（なし）	じゃがいも	100（なし）	淡色辛みそ	100（なし）
しばえび	100（なし）	みかん	100（なし）	ひじき	93（Lys）
豚もも肉	100（なし）	精白米	93（Lys）	てんぐさ（粉寒天）	78（Trp）
鶏むね肉	100（なし）	小麦粉	53（Lys）	あまのり（焼きのり）	100（なし）
ほうれんそう	95（SAA）	うどん	51（Lys）	日本なし	64（Lys）
きゅうり	100（なし）	押麦	38（Lys）	もも（白肉種）	68（Leu）

（　）内は第一制限アミノ酸，SAA：含硫アミノ酸，Trp：トリプトファン，Lys：リシン（リジン），Leu：ロイシン．アミノ評点パターン（2007年，18歳以上）をもとにした．

（文部科学省 科学技術・学術審議会 資源調査分科会：日本食品標準成分表2020年版（八訂）アミノ酸成分表編．）
（日本アミノ酸学会翻訳小委員会：タンパク質・アミノ酸の必要量．）

3）動物性タンパク質，植物性タンパク質

　タンパク質は，栄養学的には動物性タンパク質と植物性タンパク質に分類される．

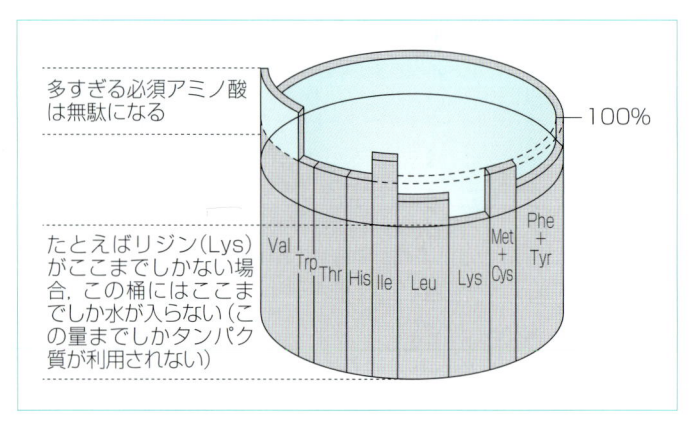

図Ⅲ-3-1 タンパク質の栄養価の概念を示すリービッヒの桶
　　タンパク質を構成する必須アミノ酸は，それぞれ，必要量が異なっている．この桶の図は，その板の幅で大まかに各アミノ酸の必要量を示し，高さで充足度を示す．たとえば，ある必須アミノ酸が欠乏している場合，その欠乏度に応じて板の高さを作図する．この桶は，水が最も欠乏している板の高さまでしか入らないので，その量しか利用されないと説明される．

（倉田忠男ほか編：基礎栄養学，東京化学同人，東京，2007．）

　表Ⅲ-3-3に示したように，動物性タンパク質のほうが植物性タンパク質より栄養価が高い．ただし，植物性タンパク質でも，大豆タンパク質は栄養価が高い．植物性タンパク質の制限アミノ酸は，リジンやロイシンなどであることが多いが，動物性タンパク質には，これらのアミノ酸は多く含まれる．それゆえ，植物性タンパク質と動物性タンパク質を組み合わせて摂取すると不足が補われ，タンパク質の栄養価が改善される．通常，動物性タンパク質比（総タンパク質摂取量に対する割合）が40％以上であれば，タンパク質の栄養価は十分に高いといってよい．ただし，制限アミノ酸を補足しようとして単一のアミノ酸を多量に摂取すると，栄養価が低下したり，過剰毒性がみられることがあるので，注意が必要である．

　また，アミノ酸スコアだけでタンパク質の栄養価を比較するのではなく，その食品に含まれるタンパク質の量も考慮する必要がある．タンパク質含有量が少なければ，タンパク質としての価値が低くなるからである．

2. タンパク質の栄養的意味

1）タンパク質の働き

（1）タンパク質の役割

　タンパク質は体内で分解され，1gあたり4kcalのエネルギーを発生するが，主な役割は，体構成成分となることである．

　食物中のタンパク質は，成長期の子どもや妊婦の場合，新しい組織の形成・増殖のため，そして消耗された体タンパク質を補うために使われる．成人の場合にも，消耗された体タンパク質を補うため，食物中のタンパク質は必要である．

　成人のように，体組織量が増加しないような場合でも，体内では相当量のタンパ

過剰毒性
栄養素の過剰摂取による害のことです．たとえば，あるアミノ酸のみを過剰に摂取すると，体重が減少することが動物実験で報告されています．この場合，ほかのアミノ酸も同時に摂取することでこの害が軽減されます．

ク質の分解と合成が起こっている．1日に，体重1kgあたり約3gのタンパク質が合成されているとの報告から，体重が60kgの場合，約180gの体タンパク質が毎日，合成と分解を繰り返していることになる．この量は，日本人の1日あたりのタンパク質摂取量，約70gの2倍以上にあたる．このことは，約180gのタンパク質から生じたアミノ酸の多くが，合成のために再利用されていることを意味している．

血液や肝臓などの組織には，摂取したタンパク質が消化・吸収されてアミノ酸となって入ってくるとともに，体組織を構成していたタンパク質の分解によって生じたアミノ酸が，混ざり合った状態として存在している．これをアミノ酸プールという．このアミノ酸プールの中のアミノ酸が，筋肉や臓器などのタンパク質の合成や，酵素やホルモン，血液タンパク質の合成に使われている（図Ⅲ-3-2）．

体タンパク質は常に代謝回転されているが，この代謝回転速度は，体タンパク質の種類によって異なる．体タンパク質を構成しているアミノ酸の半分が入れ替わるのに要する時間は，肝臓で約12日，筋肉で約180日といわれている．

骨や歯のような硬組織も，その基本構造はコラーゲンというタンパク質からできている．骨の場合，タンパク質の半分が新しいものに入れ替わるには，約240日かかるといわれている．しかし，歯の場合，食物として摂取されたタンパク質が歯のタンパク質として利用されるが，そのタンパク質が新しいものに入れ替わることはない．

(2) アミノ酸の補足効果

すでに述べたように，食物中のタンパク質は，ヒトが必要とするアミノ酸を望ましい量と比率で含んでいるとは限らない．そこで，ある特定の必須アミノ酸が不足するような食物と，そのアミノ酸を多く含む食物とを組み合わせて摂取すると，摂

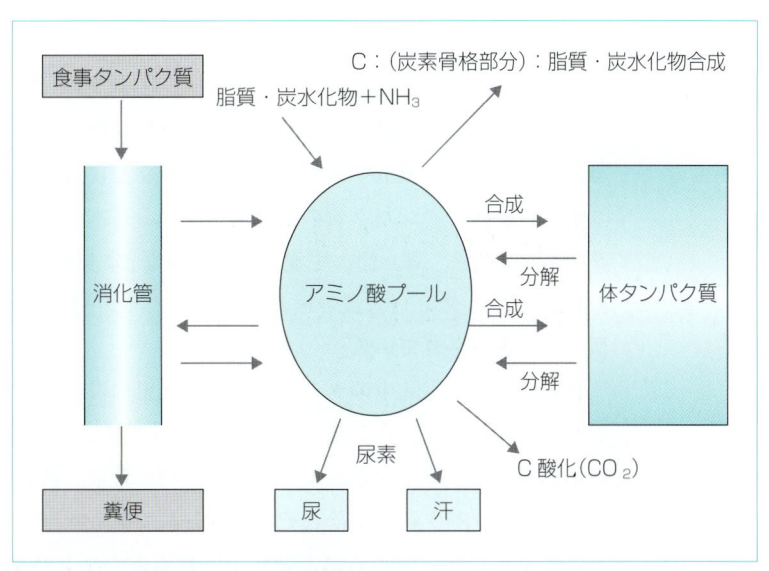

図Ⅲ-3-2 アミノ酸プールの模式図

(江指隆年，中嶋洋子編：基礎栄養学．同文書院，東京，2007.)

取した必須アミノ酸の量とその比率が望ましい状態になる．これをアミノ酸の補足効果とよぶ．ごはんやパンなどの主食と肉，魚，卵などの主菜を摂取することは，この補足効果にかなっている．

(3) 余剰タンパク質のゆくえ

タンパク質を過剰に摂取しても，体内のタンパク質が際限なく増加することはない．吸収された余剰のアミノ酸は，肝臓でその窒素部分（アミノ基）が遊離され，尿素となって尿中に排泄される．残った窒素以外の成分（炭素骨格）は，エネルギー源やグリコーゲン，脂肪となって体内に蓄積する．

(4) タンパク質のさまざまな働き

タンパク質は，筋肉をはじめとする各組織の構成成分となる以外にも，酵素となって生体内で起こる多くの化学反応に関与している．また，インスリンや脳下垂体ホルモンなどのホルモンの構成成分，免疫反応の抗体となる免疫グロブリン，免疫反応に関わるサイトカインの構成成分にもなっている．酸素を運搬するヘモグロビン，脂肪を運搬するリポタンパク質，鉄を運搬するトランスフェリン，カルシウムと結合するカルシウム結合タンパク質など，酸素や各種栄養素を運搬する役割も引き受けている．

また，タンパク質は，その分子中に酸性を示す部分とアルカリ性を示す部分とがあり，必要に応じて酸性物質，あるいはアルカリ性物質として働くことができる．ヒトの体液を弱アルカリ性または中性に保つうえで，血液中のタンパク質は重要な役割を果たしている．そのほかにも，血液中のタンパク質は，体液の浸透圧の調整を行っている．タンパク質の摂取量が不足し血液中のタンパク質濃度が低下すると血管内の浸透圧が低下するため，組織に水が溜まりむくみが生じる．これを栄養性浮腫という．

2) タンパク質の必要量と給源

(1) タンパク質の必要量

タンパク質の必要量は，性別，年齢，身体状況（成長期，妊娠期，授乳期など），身体活動レベル，摂取するタンパク質の質などによって決まる．

成人の場合，タンパク質の必要量を決める基本的な考え方は，体内から失われるタンパク質（尿，糞，汗，毛髪，皮膚，爪など）量を補うということである．また，摂取しているタンパク質の消化吸収率，アミノ酸スコア（タンパク質の栄養価），個人差も配慮されている．

乳児の場合，母乳中のタンパク質量と乳児の母乳摂取量を参考とし，成長期の子どもについては，体内に蓄積されるタンパク質量を年齢別に計算して求めている．妊婦の場合は，胎児の成長に必要なタンパク質量，授乳婦の場合には，母乳の生成に必要なタンパク質量がそれぞれ付加されている．

このようにして決められた数値を，日本人のタンパク質の食事摂取基準という．成人の場合，体重1kgあたりのタンパク質の維持必要量は0.66g（良質な動物性

タンパク質の場合）とされている（「日本人の食事摂取基準（2020年版）」）．1日あたりの推奨量は，成人男子18～29歳が65g，成人女子が50g，1～2歳児が20g，3～5歳児が25gなどとなっている．

現在（平成29年），1日あたりのタンパク質摂取量は70.4gであり，そのうち動物性タンパク質は37.9gとなっている．また，総エネルギー摂取量に占めるタンパク質エネルギーの比率は14.6％であり（平成29年国民健康・栄養調査，20歳以上の平均値），食事摂取基準の目標量である13～20％の範囲内にある（49歳以下：13～20％，50～64歳：14～20％）．

食物中のタンパク質の栄養価は，食物の種類によって異なる．それゆえ，栄養価の低いタンパク質を摂取している場合には，量的に必要量を満たしていても，タンパク質の不足症状が起こる．総タンパク質摂取量の40％程度は，動物性タンパク質から摂取することが望ましい．ただし，動物性タンパク質比の高値は，動物性脂肪の過剰摂取と結びつく場合もあるため，注意が必要である．

また，激しいスポーツなどを長時間行う場合には，それによる増加エネルギーの約10～15％をタンパク質で補うことが望ましい．ヘモグロビンの合成や，鉄の吸収・貯蔵・運搬にもタンパク質が関与していることから，タンパク質が不足すると貧血が起こる．

(2) タンパク質の不足と過剰の影響

タンパク質は体構成分となるだけでなく，生体の機能維持に多くの面から関わっていることから，摂取量が不足するとさまざまな障害が起こる．

乳幼児のタンパク質不足は，成長の遅れ，病気に対する抵抗性の低下を引き起こす．また，歯の萌出遅延，乳歯の形成不全も報告されている．

成人のタンパク質不足は，貧血，細菌感染抵抗力低下（風邪をひきやすい，傷が治りにくいなど），疲れやすいなどの症状として現れる．体重の増加を気にするあまり食物摂取量を減少させ，その結果としてタンパク質摂取不足になる例が，若い女性によくみられる．妊婦では貧血，胎児発育不全，浮腫などを起こし，ひどい場合には流産の危険もある．

高齢者では，タンパク質不足はサルコペニア（加齢や老化に伴う筋力・筋肉量の減少）を引き起こし，フレイル（虚弱；Frailty が語源）の原因となる．フレイル予防のために，十分なタンパク質の摂取が必要であることが「日本人の食事摂取基準（2020年版）」でも指摘されている．

一方，タンパク質の摂取量がある程度多くても特別な障害はみられず，過剰分は，エネルギー源として蓄えられる（p.150参照）．しかし，推奨量の2倍以上のタンパク質，特に動物性タンパク質の過剰は好ましくない．タンパク質の過剰摂取は糖質などの摂取減少を招き，腸の運動を低下させて，便秘になりやすくなる．また，動物性タンパク質の過剰摂取は尿中のカルシウム排泄量を増加させ，骨中のカルシウムが減少することが明らかにされている．

摂取したタンパク質が消化・吸収され，体内で円滑に代謝されるためには，ビタ

動物性タンパク質比
総タンパク質摂取量に対して動物性タンパク質が占める割合のことです．

表Ⅲ-3-4　食品のタンパク質含有量

動物性食品	100 g あたりの量（g）	植物性食品	100 g あたりの量（g）
いかなご煮干し	43	大豆（国産・乾）	34
めざし	18	油揚げ	23
魚肉	14〜26	納豆	17
いか	12〜18	みそ	10〜17
貝類	6〜22	豆腐	5〜9
脱脂粉乳	34	らっかせい（いり）	27
チーズ	4〜44	あずき（乾）	21
牛乳	3	えんどう（乾）	22
獣鳥肉	10〜22	小麦粉（薄力粉）	8〜9
ハム	12〜26	食パン	9
コンビーフ	20	うどん・ゆで	3
ローストビーフ	22	おおむぎ・押麦	6
鶏卵	12	精白米	6
		精白飯	3
		西洋かぼちゃ	2
		トマト	1
		乾燥わかめ（素干し）	14

小数点以下を四捨五入　　　　　　　　　　　　　（日本食品標準成分表2020年版（八訂）より作成）

ミン B_6 が必要である．高タンパク質食を摂取する場合，ビタミン B_6 も多く摂取するよう心がける必要がある．

（3）タンパク質の給源

タンパク質の主な給源は，肉類，魚介類，乳および乳製品，卵，大豆製品などである．米，小麦類のタンパク質含有量はそれほど多くないが，1日に摂取する量が多いため，タンパク質の給源として重要である．ごはん茶碗一杯（150 g）で約4 g，食パン1枚（6枚切り，60 g）で約6 g，ゆでうどん（1玉，250 g）で約7 gのタンパク質が摂取できる．ただし，米，小麦などはリジンなどの必須アミノ酸が不足しているため，魚介類，卵類，肉類，乳・乳製品，大豆製品などの食品を組み合わせ，米や小麦のタンパク質の欠点を補うようにすべきである．

特にヒトは空腹，すなわちエネルギーの不足を本能的に満たそうとする能力をもっているが，タンパク質の不足を自覚する能力がかなり低下していることに留意して，毎日の食事を摂取すべきである．これはビタミン，ミネラルについても同様である．

表Ⅲ-3-4に代表的な食品中のタンパク質含有量を示す．

❸ 脂質の栄養的意味

食品の成分の中で，水に溶けにくく，クロロホルムやエーテル，メタノールなどの有機溶媒によって抽出され，生体で利用される物質を脂質という．脂質はエネルギー源として重要であるばかりでなく，多様な生理機能をもっている．

1. 脂質の種類

脂質は構成成分の違いによって，単純脂質，複合脂質，誘導脂質に分類される．

1) 単純脂質

単純脂質には，グリセリン（グリセロール）と脂肪酸3分子からなる中性脂肪（トリアシルグリセロール，トリグリセリド）と，高級アルコールと脂肪酸からなる蝋がある．普段の食生活で最も多く摂取しているものは中性脂肪であり，植物油や肉類の脂肪は，この中性脂肪にあたる．

2) 複合脂質

複合脂質は，単純脂質の構成成分であるグリセリンと脂肪酸のほかに，リン酸や糖など他の原子団が結合したものをいい，それぞれリン脂質，糖脂質という．リン脂質や糖脂質は生体膜の構成成分となっているほか，脳や神経組織にも多く存在している．リポタンパク質は，脂質とタンパク質が複合したものであり，複合脂質に含める場合がある．血中にはリポタンパク質としてHDL，LDL，VLDLなどがあり，臓器から臓器に脂質を運搬する働きをしている．

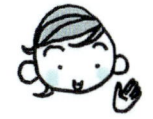

3) 誘導脂質

誘導脂質とは，単純脂質や複合脂質を加水分解したときに生成される物質で，脂質の性質をもつものをいう．誘導脂質には，コレステロール，エルゴステロール，胆汁酸，ステロイドホルモン（副腎皮質ホルモンや性ホルモン）などステロイド骨格をもつステロール類のほか，遊離脂肪酸，脂溶性ビタミン類，高級アルコール類などがある．コレステロールは，リン脂質とともに生体膜を構成している．

4) 脂肪酸

脂質の構成成分である脂肪酸は，直鎖の炭化水素基の末端にカルボキシル基をもつ有機酸である．脂肪酸の炭素の数は偶数であり，一般に炭素数が4以下のものを短鎖脂肪酸，6～10のものを中鎖脂肪酸，12以上を長鎖脂肪酸という．

炭化水素基に二重結合（不飽和結合）をもたないものを飽和脂肪酸，1つだけ二重結合をもつものを一価不飽和脂肪酸，2つ以上もつものを多価不飽和脂肪酸という．

また，脂肪酸の構造式のメチル基側から数えて，最初の二重結合の場所が3番目と4番目の炭素の間にある脂肪酸をn-3系脂肪酸，6番目と7番目の炭素の間にある脂肪酸をn-6系脂肪酸という．

図Ⅲ-3-3に脂肪酸の構造，表Ⅲ-3-5に脂肪酸の種類を示す．

(1) 飽和脂肪酸と不飽和脂肪酸

飽和脂肪酸は，ラード，牛脂などの動物性脂肪に多く含まれるが，パーム油，コ

HDL, LDL, VLDL
血中のリポタンパク質は密度によって分類されています．高密度リポタンパク質（HDL），低密度リポタンパク質（LDL），超低密度リポタンパク質（VLDL）などがあげられます．密度が低いほど脂質の含有量が高くなります．

エルゴステロール
ビタミンD_2（エルゴカルシフェロール）の前駆体でしいたけや酵母に含まれます．しいたけを日光に当てて干すと，このエルゴステロールがビタミンD_2になります．

胆汁酸
肝臓で合成され，脂質や脂溶性ビタミンの吸収を助ける働きをします．

遊離脂肪酸，脂溶性ビタミン類，高級アルコール類は，単純脂質に分類する場合もあります．

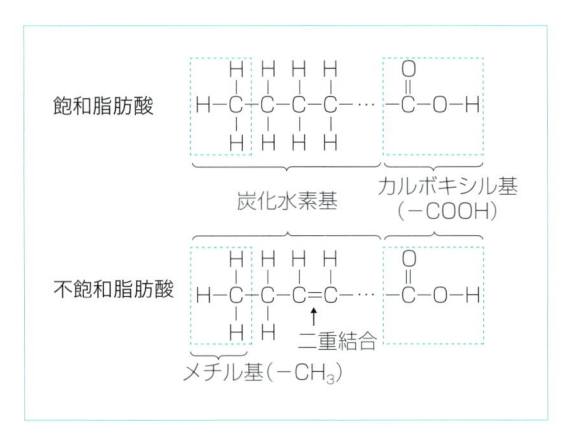

図Ⅲ-3-3　脂肪酸の構造

表Ⅲ-3-5　脂肪酸の種類

	脂肪酸名	化学式	融点(℃)	慣用記号	系列	含有食品など
飽和脂肪酸	酪酸	$CH_3(CH_2)_2COOH$	-7.9	$C_{4:0}$		バター，やし油
	カプロン酸	$CH_3(CH_2)_4COOH$	-3.4	$C_{6:0}$		
	オクタン酸	$CH_3(CH_2)_6COOH$	17	$C_{8:0}$		
	デカン酸	$CH_3(CH_2)_8COOH$	32	$C_{10:0}$		
	ラウリン酸	$CH_3(CH_2)_{10}COOH$	44	$C_{12:0}$		
	ミリスチン酸	$CH_3(CH_2)_{12}COOH$	54	$C_{14:0}$		バター，やし油，落花生油
	パルミチン酸	$CH_3(CH_2)_{14}COOH$	63	$C_{16:0}$		動植物油
	ステアリン酸	$CH_3(CH_2)_{16}COOH$	70	$C_{18:0}$		動植物油
	アラキジン酸	$CH_3(CH_2)_{18}COOH$	75	$C_{20:0}$		落花生油，綿実油
不飽和脂肪酸 一価	パルミトオレイン酸	$CH(CH_2)_5CH=CH(CH_2)_7COOH$	0.5	$C_{16:1}$		魚油，鯨油
	オレイン酸	$CH_3(CH_2)_7CH=CH(CH_2)_7COOH$	11	$C_{18:1}$		動植物油
不飽和脂肪酸 多価	リノール酸	$CH_3(CH_2)_3(CH_2CH=CH)_2(CH_2)_7COOH$	-5	$C_{18:2}$	n-6	とうもろこし油，大豆油
	α-リノレン酸	$CH_3(CH_2CH=CH)_3(CH_2)_7COOH$	-10	$C_{18:3}$	n-3	しそ油
	アラキドン酸	$CH_3(CH_2)_3(CH_2CH=CH)_4(CH_2)_3COOH$	-50	$C_{20:4}$	n-6	魚油，肝油
	エイコサペンタエン酸 (EPA)	$CH_3(CH_2CH=CH)_5(CH_2)_2COOH$	—	$C_{20:5}$	n-3	魚油
	ドコサヘキサエン酸 (DHA)	$CH_3(CH_2CH=CH)_6(CH_2)_2COOH$	—	$C_{22:6}$	n-3	魚油

（奥　恒行，柴田克己編：基礎栄養学．南江堂，東京，2010.）

コナッツオイルなどの植物性脂肪にも含まれる．これらは融点が高いため，室温では固体である．飽和脂肪酸の中では，パルミチン酸とステアリン酸を食事から多く摂取している．

不飽和脂肪酸は，一般に大豆油，コーン油，ゴマ油などの植物性脂肪に多く含まれる．しかし，動物性脂肪でも，魚油には多価不飽和脂肪酸であるエイコサペンタエン酸（EPA）やドコサヘキサエン酸（DHA）が含まれる．これらは融点が低いため，室温で液体である．不飽和脂肪酸の中では，オレイン酸やリノール酸が食事から多く摂取されている．

(2) 必須脂肪酸

体内で合成できない，あるいは十分量合成できない脂肪酸を必須脂肪酸という．リノール酸，α-リノレン酸，アラキドン酸がこれにあたり，食物から摂取しなくてはならない．アラキドン酸は体内でリノール酸から合成できるが，合成量が十分

エイコサペンタエン酸（EPA）
エイコサペンタエン酸（EPA）は，国際表示ではIPA（イコサペンタエン酸）と表します．

量でない．

また，EPA や DHA は，血中中性脂肪低下作用，血栓予防，抗アレルギー作用などの有効性が示されている．これらの脂肪酸はα-リノレン酸から合成されるが，合成される量が不十分である場合もあるため，その必須性が唱えられている．

(3) その他の脂肪酸

天然油脂の不飽和脂肪酸の二重結合はほとんどがシス型であるが，不飽和脂肪酸に工業的に水素添加して飽和脂肪酸にする際，副産物としてトランス型の二重結合ができる．このトランス型の二重結合をもつ脂肪酸をトランス脂肪酸という．マーガリンやショートニングは比較的安価な植物性油脂を利用し，そこに多く含まれるリノール酸に水素添加してつくられている．トランス脂肪酸は，血清 LDL コレステロールを増加，HDL コレステロールを低下させ，冠動脈疾患のリスクを高めるとの報告があることから，欧米諸国では，トランス脂肪酸に対する規制を行っている．日本では害作用が出るほど摂取していないので，問題ないとされている．

2. 脂質の栄養的意味

1）脂質の働き

脂質の主な働きは，エネルギー源となることである．食物中の脂質は1gあたり9 kcalのエネルギーを産生し，糖質やタンパク質（1 gあたり4 kcal）に比較して効率がよい．脂質が代謝されてエネルギー源となるには，ビタミン B_2，ナイアシン，パントテン酸などが必要である．

脂質の一種であるコレステロールは，ステロイドホルモン（副腎皮質ホルモンや性ホルモン），胆汁酸などの構成成分として利用される．

また，リノール酸などの必須脂肪酸は，リン脂質として生体膜の構成成分となっている．生体膜は代謝，膜輸送，情報伝達などの役割を果たし，生体機能の維持に重要な働きをしている．必須脂肪酸の摂取不足，あるいは必須脂肪酸が酸化されると，正常な生体膜の維持ができなくなる．必須脂肪酸は不飽和脂肪酸であるため酸化されやすいことから，ビタミンE，ビタミンC，カロテンなど，抗酸化作用をもつビタミンの摂取が酸化防止に有効であることが認められている．

脂質は，脂溶性ビタミンであるA，D，E，Kやカロテノイドの吸収を高める．

2）脂質の必要量と給源

1日あたりの脂質の目標摂取量は，エネルギー比率で20〜30％（1歳以上）となっている．現在の日本人の脂質摂取量は，20歳以上で平均27.4％（平成29年国民健康・栄養調査）であり，ほぼ適正範囲にある．しかし，脂質の摂取量は個人差が大きく，4割近くの人が脂肪の摂りすぎであるとの報告もある．脂質は風味やおいしさと直結しているため，注意しないと過剰摂取になりやすい．表Ⅲ-3-6に食事中の脂質含有量を示す．

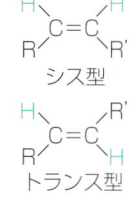

表Ⅲ-3-6 食品中の脂質含有量（%）

食品名		食品名		食品名	
植物油	100	油揚げ	34	かりんとう（黒）	12
有塩バター	81	がんもどき	18	ウエハース	14
ソフトタイプマーガリン	83	マヨネーズ（卵黄型）	75	ポテトチップス	35
ラード	100	ベーコン（ばら）	39	ミルクチョコレート	34
胡麻（いり）	54	鶏卵	10	調製豆乳	4
らっかせい（いり）	49	牛・豚脂身	60〜87	普通牛乳	4
くるみ	69	豚ひき肉	17	アイスクリーム（普通脂肪）	8
だいず（国産，乾）	20	脂肪の多い魚	10〜25	プロセスチーズ	26
糸引き納豆	10	イーストドーナッツ	20	人乳	4

小数点以下を四捨五入　　　　　　　　　　　　　　（日本食品標準成分表2020年版（八訂）より作成）

「日本人の食事摂取基準（2020年版）」では，飽和脂肪酸の目標量，n-6系脂肪酸（リノール酸，アラキドン酸など）とn-3系脂肪酸（α-リノレン酸，EPA，DHA）の目安量も設定されている．飽和脂肪酸の目標量はエネルギー比率で7%以下，n-6系脂肪酸の目安量は7〜11 g/日（18歳以上，年齢，性別で異なる），n-3系脂肪酸の目安量は1.6〜2.2 g/日（18歳以上，年齢，性別で異なる）となっている．n-6系脂肪酸であるリノール酸は，大豆油10 g（大さじ1程度）に約5 g，サフラワー油10 gに約7 g含まれる．n-3系脂肪酸であるα-リノレン酸は，大豆油10 gに約0.6 g，なたね油10 gに約0.8 g含まれる．あまり市販されていないが，エゴマ油には10 g中6 gのα-リノレン酸が含まれている．また，EPA，DHAは，サンマ（中1匹，可食部約100 g）に3.3 g，新巻きざけ一切れ（80 g）に約0.9 g，まさば一切れに約0.8 g含まれ，脂肪ののった魚ほど，EPAとDHAのよい給源となる．

アラキドン酸やEPAなど炭素数20の脂肪酸からは，エイコサノイドといわれる生理活性物質が産生される．エイコサノイドには，プロスタグランジン，ロイコトリエン，トロンボキサンなどがあり，血小板凝集の阻害または促進，動脈壁の弛緩または収縮，血圧の低下または上昇といった作用をもつ．アラキドン酸やEPAから産生されるそれぞれのエイコサノイドの作用や強さは異なること，エイコサノイドの産生は生体内のアラキドン酸やEPAの量的比率に影響されることなどから，生体の機能を維持するためには，摂取する脂肪酸のバランスが極端に偏らないことが重要である．

コレステロールについては，体内のコレステロールのうち1/3が食事由来，2/3が体内で合成されたものとされている．食事由来のコレステロールが血中のコレステロール値に直接反映されるというデータが不十分であることから，コレステロールの目標量は決められていない．ただし，高LDL血症や低HDL血症などの脂質異常症がある人は，その重症化予防のため，コレステロールの摂取量を200 mg/日未満にすることが望ましいとされている（「日本人の食事摂取基準（2020年版）」）．表Ⅲ-3-7にコレステロールを多く含む食品を示す．

表Ⅲ-3-7　コレステロールを多く含む食品

食品名	100gあたりの量 (mg)	1食あたりの量 (mg)（　）内は1食の目安量	食品名	100gあたりの量 (mg)	1食あたりの量 (mg)（　）内は1食の目安量
いか（するめ）	980	294（30g）	鶏卵（卵黄）	1,200	240（20g）
アンコウ（きも）	560	280（50g）	鶏卵（全卵）	370	185（50g）
うなぎ（かば焼）	230	276（120g）	豚（大腸，ゆで）	210	168（80g）
まだら（しらこ）	360	252（70g）	しろさけ（すじこ）	510	153（30g）
豚（肝臓）	250	250（100g）	にしん（かずのこ）	370	111（30g）

（日本食品標準成分表2020年版（八訂）より作成）

4 ─ ビタミンの栄養的意味

1. ビタミンの種類

　ビタミンは生体の機能を維持するために必須な栄養素であり，体内で合成されない，あるいは合成量が不十分であるため，食品などから摂取する必要がある有機化合物である．必要量はマイクログラム，ミリグラムの単位で表されるほど微量であるが，摂取が不足すると欠乏症が発症する．

　ビタミンは，脂溶性ビタミンと水溶性ビタミンに分けられる．脂溶性ビタミンにはビタミンA，D，EおよびKがあり，水溶性ビタミンにはビタミンB群とビタミンCがある．ビタミンB群には，ビタミンB_1，B_2，B_6，ナイアシン，パントテン酸，葉酸，ビタミンB_{12}，ビオチンがある．

2. ビタミンの栄養的意味

1）ビタミンの働きと欠乏症・過剰症

　ビタミンはエネルギー源や身体の構成成分にはならないが，体内の物質代謝や生理機能に補酵素や調節因子として関わっている．ビタミンの摂取量が不足すると体内調節機能がうまく制御できず，各ビタミン特有の欠乏症状が現れる．また，ビタミンを過剰に摂取した場合，水溶性ビタミンは尿中に排泄されるが，脂溶性ビタミンは，体内の脂質部分に蓄積して過剰症を生じる場合がある．ただし，一般的な食生活をおくっている場合，食品から過剰になるほどビタミンを摂取することはない．特定の食品ばかりを摂取するようなバランスの悪い食事やビタミン剤を気軽に摂取すると，過剰症が発症する場合がある．一方，過度のストレス，アルコールの過剰摂取，ビタミンの分解・排泄を促進するような薬物を摂取している場合，ビタミンの利用が増加，または排泄が増加するため，ビタミン欠乏症が起こることがある．また，極端なダイエットもビタミン欠乏症が生じるので，注意が必要である．

2) 水溶性ビタミン

(1) ビタミン B_1（チアミン）

糖質・脂質・アミノ酸代謝に重要な働きをしている．不足すると神経や筋肉の機能が衰え，食欲不振や心臓肥大が起こる．代表的な欠乏症は脚気（末梢神経障害），ウェルニッケ脳症（中枢神経障害，眼球運動麻痺，健忘症）である．

(2) ビタミン B_2（リボフラビン）

糖質・脂質・アミノ酸代謝に重要な働きをしている．正常な発育を維持するために不可欠で，皮膚・粘膜の性状を維持する働きもある．欠乏すると成長障害，口角炎，口唇炎，舌炎などを起こす．

(3) ナイアシン

糖質・脂質・アミノ酸代謝に重要な働きをしている．アミノ酸のトリプトファンからも生成されるため，欠乏はまれである．以前，とうもろこしを常食としている地方でペラグラというナイアシン欠乏症が蔓延したことがある．これは，とうもろこしはトリプトファンの含有量が少ないために，ナイアシンの生成が十分できないことが原因であった．ペラグラの主症状は，皮膚炎，消化障害，精神機能障害などである．

(4) ビタミンC（アスコルビン酸）

細胞内の酸化還元反応やコラーゲンの生成に関与する．コラーゲンは結合組織にあるタンパク質で，ビタミンCが欠乏するとコラーゲンが十分生成できないため血管が脆くなり，出血しやすくなる．全身倦怠，関節痛，歯肉の腫脹や出血は，ビタミンC欠乏症である壊血病の主症状である．骨のタンパク質もコラーゲンであるため，骨も弱くなる．歯の象牙質や歯槽骨の形成にもビタミンCが必要である．また，副腎皮質・髄質ホルモンの生成・利用にも関与しており，ストレス時にはこれらのホルモンの生成・利用が高まるため，ビタミンCの必要量も増加する．喫煙者は，ビタミンCの体内消費量が多いといわれている．また，肝臓での薬物代謝活性や鉄の吸収を促進する働きもある．

(5) 葉酸

正常な造血機能を維持するために働く．通常の食事では欠乏になりにくいが，欠乏すると巨赤芽球性貧血や神経障害が起こる．妊娠初期の欠乏は，新生児の神経管閉鎖障害（二分脊椎症）を引き起こす危険性がある．

(6) ビタミン B_{12}（コバラミン）

コバルト元素を含むため，コバラミンともよばれる．核酸の合成やアミノ酸や糖質の代謝に関与している．吸収には，胃から分泌される内因子が必要であるため，胃切除をした場合や胃に疾患がある場合，内因子の分泌が不十分となりビタミン B_{12} の吸収が低下する．欠乏すると核酸の合成が阻害されて赤血球が正常に成熟しなくなるため，巨赤芽球性貧血（悪性貧血）となる．

脚気
江戸時代，精白米を食べるようになってから流行し，「江戸煩い」ともいわれました．米糠・胚芽の部分には，ビタミン B_1 が多く含まれています．

ウェルニッケ脳症
アルコール中毒にビタミン B_1 欠乏が伴うと起こりやすくなります．

3）脂溶性ビタミン

(1) ビタミンA（レチノール）

動物性食品に含まれる主なビタミンAは，レチノールとして存在する．緑黄色野菜にはβ-カロテン（プロビタミンA）として存在し，吸収後，必要に応じてレチノールに変換される．

ビタミンAは，視覚機能の維持，上皮細胞の正常化，免疫機能の強化，細胞の分化・成長に関与しており，欠乏すると夜盲症，成長障害，皮膚の乾燥化，感染症にかかりやすくなる．細胞の分化・成長に関与することから，ビタミンA欠乏によって骨や歯の発育も悪くなる．歯においてはエナメル質形成不全が起こる．

過剰症として嘔吐・悪心があげられる．また，妊娠初期の過剰摂取は，胎児奇形を起こす危険がある．歯にみられる過剰症は，歯槽骨の骨吸収や穿孔，歯根の露出である．ただし，これらの過剰症はレチノール（動物性食品）としてビタミンAを摂取した場合に起こり，カロテンとしてビタミンAを摂取した場合には起こらない．柑橘類を過剰に摂取するとカロテンが蓄積して皮膚がオレンジ色になるが，特別な害はない．

(2) ビタミンD（カルシフェロール）

ビタミンDはカルシウム代謝に関与していることから，カルシフェロールともいわれる．小腸におけるカルシウムやリンの吸収に関与し，骨や歯の形成を促進する．欠乏すると骨や歯の形成が阻害され，幼児ではくる病，成人では骨軟化症を引き起こす．幼児の場合，O脚やX脚，脊柱が曲がったりする．急性の過剰症では嘔吐や食欲不振，慢性の過剰症では腎臓や動脈に石灰化が起こる．

(3) ビタミンE（トコフェロール）

ビタミンEは抗酸化作用をもつため，食品中では油脂の酸化を防止，生体内では細胞膜の酸化障害を防止している．赤血球膜を安定化させるため，溶血防止の効果がある．老化や生活習慣病の原因の1つとされる活性酸素を無毒化する作用もある．ヒトにおける欠乏症はあまり認められないが，不飽和脂肪酸を過剰に摂取してビタミンEの必要量が増加したとき，また，ビタミンEの吸収障害時に溶血性貧血や神経・筋障害が現れることがある．

(4) ビタミンK（フィロキノン，メナキノン）

血液凝固に関与しているため，欠乏すると血液凝固の遅延が起こる．腸内細菌で産生されるため欠乏はまれであるが，腸内細菌が十分育っていない新生児では，ビタミンK欠乏による頭蓋内出血が起こる場合がある．骨へのカルシウム沈着を促すタンパク質の合成にも関与している．

4）ビタミンの必要量と給源

(1) ビタミンの必要量

ビタミンは，栄養素として食物から摂取しなくてはならない．その必要量は「日本人の食事摂取基準」（p.211～218参照）に示されている．

表Ⅲ-3-8 ビタミンB_1を多く含む食品

1日の推奨量：成人男性 1.3～1.4 mg, 成人女性 1.1 mg

食品名	100 gあたりの量 (mg)	1食あたりの量 (mg) （ ）内は1食の目安量	食品名	100 gあたりの量 (mg)	1食あたりの量 (mg) （ ）内は1食の目安量
豚ヒレ肉（赤肉）	1.32	1.32 (100g)	あいなめ	0.24	0.24 (100g)
うなぎ（かば焼）	0.75	0.90 (120g)	牛（肝臓）	0.22	0.22 (100g)
豚ロース肉（脂身つき）	0.69	0.69 (100g)	だいず（乾）	0.71	0.21 (30g)
そば粉（全層粉）	0.46	0.37 (80g)	ライむぎ（全粒粉）	0.47	0.19 (40g)
豚（肝臓）	0.34	0.34 (100g)	はいが精米（水稲穀粒）	0.23	0.18 (80g)
玄米（水稲穀粒）	0.41	0.33 (80g)	そらまめ（未熟豆）	0.30	0.15 (50g)
すけとうだら（たらこ）	0.71	0.28 (40g)	らっかせい（いり）	0.23	0.07 (30g)
ボンレスハム	0.90	0.27 (30g)	小麦胚芽	1.82	0.04 (2g)

（日本食品標準成分表 2020 年版（八訂）より作成）

表Ⅲ-3-9 ビタミンB_2を多く含む食品

1日の推奨量：成人男性 1.5～1.6 mg, 成人女性 1.2 mg

食品名	100 gあたりの量 (mg)	1食あたりの量 (mg) （ ）内は1食の目安量	食品名	100 gあたりの量 (mg)	1食あたりの量 (mg) （ ）内は1食の目安量
豚（肝臓）	3.60	2.88 (80g)	鶏（心臓）	1.10	0.33 (30g)
牛（肝臓）	3.00	2.40 (80g)	アーモンド（乾）	1.06	0.32 (30g)
鶏（肝臓）	1.80	0.90 (50g)	まさば	0.31	0.31 (100g)
うなぎ（かば焼）	0.74	0.89 (120g)	魚肉ハム・ソーセージ	0.60	0.30 (50g)
どじょう	1.09	0.65 (60g)	普通牛乳	0.15	0.30 (200g)
まがれい	0.35	0.42 (120g)	まいわし（丸干し）	0.41	0.29 (70g)
まいわし	0.39	0.35 (90g)	モロヘイヤ	0.42	0.25 (60g)
ぶり	0.36	0.36 (100g)	鶏卵（全卵）	0.37	0.19 (50g)

（日本食品標準成分表 2020 年版（八訂）より作成）

ビタミンは，糖質，脂質，アミノ酸代謝やエネルギー代謝を潤滑にするために働くので，たとえば，ごはん，パンなど糖質を多く摂取した場合，糖質代謝に携わるビタミンB_1, B_2, ナイアシンなどの必要量も増加する．

(2) ビタミンの給源

A. ビタミンB_1

動物性食品では豚肉，植物性食品では胚芽，にんにく，大豆に多く含まれる（表Ⅲ-3-8）．

B. ビタミンB_2

肝臓，卵黄，酵母，干ししいたけ，チーズなどに多く含まれる．腸内細菌によっても合成される（表Ⅲ-3-9）．

C. ナイアシン

肝臓，肉類，魚類，豆類，酵母などに多く含まれる．必須アミノ酸のトリプトファンからも合成される．

D. ビタミンC

果物，野菜，いも類に多く含まれる（表Ⅲ-3-10）．

表Ⅲ-3-10　ビタミンCを多く含む食品

1日の推奨量：成人男性100 mg，成人女性100 mg

食品名	100 gあたりの量 (mg)	1食あたりの量 (mg) （　）内は1食の目安量	食品名	100 gあたりの量 (mg)	1食あたりの量 (mg) （　）内は1食の目安量
アセロラ	1,700	510 (30 g)	トウミョウ	79	79 (100 g)
ブロッコリー	140	120 (100 g)	かき（甘がき）	70	70 (100 g)
洋種なばな	110	110 (100 g)	キウイフルーツ	69	69 (100 g)
ネーブルオレンジ	60	90 (150 g)	かぶ（葉）	82	66 (80 g)
赤ピーマン	170	85 (50 g)	西洋かぼちゃ	43	65 (150 g)
カリフラワー	81	81 (100 g)	いちご	62	62 (100 g)
めキャベツ	160	80 (50 g)	はっさく	40	60 (150 g)
黄ピーマン	150	75 (50 g)	さつまいも（皮むき）	29	58 (200 g)

（日本食品標準成分表2020年版（八訂）より作成）

表Ⅲ-3-11　ビタミンAを多く含む食品

1日の推奨量：成人男性850〜900 μgRAE，成人女性650〜700 μgRAE，耐容上限量：2,700 μgRAE

食品名	100 gあたりの量 (μgRE)	1食あたりの量 (μgRE) （　）内は1食の目安量	食品名	100 gあたりの量 (μgRE)	1食あたりの量 (μgRE) （　）内は1食の目安量
豚（肝臓）	13,000	13,000 (100 g)	西洋かぼちゃ	330	495 (150 g)
鶏（肝臓）	14,000	7,000 (50 g)	あしたば	440	440 (100 g)
あんこう（きも）	8,300	4,150 (50 g)	しゅんぎく	380	380 (100 g)
うなぎ（かば焼）	1,500	1,800 (120 g)	ほうれんそう	350	350 (80 g)
ぎんだら	1,500	1,950 (130 g)	にんじん（皮むき）	690	345 (50 g)
牛（肝臓）	1,100	1,100 (100 g)	こまつな	260	260 (100 g)
うなぎ（きも）	4,400	880 (20 g)	だいこん（葉）	330	264 (80 g)
モロヘイヤ	840	504 (60 g)	チェダーチーズ	330	99 (30 g)

（日本食品標準成分表2020年版（八訂）より作成）

E. 葉酸

肝臓，肉類，酵母，豆類，緑黄色野菜に多く含まれる．腸内細菌によっても合成される．

F. ビタミンA

動物性食品ではレバー，うなぎ，植物性食品ではほうれんそう，にんじん，かぼちゃなどに多く含まれる（表Ⅲ-3-11）．豚レバーは25 g（数切れ）でビタミンAの摂取上限量（2,700 μgRAE）に達してしまうため，毎日，毎食，食べ続けないよう注意が必要である．

G. ビタミンD

魚介類やきのこに多く含まれる．紫外線によって皮膚でも生成される．干ししいたけは天日乾燥のものがよいが，機械乾燥のものでも数時間，日光に当てることによってビタミンDが増える．

H. ビタミンE

小麦胚芽，卵黄，植物油，大豆，アーモンド，ごま，ほうれんそうなどに多く含まれる（表Ⅲ-3-12）．

表Ⅲ-3-12　ビタミンEを多く含む食品
1日の目安量：成人男性 6.0〜7.0 mg，成人女性 5.0〜6.0 mg
耐容上限量：成人男性 750〜900 mg，成人女性 650〜700 mg

食品名	100 gあたりの量(mg)	1食あたりの量(mg)（　）内は1食の目安量	食品名	100 gあたりの量(mg)	1食あたりの量(mg)（　）内は1食の目安量
アーモンド（乾）	30.0	9.0（30 g）	めかじき	4.4	4.4（100 g）
西洋かぼちゃ	4.9	7.4（150 g）	あゆ（養殖，生）	5.0	3.8（75 g）
あんこう（きも）	14.0	7.0（50 g）	まつ（いり）	12.0	3.6（30 g）
にじます（海面養殖）	5.5	6.6（120 g）	ひまわり（フライ，味付け）	12.0	3.6（30 g）
うなぎ（かば焼）	4.9	5.9（120 g）	すけとうだら（たらこ）	7.1	3.6（50 g）
ヘーゼルナッツ（フライ，味付け）	18.0	5.4（30 g）	あこうだい	3.4	3.4（100 g）
			綿実油	28.0	3.4（12 g）
ひまわり油	39.0	4.7（12 g）	しろさけ（すじこ）	11.0	3.3（30 g）
はまち（養殖）	4.6	4.6（100 g）			

α-トコフェロール量を記載

（日本食品標準成分表 2020 年版（八訂）より作成）

I. ビタミンK

　納豆，ナチュラルチーズなどの発酵食品や卵黄，肝臓，緑黄色野菜などに多く含まれる．腸内細菌によっても合成される．

5 — ミネラルの栄養的意味

1. ミネラルの種類

　ミネラル（無機質）とは，人体を構成する元素のうち酸素，炭素，水素，窒素の4元素以外の総称である．人体には多種類のミネラルが存在し，その量は人体の全質量の4％を占める．鉄より体内の存在量が多いミネラル（1日あたりの必要量が100 mg以上）を多量元素，鉄および鉄より存在量が少ないミネラル（1日あたりの必要量が100 mg未満）を微量元素とよんでいる（表Ⅲ-3-13）．

COFFEE BREAK

ビタミンKとワーファリン

　ビタミンKは血液を凝固させる働き，抗血液凝固薬であるワーファリンはビタミンKの活性を抑える働きがあります．それゆえ，血栓防止のためにワーファリンを服用しているときに，ビタミンKを多量に摂取すると，ワーファリンの働きが阻害される危険性があります．納豆は，ビタミンKを特に多く含む食品であり，最近では，ビタミンKを通常の1.5倍多く含む納豆も開発されています．納豆の原料である大豆には，ビタミンKはそれほど多く含まれていませんので，大豆製品を摂取するときは，煮豆，豆腐，油揚げなどがお薦めです．また，納豆ほどではありませんが，緑黄色野菜にもビタミンKが含まれています．これらの食品を毎日，多量に摂取すると，ワーファリンの働きを弱めてしまうので，注意が必要です．健康補助食品であるクロレラや抹茶にも，ビタミンKが多く含まれているので注意しましょう．

表Ⅲ-3-13　主要ミネラルの体内分布

名称	元素記号	%	g/体重65 kg
カルシウム	Ca	1.5〜2.2	975〜1430
リン	P	0.8〜1.2	520〜780
イオウ	S	0.25	163
カリウム	K	0.2	130
ナトリウム	Na	0.15	98
塩素	Cl	0.15	98
マグネシウム	Mg	0.05	33
鉄	Fe	0.0057	3.7
亜鉛	Zn	0.0033	2.2
銅	Cu	0.00014	0.09
ヨウ素	I	0.000043	0.03
マンガン	Mn	0.000030	0.02
セレン	Se	微量	
クロム	Cr	微量	
モリブデン	Mo	微量	
コバルト	Co	微量	
フッ素	F	微量	

(林　淳三編：栄養学総論・各論. 医歯薬出版, 東京, 1988. より作成)

「日本人の食事摂取基準（2020年版）」では，カルシウム，リン，マグネシウム，カリウム，亜鉛，銅，鉄，セレン，ヨウ素，クロム，マンガン，モリブデン，ナトリウムの13種類の摂取基準が示されている．

2. ミネラルの作用と欠乏・過剰症

1）ミネラルの一般的な働き

体内に吸収されたミネラルの主な働きは，以下のとおりである．

(1) 生体組織の構成成分となる

①骨，歯などの硬組織の構成材料となる（カルシウム，リン，マグネシウムなど）．

②リン脂質（リン），ヘモグロビン（鉄），含硫アミノ酸（イオウ）などの構成成分として，筋肉，皮膚，血液，臓器など軟組織の構成材料となる．

(2) 生体機能の調節をする

①体液中に溶解し，pHや浸透圧を調節する（カリウム，ナトリウム，カルシウム，マグネシウム，リンなど）．

②神経，筋肉，心臓の興奮性を調節する（カリウム，ナトリウム，カルシウム，マグネシウムなど）．

③酵素反応の活性化物質として作用する（マグネシウム，銅，亜鉛，マンガン，カルシウムなど）．

④生理活性物質の構成成分となり，生命活動の調節をする（ヨウ素，鉄，亜鉛，

リン，モリブデンなど）．

2) 個々のミネラルの作用と欠乏・過剰
(1) カルシウム

カルシウムは生体に含まれるミネラルで最も多く，体重の1～2%を占める．その約99%は骨・歯に，残り約1%は血液，体液，軟組織に存在する．血中のカルシウム濃度は，9～11 mg/dLに維持されるような調節機構が働いており，カルシウム摂取量が少なく，血清カルシウム濃度が低下した場合，骨のカルシウムが血中に溶けだす．

血中のカルシウムの50%はアルブミン，グロブリンなどのタンパク質と結合しており，残りの50%はイオンの形で存在する．イオン化カルシウムは，心筋をはじめとする筋肉の収縮や伸長，脳や神経の機能を正常に維持するよう働いている．

カルシウムが不足すると，小児では興奮性の高まりや成長の遅れがみられる．長期のカルシウム不足は骨密度の低下をもたらし，骨粗鬆症や多孔症を引き起こす原因となる．女性では閉経後，女性ホルモン（エストロゲン）の分泌が低下するため，骨密度が急激に低下して骨粗鬆症になりやすくなる．これを予防するためには，成長期，青年期に最大骨量を高めておくことが重要である．最大骨量を高め，かつ良質な骨を形成するためには，十分なカルシウム摂取のほか，骨形成に関わるビタミンD，ビタミンK，ビタミンCなどのビタミンやタンパク質の摂取，適度な運動も必要である．

カルシウムは，日本人の食生活では不足しがちなミネラルの1つである．1日あたりのカルシウムの推奨量は成人で650～800 mgだが，成人の平均摂取量は500 mg程度である（令和元年国民健康・栄養調査，498 mg，20歳以上）．カルシウムを多く含む食品を表Ⅲ-3-14に示す．カルシウム含有量が多くても1回に摂

表Ⅲ-3-14 カルシウムを多く含む食品
1日の推奨量：成人男性750～800 mg，成人女性650 mg，耐容上限量：2,500 mg

食品名	100 gあたりの量 (mg)	1食あたりの量 (mg)（ ）内は1食の目安量	食品名	100 gあたりの量 (mg)	1食あたりの量 (mg)（ ）内は1食の目安量
どじょう	1,100	660 (60 g)	プロセスチーズ	630	189 (30 g)
わかさぎ	450	450 (100 g)	ヨーグルト（全脂無糖）	120	180 (150 g)
エメンタールチーズ	1,200	360 (30 g)	脱脂粉乳	1,100	165 (15 g)
まいわし（丸干し）	440	308 (70 g)	凍り豆腐	630	120 (20 g)
生揚げ	240	240 (100 g)	ほしひじき（ステンレス釜乾）	1,000	100 (10 g)
普通牛乳	110	220 (200 g)	さくらえび（素干し）	2,000	100 (5 g)
干しえび	7,100	213 (3 g)	ごま（いり）	1,200	60 (5 g)
みずな	210	210 (100 g)	しらす干し（半乾燥品）	520	52 (10 g)
だいこん（葉）	260	208 (80 g)	だいこん（切り干しだいこん）	500	50 (10 g)
かぶ（葉）	250	200 (80 g)	乾燥わかめ（素干し）	780	39 (5 g)

（日本食品標準成分表2020年版（八訂）より作成）

取する量が少ない食品は，カルシウムの給源となりにくい．乳製品は，カルシウムの給源として有効である．和食は，カルシウムを多く摂取することが難しい献立になりがちだが，食卓にごまを常備し，料理にふりかける習慣をつけると，小さじ1杯（約5g）で60mgほど摂取できるので便利である．

(2) リン

リンは，カルシウムに次いで生体に多く含まれ，カルシウムと結合して骨や歯などの硬組織に存在する．また，リン脂質として細胞膜，リン酸として核酸（DNA，RNA）やATP（アデノシン三リン酸）の構成成分となっている．体液の酸・アルカリ平衡，浸透圧の調節，筋肉の収縮に関与している．

リンは多くの食品に含まれているため，摂取不足になることはほとんどない．むしろ，加工食品に各種リン酸塩が食品添加物として使用されているため，過剰摂取が心配される．また，食品中のリン酸化合物であるフィチン酸は，カルシウム，亜鉛，鉄の吸収を抑制するといわれている．

カルシウムとリンの摂取比率は，1:1〜1:2程度が望ましいとされている．表Ⅲ-3-15に代表的な食品のカルシウムとリンの含量を示す．

(3) マグネシウム

マグネシウムの約60％は骨に存在し，30％が筋肉に，残りが脳・腎臓などの組織や細胞外液に存在している．また，マグネシウムは生体内の物質代謝に重要な働きをしており，300種類以上の酵素反応に関わっている．

通常の食生活では不足することはないが，不足すると食欲不振，嘔吐，こむら返り，筋肉の緊張感の低下，心電図異常がみられる．アルコール中毒患者は，尿中へのマグネシウム排泄が高まるため，マグネシウム欠乏になる場合がある．

また，食品からマグネシウムを多量に摂取しても過剰症は起こらないが，制酸剤

表Ⅲ-3-15 食品中のカルシウムとリン含有量（可食部100g中）

食品名	カルシウム (mg)	リン (mg)	食品名	カルシウム (mg)	リン (mg)
小麦（軟質）	36	290	糸引き納豆	90	190
精白米	5	95	まいわし（生）	74	230
食パン	22	67	塩ざけ	16	270
豆みそ	150	250	まさば（生）	6	220
木綿豆腐	93	88	牛（もも・脂身つき）	4	160
上白糖	1	Tr	豚（もも・脂身つき）	4	200
黒砂糖	240	31	プレスハム	8	260
全卵	46	170	りんご	4	12
普通牛乳	110	93	みかん	21	15
プロセスチーズ	630	730	焼きのり	280	700
たまねぎ	17	31	抹茶	420	350
にんじん	26	25	ポップコーン	7	290
じゃがいも	4	46	即席中華めん（非油揚げ）	110	110
キャベツ	43	27			

Tr：微量

（日本食品標準成分表2020年版（八訂）より作成）

表Ⅲ-3-16 食品中のマグネシウム含有量

1日の推奨量：成人男性340〜370 mg，成人女性270〜290 mg

食品名	100 gあたりの量(mg)	1食あたりの量(mg)（ ）内は1食の目安量	食品名	100 gあたりの量(mg)	1食あたりの量(mg)（ ）内は1食の目安量
玄米	110	88（80 g）	乾燥わかめ（素干し）	1,100	55（5 g）
精白米	23	18（80 g）	ながこんぶ（素干し）	700	105（15 g）
清酒	1	1（100 g）	アーモンド	290	87（30 g）
小麦（輸入・硬質）	140	—	ごま（乾）	370	19（5 g）
小麦粉（強力粉・1等）	23	—	抹茶	230	12（5 g）
小麦粉（強力・全粒粉）	140	—	インスタントコーヒー	410	21（5 g）
食パン	18	11（60 g）	バナナ	32	62（120 g）
フランスパン	22	13（60 g）	ほうれんそう（葉・ゆで）	40	32（80 g）
ライ麦パン	40	24（60 g）	だいこん（生）	10	10（100 g）
糸引き納豆	100	40（40 g）	普通牛乳	10	20（200 g）
絹ごし豆腐	50	75（150 g）	そば（ゆで）	27	54（200 g）

（日本食品標準成分表2020年版（八訂）より作成）

（マグネシウム含有）やマグネシウム補助剤の摂取によって下痢が起こる．

マグネシウムを多く含む食品を表Ⅲ-3-16に示す．胚芽，ふすま部分はマグネシウムが多いが，精白・精製することによって，その部分は除かれてしまう．精白・精製食品中心の食生活は，マグネシウム不足になる危険性がある．マグネシウムとカルシウムの摂取比率が低下すると，心疾患の危険性が高まるとの報告があることから，マグネシウム摂取不足にならないよう注意する必要がある．

乳製品はカルシウムとリンの比率はよいが，マグネシウムの量が少ないため，摂取する際はマグネシウムの摂取も心がけるべきである．

(4) ナトリウム

ナトリウムの多くは細胞外に存在し，細胞外液の浸透圧の維持，細胞外液量の調節，水分代謝，筋肉の収縮，酸・アルカリ平衡などに関与している．

ナトリウムのほとんどは，食塩として摂取されている．ナトリウムの過剰摂取は，血圧を上昇させる．また，胃癌，脳卒中の発症とも関与している．ナトリウムの摂取不足は，通常の食生活では起こらないが，多量の発汗，激しい下痢，利尿薬の使用によってナトリウムの損失が激しい場合には，ナトリウム欠乏による筋肉の痙攣，食欲低下，頭痛などの症状が現れる．

食塩の推定平均必要量は1.5 g/日とされているが，この量では，日本人の食生活は成り立たない．それゆえ，食塩の摂取状況とWHO（世界保健機構）の推奨量（5.0 g/日未満）の中間値から，1日の目標摂取量は男性7.5 g未満，女性6.5 g未満と設定された．また，高血圧および慢性腎臓病（CKD）の重症化予防のための食塩摂取量は，男女とも6.0 g/日未満とされた．現在の食塩の平均摂取量は10 g程度であるため，減塩を心がける必要がある．表Ⅲ-3-17に主な食品の食塩含有量を示す．

表Ⅲ-3-17 食品中の食塩含有量

1日あたりの目標量：成人男性7.5g未満，成人女性6.5g未満

食品名	100gあたりの量(g)	1食あたりの量(g)（　）内は1食の目安量	食品名	100gあたりの量(g)	1食あたりの量(g)（　）内は1食の目安量
昆布茶	51.3	1.5（3g）	ロースハム	2.3	0.7（30g）
カットわかめ	23.5	1.2（5g）	蒸しかまぼこ	2.5	0.8（30g）
梅干し（塩漬）	18.2	1.8（10g）	焼き竹輪	2.1	0.6（30g）
塩昆布	18.0	0.9（5g）	塩ざけ	1.8	1.4（80g）
かつお塩辛	12.7	2.5（20g）	固形ブイヨン	43.2	2.2（5g）
大根（みそ漬）	7.2	1.8（25g）	カレールウ	10.6	2.1（20g）
干し中華麺（ゆで）	0.2	0.4（200g）	こいくちしょうゆ	14.5	2.6（大さじ1）
手延そうめん（ゆで）	0.3	0.6（200g）	米みそ（淡色辛みそ）	12.4	2.1（大さじ1）
フランスパン	1.6	1.0（60g）	ウスターソース	8.5	1.5（大さじ1）

（日本食品標準成分表2020年版（八訂）より作成）

(5) カリウム

カリウムのほとんどは細胞内に存在し，細胞外液に存在するナトリウムとともに，浸透圧の調節や酸塩基平衡の維持に関わっている．また，筋肉の収縮や神経の伝達にも関与している．

カリウムは，いも類，肉類，野菜，果物など，日常摂取する食品に広く含まれている．通常の食生活では欠乏・過剰は起こりにくいが，嘔吐，下痢，利尿薬の使用によってカリウムの損失が激しい場合は低カリウム血症となり，脱力感，食欲不振，吐き気，不整脈などが起こる．また，通常，過剰分は尿中に排泄されるが，腎機能異常によって排泄されない場合は高カリウム血症になり，低カリウム血症と同じような症状が現れる．

カリウムは，ナトリウムの過剰摂取によって引き起こされる血圧上昇を抑制する働きがある．また，カリウム摂取量と脳卒中とに負の相関がみられることも報告されている．「日本人の食事摂取基準（2020年版）」では，高血圧の一次予防の観点から，カリウムの目標量を2,600～3,000 mg/日（成人男性3,000 mg/日以上，成人女性2,600 mg/日以上）としている．

(6) 鉄

鉄は，赤血球のヘモグロビンや筋肉中のミオグロビンの構成成分，また，チトクロームなどの鉄含有酵素の構成成分として，酸素の運搬，電子伝達系や組織内の酸化反応に重要な働きをしている．鉄は大きく分けて機能鉄と貯蔵鉄に分けられ，機能鉄にはヘモグロビン，ミオグロビンなどのヘム鉄，貯蔵鉄にはフェリチン，ヘモシデリンなどの非ヘム鉄がある．

鉄はカルシウムと同様，摂取しにくいミネラルである．特に若い女性や妊産婦では，鉄の摂取不足による貧血が多くみられる．また，鉄欠乏によって運動能力の低下，免疫能の低下が起こることも報告されている．運動選手では，鉄欠乏による持

久力の低下もみられる．

小腸からの鉄の吸収率は，生体側の貯蔵鉄量，食品中の鉄の形態，ほかの食事因子の影響を受ける．貯蔵鉄量（フェリチン，ヘモシデリン）が低下すると，鉄の吸収率を高めるような調節機構が働く．また，植物性食品に含まれる非ヘム鉄は，動物性食品に含まれるヘム鉄より吸収が悪いが，ビタミンCなどの還元性のある物質と摂取すると，吸収率が高くなる．植物性食品中の鉄はほとんどが三価鉄であり，ビタミンCによって還元され，二価鉄になると吸収が高まるとされている．また，動物性タンパク質と同時に摂取すると，非ヘム鉄の吸収は高まる．表Ⅲ-3-18に鉄を多く含む食品を示す．

(7) 亜鉛

亜鉛は200以上の酵素の成分となっており，成長や免疫，味覚，皮膚や骨などの機能維持に関わっている．

亜鉛欠乏によって成長障害，性腺機能低下症，皮膚障害，味覚障害，免疫力の低下が起こる．また，亜鉛欠乏により，インスリン分泌が低下することも報告されている．先天性障害としては，腸性肢端皮膚炎があげられる．

亜鉛の毒性は弱いため，通常の食事で過剰障害が起こることはないが，サプリメントなどから過剰に摂取した場合，発熱，悪心，嘔吐，胃痛，下痢などがみられる．

亜鉛の給源は，魚介類，肉類，玄米，白米，豆類などであり，特に牡蠣はよい給源となる．牡蠣2個（正味40 g）で5.3 mgの亜鉛が摂取できる（推奨量18〜29歳：男性11 mg/日，女性8 mg/日）．

(8) 銅

銅は，銅結合タンパク質や銅含有酵素の成分として，血液凝固や造血，鉄輸送，骨形成，コレステロールや糖代謝などに関わっている．

腸性肢端皮膚炎
先天的な亜鉛の腸管吸収障害で，小児にみられます．眼や口の周囲，手足に皮膚炎を起こします．

表Ⅲ-3-18 鉄を多く含む食品
1日の推奨量：成人男性7.5 mg，成人女性6.5 mg（月経なし），10.5〜11.0 mg（月経あり），
耐容上限量：40〜50 mg

食品名	100 gあたりの量 (mg)	1食あたりの量 (mg) （ ）内は1食の目安量	食品名	100 gあたりの量 (mg)	1食あたりの量 (mg) （ ）内は1食の目安量
あさり（缶詰，水煮）	30.0	14.9 (50 g)	こまつな	2.8	2.8 (100 g)
豚（肝臓）	13.0	13.0 (100 g)	えだまめ	2.7	2.7 (100 g)
ほしひじき（鉄釜）	58.0	5.8 (10 g)	ほうれんそう	2.0	2.0 (100 g)
ほしひじき（ステンレス釜）	6.2	0.6 (10 g)	かつお（角煮）	6.0	1.8 (30 g)
牛（肝臓）	4.0	4.0 (100 g)	凍り豆腐	7.5	1.4 (20 g)
牛（かたロース，赤肉，生）	2.4	3.6 (150 g)	鶏卵（卵黄）	4.8	1.0 (20 g)
どじょう	5.6	3.4 (60 g)	豚（ヒレ，赤肉，生）	0.9	0.9 (100 g)
あかがい	5.0	3.0 (60 g)	くろまぐろ（赤身，生）	1.1	0.8 (70 g)
がんもどき	3.6	2.9 (80 g)	ごま（いり）	9.9	0.5 (5 g)
だいず（国産，乾）	6.8	2.8 (30 g)	プルーン（乾）	1.1	0.3 (30 g)

（日本食品標準成分表2020年版（八訂）より作成）

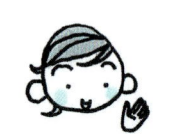

銅欠乏によって貧血，成長障害，骨・皮膚の異常，色素沈着の欠損などが起こる．また，先天的な銅代謝異常として，メンケス病とウィルソン病がある．銅は毒性が弱く，過剰症はみられない．

銅の給源は，牛肝臓，魚介類，種実・豆類である．

(9) セレン

セレンは，体内ではタンパク質と結合し，抗酸化作用や甲状腺ホルモンの生理活性を高める働きをしている．

セレン欠乏によって成長障害，筋力低下，肝臓障害，不妊症などが起こる．土壌中のセレン濃度が低い地域では，欠乏症が起こりやすい．克山病(こくざん)は，中国東北部から南西部でみられる代表的な欠乏症である．

過剰障害としては，疲労感，毛髪の脱落，爪の変化，悪心・嘔吐などがみられる．

(10) ヨウ素

ヨウ素は甲状腺ホルモンの構成成分であり，エネルギー代謝，タンパク質の合成，胎児の分化・発育，骨形成などに関与している．

ヨウ素欠乏によって血清脂質量の上昇，皮膚障害，舌の肥厚，心不全などが起こる．日本人の食生活では欠乏になることはないが，土壌中のヨウ素濃度が低い地域や海藻を食べる習慣のない地域では欠乏しやすい．欠乏症として甲状腺腫とクレチン症，過剰症として甲状腺腫と甲状腺機能亢進症がある．クレチン症は，ヨウ素とセレンが両方欠乏すると発症する．

ヨウ素の給源は海藻，特に昆布である．

(11) クロム

クロムはインスリンの働きを強めたり，免疫反応を改善する作用がある．通常の食事をしている限り不足することはない．

栄養不良の子どもや高齢者，クロムが添加されていない輸液を受けている患者では，欠乏によりインスリン感受性が低下する場合がある．

経口摂取による過剰症は報告されていないが，作業現場で六価クロムに暴露された場合にアレルギー性皮膚炎，肺癌などの発症が報告されている．

(12) マンガン

酵素の成分として，糖，脂質，タンパク質代謝に関与している．また，神経の伝達，生殖機能の維持，骨形成にも関与している．植物性食品に広く含まれており，通常の食生活では欠乏することはない．

欠乏症として，成長障害，骨形成異常，生殖能力の欠如，低コレステロール血症，関節痛，神経痛などが報告されている．

食事由来の過剰症の報告例はほとんどない．ただし，恒常性が低下しているヒトがマンガンを過剰に摂取すると，脳にマンガンが蓄積し，睡眠障害などの神経症状が現れる危険性があるとされている．

メンケス病とウィルソン病

両者とも遺伝子疾患であり，メンケス病は銅欠乏，ウィルソン病は銅過剰となります．メンケス病は血中，肝臓や脳の銅含有量の著しい低下，毛髪の縮れ，知能低下，発育障害がみられます．ウィルソン病は，肝臓や脳，腎臓への銅の異常沈着が起こり，肝硬変や精神神経症状がみられます．

(13) モリブデン

体内では肝臓や腎臓，歯のエナメル質に高濃度に存在するが，摂取量により容易に変動する．亜硝酸酸化酵素，キサンチンオキシダーゼ／デヒドロゲナーゼ，アルデヒド酸化酵素の成分となっている．

穀物や豆類に多く含まれているため，通常の食生活では欠乏することはない．モリブデンが添加されていない輸液を受けている患者における欠乏症として，頻脈，頭痛，多呼吸，悪心，視野暗転，夜盲症などが報告されている．

モリブデンの毒性は低いが，過剰に摂取すると銅の吸収を阻害する．

6 水の栄養的意味

体成分の中で最も量の多いのが，水である．水は特別な注意を払わなくても必要量を摂取することができるため，あまり重要視されていないが，生命を維持するうえで欠くことのできない栄養素である．

1. 水の働きと代謝

成人では体重の約60％が水分であり，そのうちの約2/3が細胞内液として，約1/3が細胞外液として存在する．細胞外液とは，細胞間液と血液中の血漿にあたり，細胞外液のうち約25％が血漿にあたる．

臓器の中で水分含量の多いものが血液と腎臓であるが，臓器の大きさを考えると，筋肉と皮膚で体水分量の64％を占め，次いで血液が多い．したがって，これらの臓器が水分の代謝に重要な役割を負っているといえる．

体内の水分量や分布は，性や年齢によって異なる．女性は男性より一般的に脂肪含有量が多いので体水分率は低く，同様に肥満者も体水分率が低い．また，加齢によって体水分率は低下し，新生児では80％あるが，乳児で70％，成人で60％程度まで低下する．高齢者ではさらに低下する．新生児や乳児は成人に比較して細胞外液が多いが，高齢者では細胞内液の水分が減少する．

1）水の働き
(1) 物質の輸送と排泄

水はさまざまな物質を溶かす性質があるため，消化・吸収した栄養素を各臓器に運搬するために働く．また，体内の老廃物を溶かし，細胞間液から循環系を経て腎臓へ運び，尿として体外へ排泄させる．血液には80％，細胞間液には90％もの水分が含まれている．汗も各物質を含み，排泄の役割を担っている．

(2) 酵素反応などさまざまな化学反応の場の提供

各種の体成分を溶かし，酵素反応，加水分解などの場を提供している．生命活動はこれらの反応によって維持されており，水がなければ，これらの反応は円滑に進

行しない．

（3）体温調節

水は気化熱が 0.58 kcal/g あり，発汗などによって体温の上昇を防ぐ働きがある．また比熱も 0.001 kcal/g と大きい．水のこのような性質のために，人体の水分量が多いことは，体の内外の温度変化から体温を一定に保つうえで役立っている．

（4）浸透圧の維持

水は電解質を一定量溶かしており，それらのバランスを維持するように働いている．水は細胞膜を自由に通過できるため，細胞内外のナトリウムイオン，カリウムイオンなどの濃度を一定に保つことができる．このような水の働きによって，細胞内外の浸透圧は一定に保たれ，生命の維持に必要な代謝が円滑に進行する．

COFFEE BREAK

日本人におけるフッ化物摂取基準（案）

生涯にわたる健康を維持・増進するうえで，フッ化物応用によるう蝕予防は基本的かつ不可欠であり，多くの疫学調査から実証されている．このようなフッ化物の摂取基準は，米国では推定平均必要量の推定が困難なことから，各年齢層別の一日あたりのフッ化物の目安量と上限量が提示されている．しかしながら，「日本人の食事摂取基準（2020年版）」（2020年～2024年使用）では現在においてもフッ化物の摂取基準は，いまだ設定されるに至っていない．フッ化物はあらゆる食品に含有されているため，その摂取基準の設定が困難であり，日本ではその基礎資料も示されていなかった．日本人の基準値を策定するには，フッ化物摂取のう蝕予防効果と過剰摂取による安全性，すなわち，日本の小児における歯の審美的副作用である「歯のフッ素症」の発現とその基準値設定の基礎資料が必要となる．また，食品に嗜好飲料水や居住地域の水道水を含めた食事からのフッ化物摂取量と歯磨剤からの飲み込み量を合わせた総フッ化物摂取量の把握が必要である．

表1　ライフステージに応じたフッ化物摂取基準

年齢	フッ化物					
	男			女		
	目安量(mg)	上限量(mg)	基準体重(kg)	目安量(mg)	上限量(mg)	基準体重(kg)
0～5月	母乳栄養児 0.01	0.66	6.6	母乳栄養児 0.01	0.61	6.1
0～5月	人工栄養児 0.33	0.66	6.6	人工栄養児 0.33	0.61	6.1
6～11月	0.44	0.88	8.8	0.41	0.82	8.2
1～2（歳）	0.60	1.19	11.9	0.55	1.10	11.0
3～5（歳）	0.84	1.67	16.7	0.80	1.60	16.0
6～7（歳）	1.15	2.30	23.0	1.08	2.16	21.6
8～9（歳）	1.40	2.80	28.0	1.36	2.72	27.2
10～11（歳）	1.78	6.0	35.5	1.79	6.0	35.7
12～14（歳）	2.50	6.0	50.0	2.28	6.0	45.6
15～17（歳）	2.92	6.0	58.3	2.50	6.0	50.0
18～29（歳）	3.18	6.0	63.5	2.50	6.0	50.0
30歳以上	3.40	6.0	68.0	2.64	6.0	52.7

注1）年齢層の区分は日本人の食事摂取基準（2010年版）に依拠している
注2）母乳栄養児は母乳中フッ化物濃度が 0.01 ppm（中央値）であり，摂取量 1,000 mL として算出した

表2　妊婦・授乳婦のフッ化物摂取基準

妊婦／授乳婦	目安量（mg）	上限量（mg）
妊婦	2.5	6.0
授乳婦	2.5	6.0

（眞木吉信，荒川浩久，磯崎篤則，飯島洋一，田浦勝彦，古賀 寛，西牟田 守：う蝕予防のための日本人におけるフッ化物摂取基準（案）の作成．口衛誌，58(5)：548-551，2008．）

2）水の代謝

体内に出入りする水分量は平衡を保っている．

（1）供給される水（約 2,500 mL）

成人が1日に経口的に摂取する水は，飲料水から約 1,100 mL，食物から約 1,100 mL，合わせて約 2,200 mL とされている．また，摂取した栄養素が体内で代謝されるときに水が生じる．その水は代謝水とよばれ，1日あたり約 300 mL 生じている．経口摂取の水と合わせると，体内に供給される水は約 2,500 mL である．

（2）排泄される水（約 2,500 mL）

水のほとんどは，尿として体外へ排泄される．尿量は水分摂取量に影響を受けるが，一般的に成人では約 1,500～1,600 mL 程度である．そのうちの 400～500 mL は不可避尿といわれ，体内で生成された老廃物を排泄するために，必要不可欠な尿である．

消化管に消化液として分泌される水分は約 8,000 mL であるが，ほとんどが大腸で再吸収されるため，糞便への水分の排泄は約 100 mL である．

また，皮膚や呼気からも，水分は水蒸気として体外に排出されている．これは不感蒸泄とよばれ，呼気から約 300 mL，皮膚から約 500 mL 程度といわれている．不感蒸泄に汗は含まれていない．汗を大量にかいた場合，尿量を減らすことで調節される．

2. 水の必要量と給源

1）水の必要量

水の必要量は，年齢，体の大きさ，食物摂取量，環境条件，活動量などで異なる．体重1kgあたりの水分必要量は，乳児 150 mL，幼児（1歳）130 mL，5歳児 100 mL，学童 90 mL，成人 45 mL 程度である．幼若な者ほど水分必要量が多いことになる．発汗，下痢，その他の理由によって水分の排泄量が多い場合には，水分の必要量は増加する．水分の排泄は，ミネラルをはじめ体成分の排泄を伴うため，水以外の各種栄養素の補給も必要となる．

高温下で激しい運動を行った場合，多量の発汗に伴い，水分とともに塩類も損失する．このとき水のみを摂取すると，体液の浸透圧が乱れて筋痙攣を起こすため，スポーツ飲料などの塩類も含む飲料を摂取するとよい．

2）水の給源

水の給源は，飲料水，食物中の水分，代謝水である．ヒトの水に対する欲求は喉の渇きとして自覚できるため，必要量を十分摂取することが可能である．しかし，乳幼児の場合は，ほかの食物と同様，水を自由に摂取できず，また，高齢者は渇中枢の働きが低下し，水分が欠乏しても喉の渇きを感じない場合がある．そのため，水分の供給に十分注意する必要がある．

7 ― 食物繊維の栄養的意味

　食物繊維（繊維質）はヒトの消化酵素で分解されない食物中の難消化性成分とされており、ダイエタリーファイバーともよばれる．

　食物繊維には、水に溶ける（水溶性）ものと、水に溶けない（不溶性）ものとがある．水に溶ける食物繊維には、ペクチン、マンナン、海藻類のアルギン酸などがあり、水に溶けない食物繊維には、セルロース、ヘミセルロース、リグニンなどがある．

1. 食物繊維の働き

　主な作用には以下のようなものがあるが、まだ研究途上である．

（1）血清コレステロール値の上昇抑制作用

　食物繊維を十分摂取していると、血清コレステロール値の上昇を抑え、動脈硬化などの生活習慣病を予防する．

（2）血糖値上昇の抑制

　食事中の食物繊維を増加させることによって血糖値の上昇が抑制され、インスリンの消費も節約され、糖尿病を予防する．

（3）排便促進作用

　食物繊維が多いと便の容積、水分が増し、また、腸の蠕動運動を高めて便通をよくする．

（4）有毒物質の吸着作用

　大量に摂取すると毒性を示す食用色素、界面活性剤などを吸着し、体外に排出する．

（5）肥満の予防

　食物繊維はヒトの消化酵素では分解されないため、エネルギー源とはなりにくい．しかも糖質、脂肪などの肥満の原因となる栄養素の吸収を妨げるので、肥満を防ぐことができる．

（6）満腹感を得やすく、食べすぎを防ぐ

　食物繊維を含む食物は一般に固めで、よくかむことによって満腹感を得やすく、食べすぎを防ぐ．

2. 食物繊維の摂取量と給源

1）食物繊維の摂取量

　食物繊維の摂取量は、成人男子で1日20〜25gが望ましいとされているが、摂取量は年々減少傾向を示している．現在の平均摂取量は15.0g/日（平成29年国民

エネルギー源としての食物繊維

小腸内で消化吸収されなかった食物繊維は、程度の差はありますが、大腸内の腸内細菌によって発酵され、短鎖脂肪酸、炭酸ガス、メタンガスなどに代謝されます．短鎖脂肪酸は大腸から吸収され、肝臓や筋肉などでエネルギー源として利用されます．この場合のエネルギー量は発酵を受ける程度で異なりますが、1〜2kcal/gとされています．ただし、腸内細菌の発酵を受けない食物繊維は、そのまま糞中へ排泄されるため、エネルギー源とはなりません．なお、食物繊維が腸内細菌で発酵を受ける程度は、食物繊維の種類だけでなく、腸内細菌叢によって大きく異なるため、実際のエネルギー量の算定は難しいのです．

健康・栄養調査，20歳以上）であり，1951年時の22.3 g/日と比較して，34％減少している．特に20〜30歳代の若年層ほど摂取量が少なく，20〜29歳では12.3 g/日となっている．「日本人の食事摂取基準（2020年版）」では，現状の摂取量を踏まえ，18〜64歳の男性21 g/日以上，女性18 g/日以上と目標量を設定している．

2）食物繊維の給源

食物繊維の多い食品は，穀類，豆類，種実類，野菜，いも類，海藻などである．
豆類は食物繊維が豊富であるが，大豆を加工した豆腐には，食物繊維が含まれていない．一方，豆腐の加工過程でできるおからには，食物繊維が多く含まれる．野菜類はサラダなどより，煮物，お浸しなどのほうが，多量に摂取しやすい．

1回で摂取する食品あたり，食物繊維が比較的多く摂取できる食品は，干し柿70 gで7.56 g，ひじき10 gで5.49 g，ライ麦パン100 gで5.21 g，甘栗70 gで4.92 gとなっている．

3章◆栄養素の働きの要点

❶ 糖質は単糖類，二糖類，多糖類に分類される．食事から摂取された糖質は，消化・吸収され，主にエネルギー源として利用される．

❷ 過剰に摂取した糖質は，中性脂肪として体内に貯蔵される．

❸ タンパク質は，体の構成成分となるほか，消化酵素，ホルモンなどの成分となっている．

❹ タンパク質の栄養価は食品によって異なる．植物性タンパク質は一般に栄養価が低いが，動物性タンパク質と同時に摂取することによって栄養価が高まる．

❺ 脂質は主にエネルギー源として利用される．また，リン脂質や糖脂質は，生体膜の構成成分となるほか，脳組織にも存在し，生体の機能維持に役立っている．

❻ ビタミンは，糖質，タンパク質，脂質の代謝を円滑に進める手助けをしている．

❼ ミネラルは，骨や歯などの硬組織の主成分となるほか，タンパク質，脂質などと結合して，臓器や筋肉など，体成分の構成成分となっている．また，体液中に存在し，浸透圧やpHの調節をしている．

参 考 文 献

1）厚生労働省：日本人の食事摂取基準（2020年版）．
2）厚生労働省：令和元年国民健康・栄養調査報告．2020．
    http://www.mhlw.go.jp/bunya/kenkou/eiyou/rl-houkoku.html
3）文部科学省：日本食品標準成分表2020年版（八訂）．
    http://www.mext.go.jp/a_menu/syokuhinseibun/mext_01110.htm
4）日本アミノ酸学会翻訳小委員会：タンパク質・アミノ酸の必要量—WHO/FAO/UNU合同専門協議会報告．医歯薬出版，東京，2009．
5）奥　恒行，柴田克己編：基礎栄養学　第3版．南江堂，東京，2010．
6）江指隆年，中嶋洋子編：基礎栄養学　第3版．同文書院，東京，2008．
7）倉田忠男，鈴木恵美子，脊山洋右，野口　忠，藤原葉子編：基礎栄養学　第2版．東京化学同人，東京，2007．

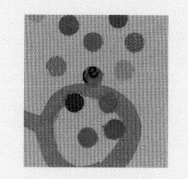

IV編

食生活と食品

1章 食生活と健康

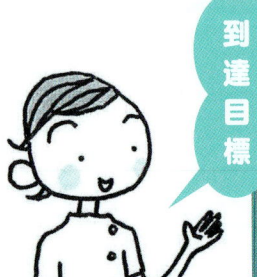

到達目標
1. 食生活と健康との関連についてマクロな視点で把握し，健康の維持・増進を進めるための栄養指導の必要性について理解する．
2. 健康づくりにおける食生活改善の取り組みについて，歯科衛生士として果たすべき役割を理解する．
3. 成長期，成人期，高齢期に至るライフステージ別の食生活の特徴を把握する．

1 ― 国民の健康と栄養の現状

1. 食生活の変遷と疾病構造の変化

1）食生活の変化

21世紀の健康づくりは，国民一人ひとりが望ましい生活習慣を確立するために，栄養・運動・休養の3本柱を基本とした活動が推進されている．なかでも栄養は生命維持に不可欠であり，生活の営みとしての食生活は，生活の質とのかかわりが深いものである．

わが国では，少子高齢化が急速に進み，核家族化，女性の社会進出などによるライフスタイルの変化，食品加工技術の進歩やコールドチェーンなどの流通機構の発達，食の外部化（加工食品，調理済食品，半調理済食品，外食など）の進展などよって，食生活は大きく変わってきている．すなわち，食の個別化・多様化・複雑化が進んでいる状況にある．

2）疾病構造の変化

いつでもどこでも，食べたいときに食べたいものが食べたいだけ食べられる状況になるにつれ，健康と栄養との問題も顕在化している．厚生労働省は，生活習慣病のリスク低下を目的とした食事改善を推進するために，生活習慣病などと栄養素・食生活との関連について示している（図Ⅳ-1-1）．

わが国の戦後の疾病構造の変化についてみると，戦後の栄養失調・栄養不足の時期における死因別死亡率の第1位は，慢性感染症の結核であった．栄養状態回復の

コールドチェーン
食材の鮮度を保つために，生鮮食品を低温状態のまま産地から小売業者，消費者まで流通させる方法のことで，低温流通体系ともいわれています．この流通手法により，生鮮食品は広域での流通や長期間の保存が可能になりました．

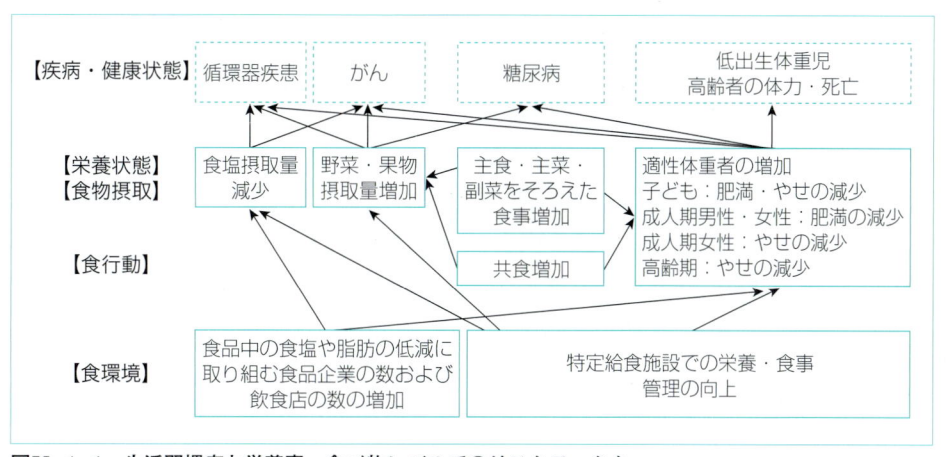

図Ⅳ-1-1 生活習慣病と栄養素・食べ物レベルでのリスクファクター
(厚生科学審議会地域保健健康増進栄養部会:健康日本21(第2次)の推進に関する参考資料, 2012.)

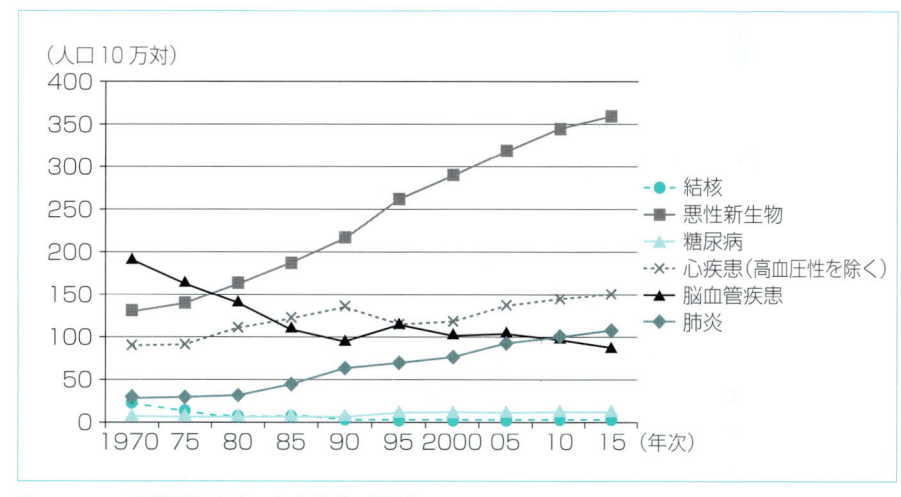

図Ⅳ-1-2 死因別死亡率の年次推移（男性）
(厚生労働省:平成27年度人口動態統計)

時期では，1951年に脳血管疾患が死因の第1位となり，1957年には成人病という言葉が使われ始めている．1970年以降の飽食の時代，食の多様化，個別化の時期では，1981年に悪性新生物が死因第1位，心疾患が第2位となっている．このように，死因別死亡率の年次推移では，慢性感染症である結核が激減し，脳血管疾患は1970年以降に減少傾向に転じ，悪性新生物，心疾患，糖尿病，肺炎は増加傾向にある（**図Ⅳ-1-2**）．生活習慣病としてあげられている悪性新生物，心疾患，脳血管疾患の3大死因は，総死亡率の約60%を占めている．また，食事との関連が深いとされている糖尿病患者，メタボリックシンドローム患者，肥満者（BMI≧25）は，増加傾向を示している．一方，女性のやせも増加傾向にある．

やせ
身長に対して体重が著しく少ない状態のことです．日本肥満学会ではBMIが18.5未満をやせと判定しています．やせの場合には，骨粗鬆症，貧血，感染症などの疾病のリスクが高くなるなどの健康問題が生じやすくなります．

2. 国民栄養の現状と課題

1）国民栄養の現状

（1）栄養素等摂取量の現状

国民の栄養状態を明らかにし，食を取り巻くさまざまな問題を改善するための対策をすすめることは，健康の保持・増進，疾病予防をはかるうえから重要である．

国民栄養の現状を把握するための資料として，厚生労働省の国民健康・栄養調査，農林水産省の食料需給表（食料バランスシート），総務省の家計調査，経済産業省の商業統計調査などがあげられる．

このうち，国民健康・栄養調査は栄養素摂取状況，食品群別摂取状況，食生活状況，身体状況などについて，年次，性・年齢階級ごとの動向を把握することができる．戦後の食生活の変遷について，1946年以降，毎年実施されている国民健康・栄養調査資料を取りあげてみると，食生活に影響を及ぼす社会・経済・文化的な背景のもとで，エネルギーおよび栄養素等摂取量は大きく変化してきている．この栄養素等摂取量の推移は，第二次世界大戦直後困窮期の栄養失調・栄養不足の時期，経済復興期の栄養状態回復の時期，高度経済成長期の飽食の時期，低経済成長・安定期の食の多様化・個別化の時期の4期に分けてみることができる（**表Ⅳ-1-1**）．エネルギー摂取量は，1970年代にほぼ2,200 kcalでピークとなり，以降減少傾向を示し，現在は1,800 kcal台で推移している．

低経済成長期以降のエネルギー摂取の状況は，平均的には良好であるといわれて

表Ⅳ-1-1 栄養素等摂取量の推移（全国，1人1日あたり）

栄養素 \ 年次	困窮期 1946	復興期 1950	1955	高度経済成長期 1960	1965	1970	低経済成長期・安定期 1975	1980	1985	1990	1995	2000	2005	2010	2015
エネルギー (kcal)	1,903	2,098	2,104	2,096	2,184	2,210	2,188	2,084	2,088	2,026	2,042	1,948	1,904	1,849	1,889
タンパク質 (g)	59.2	68.1	69.7	69.7	71.3	77.6	80.0	77.9	79.0	78.7	81.5	77.7	71.1	67.3	69.1
動物性 (g)	10.5	17.6	22.3	24.7	28.5	34.2	38.9	39.2	40.1	41.4	44.4	41.7	38.3	36.0	37.3
脂質 (g)	14.7	18.3	20.3	24.7	36.0	46.5	52.0	52.4	56.9	56.9	59.9	57.4	53.9	53.7	57.0
動物性 (g)	—	—	6.5	8.6	14.3	20.9	27.4	27.2	27.6	27.5	29.8	28.8	27.3	27.1	28.7
炭水化物 (g)	386	415	411	399	384	368	337	313	298	287	280	266	267	258	258
カルシウム (mg)	253	276	338	389	465	536	550	535	553	531	585	547	539	503	517
鉄 (mg)	48	47	14	13	—	—	13.4	13.1	10.8	11.1	11.8	11.3	8.0	7.4	7.6
食塩 (g)	—	—	—	—	—	—	14.0	13.0	12.1	12.5	13.2	12.3	11.0	10.2	9.7
ビタミンA (IU)	4,640	2,348	1,084	1,180	1,324	1,536	1,602	1,576	2,188	2,567	2,840	2,654	604	529	534
ビタミンB_1 (mg)	1.8	1.49	1.16	1.05	0.97	1.13	1.11	1.16	1.34	1.23	1.22	1.17	0.87	0.83	0.86
ビタミンB_2 (mg)	0.74	0.72	0.67	0.72	0.83	1.00	0.96	1.01	1.25	1.33	1.47	1.40	1.18	1.13	1.17
ビタミンC (mg)	173	101	76	75	78	96	117	107	128	120	135	128	106	90	98

注）1. 1963年までは年4回の調査，1964年以降は年1回の調査．1965年，1967〜71年は5月，それ以外の年次は11月調査．
　　2. 1946〜47年は「食品栄養価要覧」，1948〜54年は「日本食品成分表」，1955〜1963年は「改訂日本食品標準成分表」，1964〜1974年は「三訂日本食品標準成分表」，1975〜2000年は「四訂日本食品標準成分表」，2001〜2004年は「五訂日本食品標準成分表」，2005年以降は「五訂増補日本食品標準成分表」による．
　　3. 2003年から補助栄養素および特定保健用食品からの摂取量調査が追加されたが，ここでは通常の食品からの摂取量を示す．また，2005年以降のビタミンAはμgRE（REはレチノール当量）で表示．

（厚生労働省：平成27年国民健康・栄養調査）

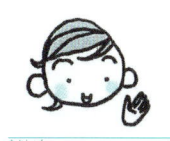

いる．しかし20歳以上のエネルギー摂取量をみると，2015年調査では平均値が1,898kcal（標準偏差564kcal）であるのに対し，1,300kcal以下の者が約14％，一方2,500kcal以上の者も約14％となっている．すなわち，国レベルの栄養問題として「やせと肥満」の両極端の現象が存在することが把握できる．

タンパク質の摂取量は，1995年の81.5gをピークとして減少傾向に転じ，現在は70g程度となっている．脂質も同様に，1995年の59.9gをピークとして，現在は60g程度の摂取状況となっている．炭水化物は，1950年の415gをピークとして以降一貫して減少傾向を続けており，現在は1950年のほぼ60％に相当する260g程度となっている．この3大栄養素のエネルギー比率をみると，炭水化物エネルギー比率が減少し，脂肪エネルギー比率が増加するといった推移が認められる．脂肪摂取の増加傾向は，若年層ほど顕著である．今後は，若年層の脂質摂取総量に加えて，脂肪酸摂取の適正比率について注視していく必要がある．

食塩摂取量の動向をみると，1995年以降は減少傾向にある．しかし，「日本人の食事摂取基準（2020年版）」の目標量である男性7.5g未満，女性6.5g未満を大幅に上回っている．適塩に向けた改善として，中食・外食におけるヘルシーメニューの推進や，加工食品，調理済み食品などを適正塩分濃度にするための食品産業への働きかけ，油系調理と水系調理の摂取バランスをはかるための個人および地域集団に対する栄養教育など，さまざまな取り組みが不可欠である．

(2) 食品群別摂取量の現状

食品群別摂取量の推移をみると，糖質性食品（炭水化物，食物繊維）のうち，米類が減少する一方で，小麦類は増加している．生活習慣病予防のための適正な栄養・食品摂取バランスのうえから，穀類エネルギー比率の減少に歯止めをかけることが課題となっている．いも類も減少傾向を示している．タンパク質性食品のうち，動物性食品は，高度経済成長期までは急激な増加傾向を示している．その後，肉類は1995年頃までは増加していたが，それ以降は90g程度で横ばいとなっている．魚介類は，1995年頃までは増加傾向を示したが，それ以降は減少してきている．卵類はほぼ40gで推移している．植物性食品である豆類は，高度経済成長期の1970年頃のほぼ70gをピークとして，減少傾向になっている．ビタミン・ミネラル性食品のうち，緑黄色野菜は，高度経済成長期のほぼ40gから一貫して増加傾向を示しており，現在90g程度となっている．その他の野菜は，高度経済成長期以降，ほぼ200g前後で推移している．果実類は，1975年頃のほぼ200gをピークとして，その後は減少傾向となっている（表Ⅳ-1-2）．

2）栄養と健康の関連

栄養と健康との関連をマクロにみると，戦後から高度経済成長期が終わる1975年頃までは，炭水化物の減少と動物性タンパク質および脂肪エネルギー比率の増加の著しい変化がみられたが，それ以降の変動は小さくなっている．一方，疾病の変化は，戦後の慢性感染症時代から，高度経済成長期には好ましくない食生活を背景

中食
惣菜（身近な毎日のおかず）や調理済み食品を購入して，家庭内で食事を行うことをいいます．家庭で調理をして食べる「内食」と外で料理を食べる「外食」との中間に位置づけられています．中食は料理の手間をかけないで食事ができること，生活時間やスタイルが異なる家族一人ひとりに対応した料理の種類と量が提供できること，外食ほど経費がかからないことなどの特徴から，中食の市場規模は拡大傾向にあります．

外食
一般に飲食店（食堂，レストラン，ファーストフード，喫茶店など）でとる食事をいいます．広義の外食では，調理済み食品や事業所，病院，学校などでの給食，出前や宅配弁当などの販売も含まれます．

調理済み食品
家庭外で調理された食品で，調理や加工をしないでそのまま食べられる食品のことです．市販の弁当や惣菜などの日もちしない食品から，調理冷凍食品，レトルト食品，インスタント食品などの比較的保存性の高い食品まで含まれます．

炭水化物エネルギー比率と穀類エネルギー比率
炭水化物エネルギー比率は，総エネルギーに対して炭水化物からのエネルギーがどの程度の割合かを示したものです．肉類や魚類など炭水化物を含むすべての食品が計算されます．これに対して穀類エネルギーは，総エネルギーに対する穀類からのエネルギーの割合を表わしたものです．

表Ⅳ-1-2　食品群別摂取量の推移（全国，1人1日あたり）

食品群＼年	困窮期	復興期		高度経済成長期			低経済成長期・安定期							
	1946	1950	1955	1960	1965	1970	1975	1980	1985	1990	1995	2000	2005	2010	2015
米	241.1	338.7	346.6	358.4	349.8	306.1	248.3	225.8	216.1	197.9	167.9	160.4	343.9	332.0	318.3
小麦	—	68.7	68.3	65.1	60.4	64.8	90.2	91.8	91.3	84.8	93.7	94.3	99.3	100.1	—
いも	277.9	127.2	80.8	64.4	41.9	37.8	60.9	63.4	63.2	65.3	68.9	64.7	59.1	53.3	50.9
豆	37.2	53.7	67.3	71.2	69.6	71.2	70.0	65.4	66.6	68.5	70.0	70.2	59.3	55.3	60.3
緑黄色野菜	153.8	75.6	61.3	39.0	49.0	50.2	48.2	51.0	73.9	77.2	94.0	95.9	94.4	87.9	94.4
その他の野菜	203.2	166.4	184.9	175.1	170.4	199.1	198.5	200.4	187.8	173.1	196.2	194.2	162.1	180.0	187.5
果実	21.9	41.5	44.3	79.6	58.8	81.0	193.5	155.2	140.6	124.8	133.0	117.4	125.7	101.7	107.6
魚介	45.3	61.0	77.2	76.9	76.3	87.4	94.0	92.5	90.0	95.3	96.9	90.0	84.0	72.5	69.0
肉	5.7	8.4	12.0	18.7	29.5	42.5	64.2	67.9	71.7	71.2	82.3	78.2	80.2	82.5	91.0
卵	1.3	5.6	11.5	18.9	35.2	41.2	41.5	37.7	40.3	42.3	42.1	39.7	34.2	34.8	35.5
乳	3.1	6.8	14.2	32.9	57.4	78.8	103.6	115.2	116.7	130.1	144.5	127.6	125.1	117.3	132.2
油脂類	1.7	2.6	4.4	6.1	10.2	15.6	15.8	16.9	17.7	17.6	17.3	16.4	10.4	10.1	10.8
藻類	4.2	3.0	4.3	4.7	6.1	6.9	4.9	5.1	5.6	6.1	5.3	5.5	8.2	11.0	10.0

注）1. 1963年までは年4回の調査，1964年以降は年1回の調査．1965年，1967〜71年は5月，それ以外の年次は11月調査．
2. 1986年〜2000年は食品分類変更のため注意する．
3. 2001年から食品分類変更．特に調味を加味した数量となり，米はめし・かゆなど，干しそばはゆでそば，乾燥わかめは水戻しわかめで算出されているので，2000年データとは接続しない．
4. 2015年以降，米類は穀類として集計され，小麦類が含まれる．
5. 特定保健用食品は，該当する食品群に含まれる．

（厚生労働省：平成27年国民健康・栄養調査．）

とする慢性疾患時代へと変化している．そして，生活習慣病である糖尿病やメタボリックシンドロームの患者は，著しい増加傾向にある．エネルギー摂取量は増加していないにもかかわらず肥満者は増加している状況は，栄養・食品摂取量などの食事要因のみでなく，食習慣を含む生活習慣要因やストレス（休養）要因などの影響がいっそう大きく，そして複雑に絡み合っていることを示している．

3）国民栄養の課題と栄養指導の必要性

「食」と健康にかかわる課題と栄養指導の必要性は，特に国民健康づくり対策の1つである「健康日本21（第2次）」や「食生活指針」にも掲げられている．子どもの朝食欠食，若年女性の低体重（やせ），中高年の肥満を取りあげる．

（1）子どもの朝食欠食

子どもの朝食欠食は，ビタミンやミネラルが不足傾向になるなどの栄養バランスの問題に加えて，体力の低下，学業成績への影響，落ち着きのなさやキレやすさ，集中力や記憶力の低下などとの関連についての研究報告がみられる．このように，子どもの望ましい食習慣の形成において，朝食の喫食はきわめて重要である．

子どもの朝食欠食の背景には，夜型生活習慣への移行，やせ志向の間違ったダイエット，子どもだけで食事をとるいわゆる孤食，外食や中食の増加，内食の減少などの食の外部化による食事時間や食事内容の個別化などがあげられ，子どもを取り巻く家庭環境や社会環境などの変化が大きく影響している．子どもの生活習慣づくりの基本として，「早寝早起き朝ごはん」運動が展開されている．

「早寝早起き朝ごはん」運動
子どもの健やかな成長を目指して「よく体を動かし，よく食べ，よく眠る」という基礎的な生活習慣の確立や生活リズムの向上を地域社会，学校，家族が一体となって推進することを目的とした国民運動です．

(2) 若年女性の低体重（やせ）

低体重（やせ）は，少食と運動不足とが相まって生じているものと推測され，栄養不足による骨塩量の低下，筋肉量の低下，将来的には不妊への影響，低体重児出産などの問題が懸念される．

若い女性の低体重（やせ）について，「平成27年国民健康・栄養調査」では，BMI 18.5未満の低体重（やせ）の者が20歳代で22.3%，30歳代で15.5%であり，30年前と比較して約2倍と著しく増加している．

また，低体重（やせ）は，思春期後半から前半へと低年齢化しており，学校保健統計調査データでは，小学校中学年の女児で2%，高学年でほぼ4%にみられる．さらに，低体重（やせ）であるにもかかわらず体重を減らそうとしている者が，特に15〜19歳では41%に上っている．このように，思春期前期から多くなる若い女性のダイエット行動は，適正体重と理想体重との間に違いがあることが動機づけとなっている．このような低体重（やせ）の問題は，対象者だけに焦点を当てるのではなく，ソーシャルサポートを活用した栄養指導を行うことが大切である．学校教育プログラムの中にダイエット行動の問題点と予防のための方法，自己信頼心を高め，自己成長を促すためのヘルスカウンセリングなどを組み入れていく必要がある．

(3) 中高年の肥満

中高年の肥満は，生活習慣病の主要なリスクファクターであり，その予防はきわめて重要な課題となっている．中高年男性の30〜69歳におけるBMI 25以上の肥満者の割合は，「平成27年国民健康・栄養調査」では約30%であり，30年前と比較して1.5倍に増加している．生活習慣病のうち，動脈硬化性疾患の予防のため，メタボリックシンドローム診断基準が日本肥満学会など8学会によって2005年に発表されている．

過食や運動不足など，望ましくない生活習慣によって引き起こされる内臓脂肪の蓄積がメタボリックシンドロームの成因の基盤となっており，これに脂質代謝異常，高血圧，耐糖能低下のうち，2項目以上が重なった場合に診断される．内臓脂肪面積が100 cm^2を上回ると，リスクファクターを有する数が急激に増加することが認められており，内臓脂肪量の目安としてBMIよりもウエスト周囲径が関連していることから，男性では85 cm以上，女性では90 cm以上にならないように指摘されている．

内臓脂肪は，皮下脂肪よりも代謝が活発に行われるので，減量しやすい一方でリバウンドも起こしやすい．したがって，食事と運動による規則正しい生活習慣の確立が必須である．

食事や運動習慣とともに，日常の生活全般にわたって望ましい習慣が確立されていない場合に肥満になりやすいので，歯科衛生士の立場からも，栄養指導に取り組むことによる肥満予防や解消に果たす役割は大きいといえる．

❷ー望ましい食生活

1. 国民健康づくりにおける食生活改善の取り組み

　国民の健康の増進の総合的な推進をはかることを目的として，2002年に「健康増進法」が定められた．この法律は，第三次国民健康づくり施策「健康日本21」，「健康日本21（第2次）」の推進のための法的根拠となっているものであり，主な項目は①国民健康・栄養調査の実施，②市町村による生活習慣相談等の実施，③都道府県による専門的な栄養指導その他の保健指導の実施，④特定給食施設における栄養管理指導，⑤特別用途食品制度，⑥栄養表示基準制度などである．

1）国民健康・栄養調査

　「国民健康・栄養調査」は，国民の健康増進を総合的にはかるための基礎資料として，国民の身体の状況，栄養素摂取量および生活習慣の状況を明らかにするために毎年11月に実施されているもので，栄養摂取状況調査については平成27年度では約3,500世帯約7,500人を調査対象としている．

　栄養摂取状況調査（食事調査）は，個人単位での摂取量を推定するための「比例案分法」が導入され，さらに，栄養補助食品（サプリメント）の摂取状況についても調査されている．また，生活習慣調査は，食生活，身体活動・運動，休養（睡眠），飲酒，喫煙，歯の健康などの生活習慣全般に拡充されている．その他，ライフステージ別の問題点を明確化するための調査，「健康日本21」の最終評価および「健康日本（第2次）」策定の基礎データとするための「身体活動・運動」，「休養・睡眠」，「糖尿病」，「喫煙」，「飲酒」などの調査も行われた．歯科については，平成16年度調査で幼児期・学童期のむし歯予防の状況（1～14歳），間食としての甘味食品・飲料の摂取回数の状況（1～14歳），歯の本数別咀嚼の状況（40歳以上）など，16項目が取り上げられている．

2）健康日本21（第2次）

　健康日本21（第2次）は，国民の健康の総合的な増進をはかるための基本的な方針として，①健康寿命の延伸と健康格差の縮小，②主要な生活習慣病の発症予防と重症化予防の徹底，③社会生活を営むために必要な機能の維持および向上，④健康を支え，守るための社会環境の整備，⑤栄養・食生活，身体活動・運動，休養，飲酒，喫煙および歯・口腔の健康に関する生活習慣および社会環境の改善の5つの事項を掲げ，2013年度から2022年度までに達成すべき目標値を具体的に設定し推進する活動である．

　栄養・食生活については，生活の質の向上と社会環境の質の向上の双方の改善を促進することを重点として5項目の目標が設定されている．前者では，主要な生活

習慣病予防の科学的根拠があるものを中心に，①適正体重の維持，②適正な量と質の食事，③共食の増加が目標となっている．後者では，食生活の面からも社会参加の機会を増加することや健康のための資源へのアクセスの改善と公平性の確保が掲げられており，④食品中の食塩や脂肪の低減に取り組む食品企業および飲食店の登録の増加，⑤利用者に応じた食事の計画，調理および栄養の評価，改善を実施している特定給食施設の割合の増加を目標としてあげている（図Ⅳ-1-3）．

歯・口腔の健康については，各ライフステージに応じた適切なう蝕・歯周病予防を推進するために，①口腔機能の維持・向上，②歯の喪失防止，③歯周病を有する者の割合の減少，④乳幼児・学齢期のう蝕のない者の増加，⑤過去1年間に歯科検診を受診した者の割合の増加の目標5項目と目標値が示されている（図Ⅳ-1-4，表Ⅳ-1-3）．

3）食事バランスガイド

「食事バランスガイド」は，健康づくりのための食生活指針に掲げられている「主食，主菜，副菜を基本に，食事のバランス」を普及啓発し，バランスのとれた食生活を実現するために，健康づくりや生活習慣病予防，食料自給率の向上の観点から「何を」「どれだけ」食べたらよいかについて，実際の食事の選択に際して参考となるツールとして開発されたものである．

イラストはコマをイメージしており，バランスがよくないと倒れてしまうことに

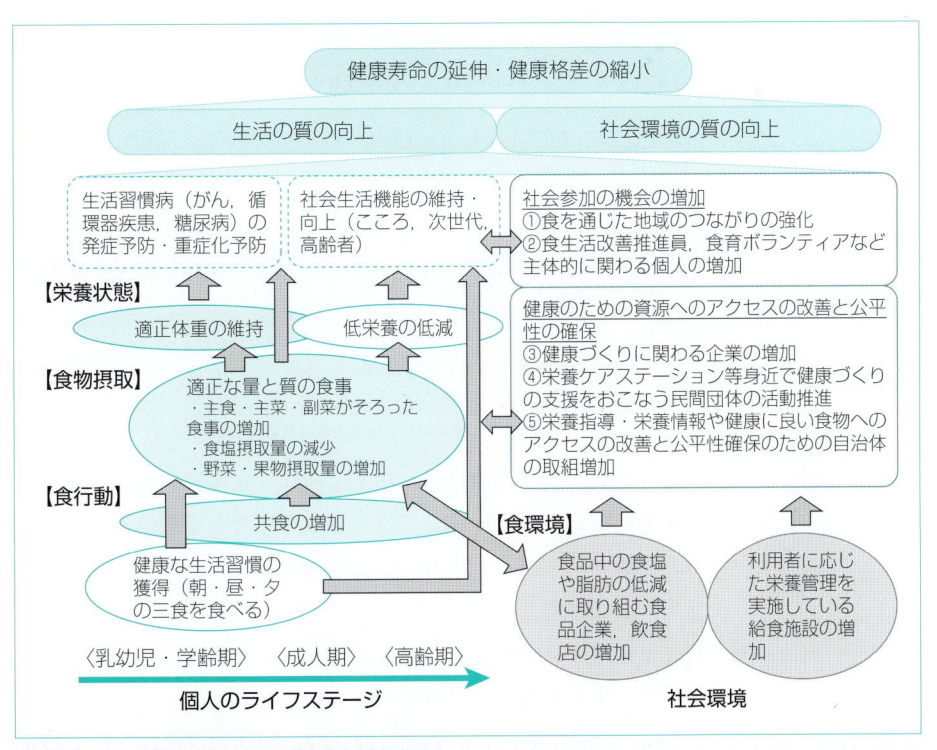

図Ⅳ-1-3 栄養・食生活の目標設定の考え方
（厚生科学審議会地域保健健康増進栄養部会：健康日本21（第2次）の推進に関する参考資料，2012．）

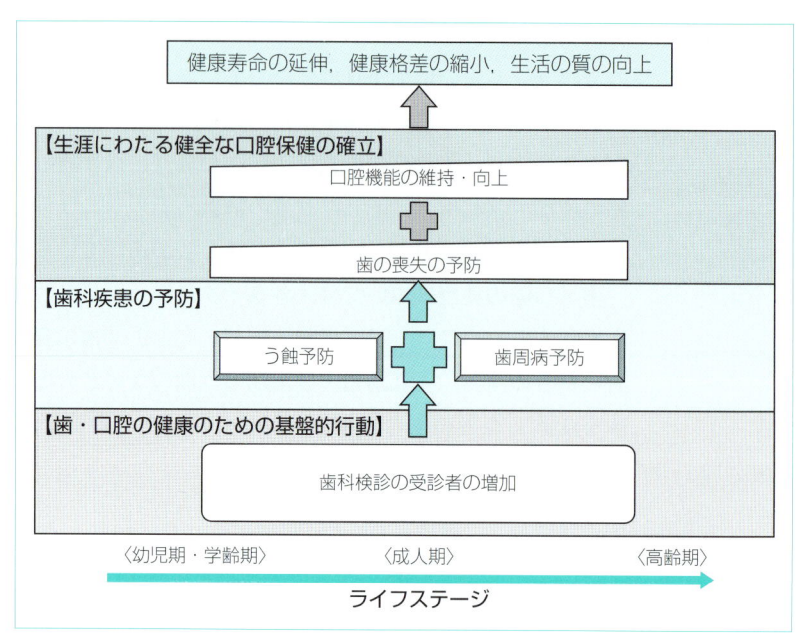

図Ⅳ-1-4　歯・口腔の健康の目標設定の考え方
(厚生科学審議会地域保健健康増進栄養部会：健康日本21（第2次）の推進に関する参考資料，2012.)

表Ⅳ-1-3　歯・口腔の健康の目標

	目標項目	現状	目標
口腔機能の維持・向上	60歳代における咀嚼良好者の増加	73.4%（平成21年）	80%（平成34年度）
歯の喪失防止	80歳で20歯以上の自分の歯を有する者の割合の増加	25.0%（平成17年）	50%（平成34年度）
	60歳で24歯以上の自分の歯を有する者の割合の増加	60.2%（平成17年）	70%（平成34年度）
	40歳で喪失歯のない者の割合の増加	54.1%（平成17年）	75%（平成34年度）
歯周病を有する者の減少	20歳代における歯肉に炎症所見を有する者の割合の減少	31.7%（平成21年国民健康・栄養調査）	25%（平成34年度）
	40歳代における進行した歯周炎を有する者の割合の減少	37.3%（平成17年歯科疾患実態調査）	25%（平成34年度）
	60歳代における進行した歯周炎を有する者の割合の減少	54.7%（平成17年歯科疾患実態調査）	45%（平成34年度）
乳幼児・学齢期のう蝕のない者の増加	3歳児でう蝕がない者の割合が80%以上である都道府県の増加	6都道府県（平成21年）	23都道府県（平成34年度）
	12歳児の一人平均う歯数が1.0歯未満である都道府県の増加	7都道府県（平成23年）	28都道府県（平成34年度）
歯科検診の受診者の増加	過去1年間に歯科検診を受診した者の割合の増加（20歳以上）	34.1%（平成21年）	65%（平成34年度）

(厚生科学審議会地域保健健康増進栄養部会：健康日本21（第2次）の推進に関する参考資料，2012)

なる．また，コマの軸は水・お茶であり，食事に欠かせないものであることが強調されている．料理区分は，ごはんを中心におかずを組み合わせる日本の食事パターンと一致するように，主食（主に炭水化物の供給源），副菜（主にビタミン，ミネラル，食物繊維），主菜（主にタンパク質），牛乳・乳製品（主にカルシウム），果物（主にビタミンC，カリウム）の5つであり，これに楽しく適度にとりたいものとして，菓子・嗜好飲料類があげられている．

1日に摂取するおおよその量は「つ（SV）」で表わされており，基本形は成人を対象として1日2,200±200kcalのエネルギー量としている．主食（ごはん，パン，

サービング (SV)
1回に食べる各料理の標準的な量を大まかに示すものです。食事バランスガイドで使われているサービング量を事例にすると、主食料理であるごはんなら小茶わん1杯 (100 g) が1サービング、副菜である野菜やきのこ、いも、海藻を使った料理はおおよそ70 gが1サービング、主菜である肉、魚、卵、大豆を主材料として使用した料理はタンパク質約6 gを含む量が1サービング、牛乳はコップ半杯が1サービング、果物はおおよそ100 gが1サービングとなっています。

麺) は5〜7つ (SV), 副菜 (野菜, きのこ, いも, 海藻料理) は5, 6つ (SV), 主菜 (肉, 魚, 卵, 大豆料理) は3〜5つ (SV), 牛乳・乳製品は2つ (SV), 果物は2つ (SV) である. なお, 油脂・調味料は, 料理区分としてはあげられていないが, 調理形態によってはとりすぎに注意する旨が示されている (図IV-1-5).

4) 特別用途食品制度

健康づくりのための食生活を実現するために, 食物の入手に関する情報を得るための法的整備として, 「食品表示制度 (原材料名表示, 期限表示, 原産国・原産地表示, アレルギー表示, 遺伝子組換え食品表示など)」, 「栄養表示基準制度 (加工食品のエネルギー, タンパク質, 脂質, 炭水化物, ナトリウムの含有量の表示および強調表示)」, 「外食の栄養成分表示」, 「特別用途食品制度」, 「保健機能食品制度 (①特定保健用食品:個別許可型, 疾病リスク低減表示, 規格基準型, 再許可, 条件付き, ②栄養機能食品, ③機能性表示食品)」などがあげられる.

特別用途食品制度は, 「乳児の発育や, 妊産婦, 授乳婦, 嚥下困難者, 病者などの健康の保持・回復などに適するという特別の用途 (消費者庁)」を目的とする食品について, 適切な選択に役立てるために, 内閣総理大臣から権限を委任された消費者庁長官の許可を得て表示するものである (図IV-1-6).

病者用食品は, 許可基準型と個別評価型に分類されており, 許可基準型は①低タンパク質食品, ②アレルゲン除去食品, ③無乳糖食品, ④総合栄養食品 (いわゆる濃厚流動食) ⑤糖尿病用組合せ食品, ⑥腎臓病用組合せ食品の6つである.

嚥下困難者用食品は, 嚥下を容易にし, かつ誤嚥および窒息を防ぐことを目的として, 医学的・栄養学的にみて適する食品であること, 使用方法が簡明で, 通常の

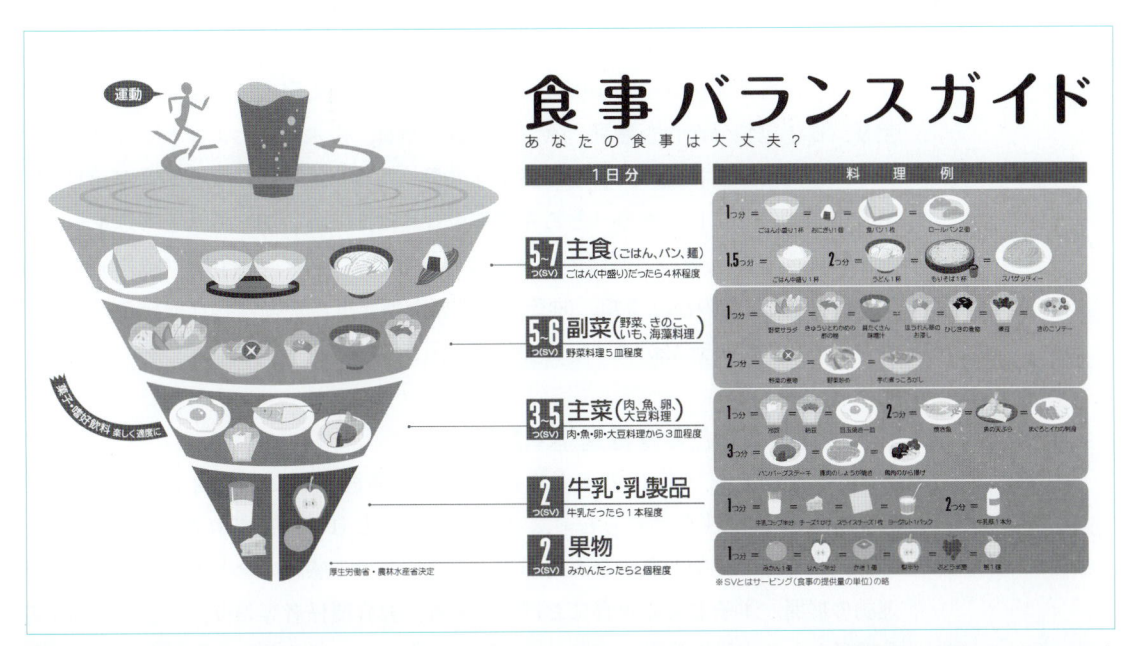

図IV-1-5 食事バランスガイド

(厚生労働省, 農林水産省決定, 2005.)

```
特別用途食品
├─ 病者用食品
│   ├─ 許可基準型
│   │   ・低たんぱく質食品
│   │   ・アレルゲン除去食品
│   │   ・無乳糖食品
│   │   ・総合栄養食品（いわゆる濃厚流動食）
│   │   ・糖尿病用組合せ食品
│   │   ・腎臓病用組合せ食品
│   └─ 個別評価型
├─ 妊産婦，授乳婦用粉乳
├─ 乳児用調製乳
│   ・乳児用調製粉乳
│   ・乳児用調製液状乳
├─ えん下困難者用食品
│   ・えん下困難者用食品
│   ・とろみ調整用食品
└─ 特定保健用食品
```

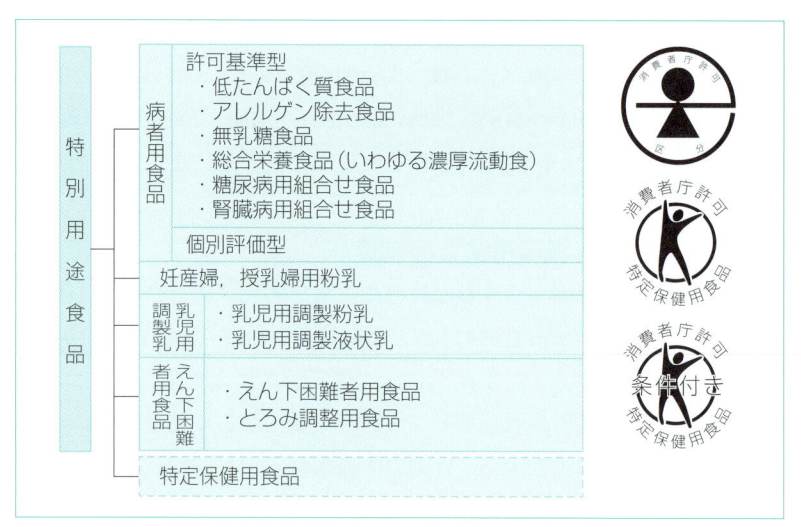

図Ⅳ-1-6　特別用途食品と特定保健用食品

表Ⅳ-1-4　嚥下困難者用食品表示の許可基準

規　格[※1]	許可基準Ⅰ[※2]	許可基準Ⅱ[※3]	許可基準Ⅲ[※4]
硬さ（一定速度で圧縮したときの抵抗）(N/m^2)	$2.5×10^3 〜 1×10^4$	$1×10^3 〜 1.5×10^4$	$3×10^2 〜 2×10^4$
付着性（J/m^3）	$4×10^2$ 以下	$1×10^3$ 以下	$1.5×10^3$ 以下
凝集性	0.2 〜 0.6	0.2 〜 0.9	—

※1：常温および喫食の目安となる温度のいずれの条件であっても規格基準の範囲内であること．
※2：均質なもの（たとえば，ゼリー状の食品）．
※3：均質なもの（たとえば，ゼリー状またはムース状などの食品）．ただし，許可基準Ⅰを満たすものを除く．
※4：不均質なものも含む（たとえば，まとまりのよいおかゆ，やわらかいペースト状またはゼリー寄せなどの食品）．ただし，許可基準Ⅰまたは許可基準Ⅱを満たすものを除く．

（厚生労働省：特別用途食品の表示許可用について．2009.）

食品に劣らない品質であること，成分や特性が確認されていることなどが基準となっている．許可基準は，硬さ，付着性，凝集性の3要素についてⅠ〜Ⅲの区分によって示されている（表Ⅳ-1-4）．必要な表示事項は①「嚥下困難者用食品」の文字，②許可基準区分を表す図表，③喫食の目安となる温度，④包装1個あたりの重量，⑤1包装分が含む熱量，タンパク質，脂質，炭水化物およびナトリウム量の表示，⑥医師，歯科医師，管理栄養士等の相談指導を得て使用することが適当である旨の表示の6項目である．とろみ調整用食品は，これに加えて⑦とろみをつける食品に関する注意事項（使用する量による粘度の違い等），⑧手順（撹拌速度や時間等），⑨摂取時の注意事項，⑩その他必要な特記事項が掲げられている．特別用途食品には，許可証票がつけられている（図Ⅳ-1-6）．

5）食育基本法と食育推進基本計画

「食育基本法」（平成17年6月）は，「国民が生涯にわたって健全な心と身体を培い豊かな人間性をはぐくむ」ことを基本理念として制定された．その内容は，①国民の心身の健康と豊かな人間形成，②食に関する感謝の念と理解，③食育推進運動の展開，④子どもの食育における保護者，教育関係者等の役割，⑤食に関する体験活動と食育推進活動の実践，⑥伝統的な食文化，環境と調和した生産等への配

意および農山漁村の活性化と食料自給率の向上への貢献，⑦食品の安全性の確保等における食育の役割，⑧国民および各種関連団体等の食育推進の責務などである．

国民運動としての食育に取り組むために，平成18年度から22年度までの5年間を対象とする「食育推進基本計画」（平成18年3月）が策定され，家庭，学校，保育所などにおける食育の進展などが，着実に推進されてきた．その後，「周知」から「実践」を目指して，平成23年度から27年度までの第2次食育推進計画が策定された．さらに，平成28年から32年までの第3次食育推進基本計画では，「生涯にわたる食の営み」や「生産から食卓までの食べ物の循環」にも改めて目を向け，それぞれの環（わ）をつなぎ，広げていくことをめざしている．重点課題として，若い世代を中心とした食育の推進，多様な暮らしに対応した食育の推進，健康寿命の延伸につながる食育の推進，食の循環を意識した食育の推進，食文化の伝承に向けた食育の推進の5項目を掲げている．達成すべき15目標は次のとおりである．

①食育に関心を持っている国民を増やす（90%以上）
②朝食または夕食を家族と一緒に食べる共食の回数を増やす（週11回以上）
③地域等で共食をしたいと思う人が共食する割合を増やす（70%以上）
④朝食を欠食する国民を減らす（15%以下）
⑤中学校における学校給食の実施率を上げる（90%以上）
⑥学校給食における地場産物等を使用する割合を増やす（30%以上）（国産食材80%以上）
⑦栄養バランスに配慮した食生活を実践する国民を増やす（55%以上）
⑧生活習慣病の予防や改善のために，普段から適正体重の維持や減塩等に気を付けた食生活を実践する国民を増やす（75%以上）
⑨ゆっくりよく噛んで食べる国民を増やす（55%以上）
⑩食育の推進に関わるボランティアの数を増やす（37万人以上）
⑪農林漁業体験を経験した国民を増やす（37%以上）
⑫食品の安全について基礎的な知識を持ち，自ら判断する国民を増やす（80%以上）（若い世代は65%以上）
⑬推進計画を作成・実施している市町村を増やす（100%）
⑭食品ロス削減のために何らかの行動をしている国民を増やす（80%以上）
⑮地域や家庭で受け継がれてきた伝統的な料理や作法等を継承し，伝えている国民の割合を増やす（50%以上）（若い世代は60%以上）

子どもの咀嚼の問題では，かまないで丸呑みをしたり，かめないでだらだら食べをすることがあげられる．前者は一口量が多く，ぱくぱく食べとなっているが，これは離乳食の開始と完了が早い傾向や，子どもをせかせる環境にあることが問題であるといわれている．後者の場合には，離乳のステップが適切でないことが多く，偏食になりがちである．かまない子どもとかめない子どもの原因には違いがみられるので，それぞれに対する咀嚼の支援が必要となる．

「食べること」は本来，個人的なことである．各自が必要とするエネルギーおよ

ぱくぱく食べ
食欲のある元気な食べ方を指すこともありますが，ここでは，一口量が多く，かまないで丸呑みをする食べ方をいいます．

び栄養素を社会・経済・文化的要因や嗜好性，食物の入手状況などに応じて食べることが基本である．しかし，国民運動として食育が推進されるようになった背景には，生活習慣病の増加や食料自給率の低下，食の安全を脅かすリスク（鳥インフルエンザ，遺伝子組換え食品，食中毒など）の高まりなど，食と健康を取り巻くさまざまな課題が顕在化してきたことがあげられる．また，家庭において行われてきた食に関する教育（しつけ）は，食品の加工技術の進歩や食の外部化の拡大などに伴い，専門家との連携が不可欠となってきている（図Ⅳ-1-7）．

家庭，学校，地域において食育に取り組む姿勢は，各自の自由な選択と個性を尊重した柔軟性が大切であり，健康づくりの専門職種である歯科衛生士として，公共団体や民間団体などとの連携を活かしていくことが大切である．

家庭におけるしつけ
〈栄養・食品と健康〉
・好き嫌いをしない
・食べ物を残さない
・よくかんで食べる
・欠食をしない
・間食をとりすぎない

〈食行動，人とのかかわり〉
・食事のあいさつ
・正しい姿勢で食べる
・供者のペースに合わせて食べる
・食事中は電話やメールなど他事をしない
・みなが席についてから食事を始める
・食事中の楽しい会話

〈食文化と環境〉
・食具の使い方（特に箸に関するマナー）
・地産地消
・伝統食と行事食

学校や地域におけるしつけ
・健康と栄養に関する知識とスキル
・食環境（食べ物の生産と流通）
・栄養成分表示
・安全な食べ物の選択
　食品添加物，消費期限
　遺伝子組換え食品，BSE
　アレルギー物質，鳥インフルエンザ
・特定保健用食品
・特別用途食品
・適正価格

連携

食事のしつけは，コンプライアンス行動に始まり，セルフケア行動ができるように自立支援をすること．

図Ⅳ-1-7　食育における食事のしつけ（望ましい食習慣づくり）

COFFEE BREAK

嚙ミング30

健全な食生活の実践による心身の健康の増進と豊かな人間性をはぐくむことを基本理念とした「食育基本法」が公布（平成17年）された．その後，厚生労働省は，平成21年7月13日付で，歯科保健と食育のあり方に関する検討会報告として「嚙ミング30（カミングサンマル）」という標語を提案した．

食をとおして健康寿命を延伸するためには，その基盤となる小児期から高齢期に至るまで，食べる器官である口腔の健康と関連させて健康づくりの視点から「食育」を推進していくことが重要である．そこで，地域における食育を推進するための一助として，より健康な生活を目指すという観点から，どのような食べ物でも一口30回以上噛むことを目標として，「嚙ミング30（カミングサンマル）」というキャッチフレーズを作成し，歯科保健分野からの食育を推進することが望まれると考えた．

日本歯科衛生士会など歯科関連4団体は，2007年に「食育推進宣言」を行い，食べ方をとおして，生涯にわたって安全で快適な食生活を営むことを目的とした食育を推進すること，あらゆる場と機会をとおして，口の健康を守り五感で味わえる食べ方ができる食育を推進することを宣言している．また，日本歯科医師会では，食育に関する目標値として次の9項目を掲げている．

①食べ方（かみ方，味わい方など）に関心のある国民の割合（80％）
②よくかんで食べることが健康によいことを知っている国民の割合（100％）
③よくかんで食べることが肥満の防止になることを知っている国民の割合（90％）
④かみごたえのある食材を意識して食材に取り入れる国民の割合（60％）
⑤五感（視覚，触覚，味覚など）で味わう食べ方を知っている国民の割合（60％）
⑥よくかむこと（1口30回程度）を実践している国民の割合（40％）
⑦老人が餅などを詰まらせて窒息する危険を知っている国民の割合（100％）
⑧歯科関係者が食育推進に関与していることを知っている国民の割合（70％）
⑨8020運動を知っている国民の割合（80％）

歯科保健分野において「歯・口の健康と食育～「噛ミング30」を目指して～」（2009年）の食育推進の取り組みが行われており，「しっかりかめる歯・口がある」，「安全な食べ方を意識した食の選択力」，「五感を使ってよくかみ味わう」，「おいしい食事，楽しい会話」によりQOLを向上させることが推奨されている．

2. 食事環境

食べ物と健康からみた食事環境は，広義には食料の供給や流通の状況を含めた環境であり，狭義には食卓を取り巻く環境である．

広義の食事環境では，食料自給率が先進国の中では低いわが国の食料事情や流通機構の課題について理解を深め，国民一人ひとりが食品の選択に際して配慮するための正しい食情報の活用が必要である．

狭義の食事環境では，食事の場所（家庭内の食堂，外食時のレストラン，野外食など），食事空間（空調，湿度，照明，音響など），食事用家具類（和式や洋式の食卓，食卓用のインテリア，テーブルクロスなど），食器具，食事時間，喫食スタイル（立食，着席の食事，パーティー食など），共食者（家族，職場などの知人，友人など）といった点に留意して，楽しく心豊かな食事にしていくための環境整備とともに，多様な食事環境に適応できるように，栄養指導を進めることも大切である．

3. 食事計画

望ましい食習慣を形成するために，日常の食事づくりに必要な要素を踏まえて食事計画を立てることが大切である．この日常食に行事食を基本にして供応食（もてなし）を組み合わせることにより，健康的で豊かな食事計画を立てることが重要である．

行事食
正月や節分，桃の節句，端午の節句，七夕，冬至などの四季折々の行事，儀礼や祭りなどの特別な行事のときのハレの食事（日常食はケの食事）のことをいいます．行事食は地域の特産物やそれを活かした調理法などが受け継がれてきた文化的特徴のある食事です．

1）献立作成

献立（メニュー）は，料理の種類，食材，量，調理法などの計画であり，レシピは料理の分量と調理法の手順書である．

日常食の献立を作成する際には，①栄養，②嗜好，③食料費，④能率などを考慮する．栄養では，食事をする構成員の食事摂取基準に合わせて，食品をバランスよく組み合わせる．嗜好では，好みや食習慣に配慮し，楽しくおいしく食べることができるようにする．食べ物が市場にあふれている状況では，嗜好のかたよりによって食品の選択や栄養バランスのよくない状況に陥りやすい．嗜好は献立作成の要素ではあっても，最重要項目ではないことを念頭におくようにする．日常食では，調理時間などに配慮して，能率的に調理を進めることが大切である．調理は，無駄，無理，ムラのないこと（いつもほぼ一定の水準の料理ができあがること）が重要である．

献立作成は，健康づくりのための具体的な目標として，文部科学省，厚生労働省，農林水産省の3省合同で食生活指針が提案されているので，これらの10項目を実行できるようにすることが望ましい（表Ⅳ-1-5）．

2）食品の購入と保存

食品の購入を計画的に行えば，廃棄や食べ残しなどが軽減できる．そのためには，1週間くらいを目安にして，献立作成と食品の購入を計画する．

食品の購入にあたっては，①鮮度（賞味期限，消費期限など），②安全（食品添加物，遺伝子組換え食品，BSEや鳥インフルエンザなど），③味，におい，④価格，⑤外観（形の崩れや包装など）を確認する．食品に関する情報（表示）には，生鮮食品では，名称，天然・養殖，保存方法，原産地，期限表示，内容量などがあり，加工食品では，名称，原材料名，添加物，内容量，期限表示，保存方法，アレルギー物質表示，製造者などがある．このほかに，栄養成分表示，JASマークや冷凍食品などの認証マーク（図Ⅳ-1-8），トレーサビリティ（品物の流通履歴）などがあるので活用するとよい．

食品の保存は，腐敗，変敗（食品の質の低下）を防ぎ，食品を無駄なく使いきるために必要である．生鮮食品の場合には，保存期間や食品の性質に合わせて，冷蔵（3〜7℃），チルド（-3〜1℃，凍結によるタンパク質の変性を起こさない温度），冷凍（-18℃以下）にすることが一般的である．食品の保存方法としては，古くから塩蔵，糖蔵，乾燥，燻製，発酵などが用いられてきたが，さらに缶詰，レトルトパウチ食品，冷凍，フリーズドライ（真空凍結乾燥）などの保存技術の発達により，食品の質を劣化させず，いつでも安定的な食品の使用が可能となっている．

3）調理計画

調理とは，食品を加工し，料理をつくる過程のことであり，食材に適した調理方法を用いることが，栄養性，嗜好性，機能性を高めることにつながる．したがって，調理計画は，これらの調理特性に配慮して，調理素材の選択，下処理（洗浄，

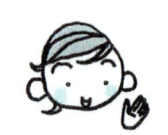

認証マーク（制度）
食品の品質，衛生，生産方法，流通方法などについて，認定基準に適合している製品には認証マークが貼付されています．

表Ⅳ-1-5　食生活指針

- ◆食事を楽しみましょう．
  - ・毎日の食事で，健康寿命をのばしましょう．
  - ・おいしい食事を，味わいながらゆっくりよく噛んで食べましょう．
  - ・家族の団らんや人との交流を大切に，また，食事づくりに参加しましょう．
- ◆1日の食事のリズムから，健やかな生活リズムを．
  - ・朝食で，いきいきした1日を始めましょう．
  - ・夜食や間食はとりすぎないようにしましょう．
  - ・飲酒はほどほどにしましょう．
- ◆適度な運動とバランスのよい食事で，適正体重の維持を．
  - ・普段から体重を量り，食事量に気をつけましょう．
  - ・普段から意識して身体を動かすようにしましょう．
  - ・無理な減量はやめましょう．
  - ・特に若年女性のやせ，高齢者の低栄養にも気をつけましょう．
- ◆主食，主菜，副菜を基本に，食事のバランスを．
  - ・多様な食品を組み合わせましょう．
  - ・調理方法が偏らないようにしましょう．
  - ・手作りと外食や加工食品・調理食品を上手に組み合わせましょう．
- ◆ごはんなどの穀類をしっかりと．
  - ・穀類を毎食とって，糖質からのエネルギー摂取を適正に保ちましょう．
  - ・日本の気候・風土に適している米などの穀類を利用しましょう．
- ◆野菜・果物，牛乳・乳製品，豆類，魚なども組み合わせて．
  - ・たっぷり野菜と毎日の果物で，ビタミン，ミネラル，食物繊維をとりましょう．
  - ・牛乳・乳製品，緑黄色野菜，豆類，小魚などで，カルシウムを十分にとりましょう．
- ◆食塩は控えめに，脂肪は質と量を考えて．
  - ・食塩の多い食品や料理を控えめにしましょう．
    食塩摂取量の目標値は，男性で1日8g未満，女性で7g未満
  - ・動物，植物，魚由来の脂肪をバランスよくとりましょう．
  - ・栄養成分表示を見て，食品や外食を選ぶ習慣を身につけましょう．
- ◆日本の食文化や地域の産物を活かし，郷土の味の継承を．
  - ・「和食」をはじめとした日本の食文化を大切にして，日々の食生活に活かしましょう．
  - ・地域の産物や旬の素材を使うとともに，行事食を取り入れながら，自然の恵みや四季の変化を楽しみましょう．
  - ・食材に関する知識や調理技術を身につけましょう．
  - ・地域や家庭で受け継がれてきた料理や作法を伝えていきましょう．
- ◆食料資源を大切に，無駄や廃棄の少ない食生活を．
  - ・まだ食べられるのに廃棄されている食品ロスを減らしましょう．
  - ・調理や保存を上手にして，食べ残しのない適量を心がけましょう．
  - ・賞味期限や消費期限を考えて利用しましょう．
- ◆「食」に関する理解を深め，食生活を見直してみましょう．
  - ・子どものころから，食生活を大切にしましょう．
  - ・家庭や学校，地域で，食品の安全性を含めた「食」に関する知識や理解を深め，望ましい習慣を身につけましょう．
  - ・家族や仲間と，食生活を考えたり，話し合ったりしてみましょう．
  - ・自分たちの健康目標をつくり，よりよい食生活を目指しましょう．

（平成28年6月一部改正　文部省決定，厚生省決定，農林水産省決定）

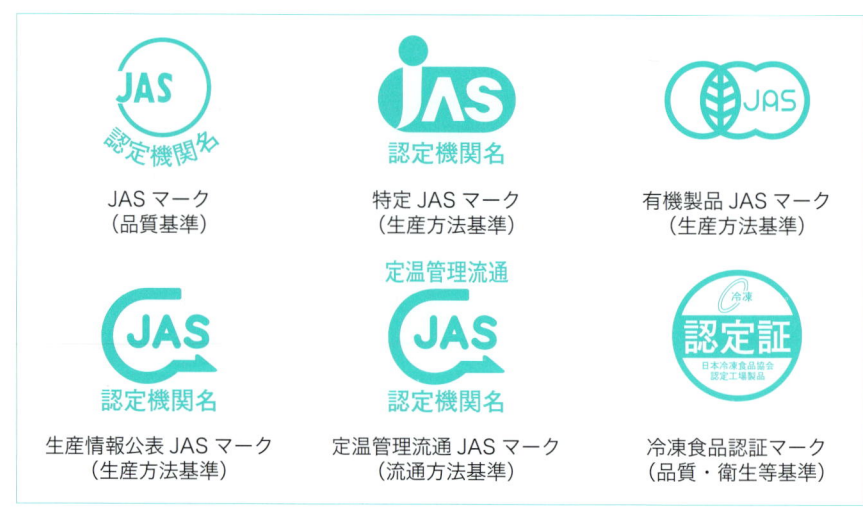

図Ⅳ-1-8　食品の認証マーク

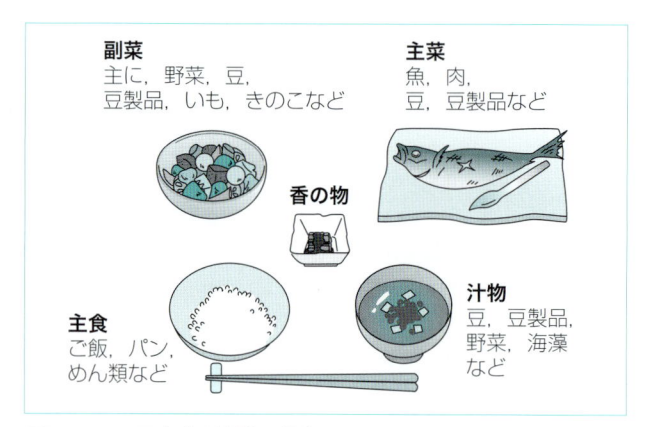

図Ⅳ-1-9　日本食の配膳の基本

浸漬，切砕，撹拌，混合，成形など），調理操作（加熱調理，生もの調理，複合調理），盛りつけ方法に至るまでの工程を立案することである．また，調理に伴う安全性と衛生面にも留意して計画を立てることが大切である．

4) 盛りつけと配膳

　人間は，生命維持のために空腹を満たす食事をするとともに，美意識などの情緒面から得られる満足感によって食欲を増し，消化・吸収を高めている．盛りつけには，料理の適度な温度，器に対する盛りつけ量，彩り，料理に見合った食器の選択，そして，様式（和式，洋式，中華式など）に沿った食膳を整えるように配慮する．たとえば，盛りつけにおける色彩は，赤色や黄色などの暖色系では食欲を増すといわれており，緑系は清涼感，寒色系は落ち着き，黒色系は引き締め感を与えるなど，料理の色彩の豊かさは，食べる楽しさや適度な食欲増進を促すことになる．

　配膳は，食事の礼儀作法に則っており，江戸時代に形式が整えられた日本食の基本では，左手前に主食，右手前に汁物，右手奥に主菜料理，左手奥に副菜，中央の

空間に香の物を配置すると食べやすく，礼法にかなったものとなる．日本食では，主食の茶碗を常に左手にもち，箸は右手にもって，おかずを摘まむ食べ方をするためである（図Ⅳ-1-9）．

❸ ライフステージ別の栄養と調理

1. 成長期における栄養と調理の特性

1）乳児期

著しい身体発育の時期であり，体重は出生時のほぼ3倍，身長は1.5倍となる．視覚や聴覚などの感覚機能や，脳・神経系も急速に発達する．そのため，この成長過程に応じたエネルギー，および各種栄養素を摂取する必要がある．しかし，消化吸収能力が未熟であることから，機能発達の段階を踏まえた調理方法の工夫が不可欠となる．

離乳食は，咀嚼機能の発達に合わせて，吸って飲む乳汁栄養からかんで食べる固形栄養に移行することなので，各段階の機能が十分に訓練されて獲得できるようになるまで，焦らずに進めることが大切である．授乳・離乳期は，脂肪エネルギー比率が成人の20〜30％に対して40〜50％と高いことが特徴となっている．これは母乳や牛乳の乳類は，脂肪エネルギーが約50％の高脂肪食品であることによる．

また，この時期には，摂食機能の発達を助長するために「手づかみ食べ」が奨励されている．食べることは，目でみて，手に取り，口に運ぶ協調運動であり，自分で食べる意欲や食べる楽しさを体験するねらいがある．

2）幼児期

乳児期に続いて心身の成長の時期であり，特に運動機能が発達する．行動範囲が家庭から保育園・幼稚園へと広がり，運動量も増えるので，成長のために必要な栄養素摂取に加えて，活動に見合ったエネルギーをとることになる．

体重あたりの栄養素量は成人よりも多いので，1日の栄養配分は4回とし，そのうちの1回は10％程度として間食にあてる．成人と同じ献立でよいが，調理は幼児向きに，①ごはんは軟らかめにする，②野菜や肉などの塊は切ったり潰したりして，成人よりは小さめにする，③調味はうす味にする，④料理は水分を多めにする，⑤焼き物や揚げ物は表面が固くなるので，揚げ煮やくずあんをかけて軟らかくする，⑥カレーなどの香辛料は少なくする，⑦油を使った料理にかたよらない，といった配慮をする．

子どもが間食として甘味食品や飲料をとる回数は，年齢が高くなるほど減少しているが，12〜14歳においても，3回以上であるものはほぼ14％みられる（平成21年国民健康・栄養調査）．

好ましい間食は食事の一部と考えて，3回の食事では補充できない栄養成分がと

れる内容のものとする．エネルギー，カルシウム，鉄分，ビタミン類を補うために，乳類，豆類，いも類，果実，穀類（ごはん，パン，シリアル）を利用する．食事と間食は2時間以上の間隔をとるようにし，胃内停留時間が短い食品や料理を選ぶ．

また，生活リズムとして，起床，朝食，昼食，夕食，就寝の規則正しい生活時間が形成されるようになり，生涯をとおしての食事リズムの基礎づくりをする時期にあたるので，手洗い，食後の歯磨き，食具の使い方など，食事をとおしたしつけをしていく．

3) 学童期

身体発育においては，骨格や筋肉が増大する時期である．スキャモンの発育曲線をみると，9〜12歳頃に神経系の発達は完成期となり，体力や運動能力も増していく．内臓諸器官の機能も発達し，リンパ系（免疫機能に関連する組織）は，成人レベルの2倍にまで達する．活発な身体活動と成長のために，エネルギー，タンパク質，ミネラル，ビタミンを十分に摂取する必要がある．基礎代謝基準値（p.130参照）は，18〜29歳男性の23.7 kcal/kgに対して，6〜7歳男性では44.3 kcal/kgと約1.9倍である．食欲も増していくが，児童が自分で食物を選択する機会が多くなることから，ジャンクフードにかたよったり食事時間が不規則になったりする．学童期から朝食欠食が多くなったり，肥満ややせの問題が顕在化する．女子には，鉄欠乏貧血がみられる．

学童期の食育の目標では，自分の食事のバランスや適量について評価し，改善できるようにする，家族や仲間と食事づくりや準備を楽しむことなどがあげられている．

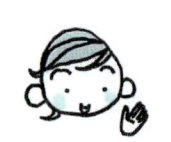

ジャンクフード
エネルギーは高いものの，ビタミン，ミネラル，食物繊維が少ない食べ物で，ハンバーガーやスナック菓子，砂糖が多い飲料などのことをいいます．

4) 思春期

心身の成長のスパート期，第二次性徴期である思春期は，栄養バランスのとれた食事をすることが大切である．不規則な生活や精神不安（ストレス）などによる喫煙，飲酒，薬物などの問題行動や，肥満とやせ，貧血，便秘などの健康問題も起こりやすい．食生活上の注意点は以下のとおりである．

①エネルギーと必須アミノ酸に富むタンパク質を自分の活動量に合わせてとる，②カルシウム，鉄，ビタミン類は学童期よりも多くとる，③1日3食，主食＋主菜＋副菜を組み合わせた食事をとる，④外食や調理済み食品を購入する場合には，エネルギーや脂質のとりすぎにならないように栄養成分表示を確かめる，⑤乳類，果物は毎日，野菜は毎食とるようにする，⑥過食（ムラ食い）や偏食をしない，⑦間食をとりすぎず，乳類や果実類をとるようにする，⑧食事づくりをとおして，適正量の理解や調理技術を身につけることがあげられる．

思春期の食育の目標では，①自分の身体の成長や体調の変化を知って食事の計画ができるようにする，②一緒に食べる人を気遣い楽しく食べることができる，③自分らしい食生活を実現できることがあげられている．

2. 成人期における栄養と調理の特性

1) 成人期

　成人期は心身ともに成熟し，社会的にも個人的にも充実している一方で，体力の衰えがみえ始める時期でもある．仕事中心の食生活においては，外食や欠食，不規則な食事，過度の飲酒，過食などの問題があげられる．

　わが国の健康づくりにおいては，壮年期死亡（早世）の予防が重要な課題となっており，健康食としての生活習慣病予防の食事を勧めていくことが大切である．その基本は，適正体重のコントロールである．エネルギー摂取の簡便なバロメーターが体格指数（BMI）である．体重を減らしたい場合には，摂取エネルギーを消費エネルギーよりも少なくすればよいことになる．体重減量では，エネルギーは体重1 kgあたり25 kcalを目安とする．通常は30～35 kcalを目安としているエネルギーを減らすと，栄養素も併せて減少することになるので，タンパク質，ビタミン，ミネラルが不足しないようにする．

　食事について留意することは，①タンパク質，脂質，炭水化物のエネルギー比率は，13～20％，20～30％，50～65％とする，②タンパク質は，必須アミノ酸を含む動物性タンパク質を45～50％にする，③ビタミン，ミネラル，食物繊維源として，野菜は1日350 gを目安とし，このうち緑黄色野菜を120 gとる，④乳類は毎日とり，低脂肪のものを選ぶ，⑤果物はビタミンや食物繊維源となるので毎日100 g程度を目安としてとる，⑥味つけはうす味と濃い味の料理を組み合わせてトータルで減塩にすることなどがあげられる．

　健康を守るための調理の工夫として，①食材や調味料を計量する，②油を用いた料理よりも煮物，蒸し物，茹で物，焼き物，和え物，電子レンジ料理などにする，③揚げ物は新鮮な油で揚げると油切れがよい，④油を使いすぎないよう，炒め物はテフロン加工のフライパンを用いる，⑤汁物や水分の多い料理（煮浸し，鍋物，スープ煮など）を組み合わせる，⑥よくかんで食べるように，かみごたえのある食材（ごぼう，切干大根，するめなど）や固めに仕上げた料理を組み合わせる，⑦食べた量がわかるよう，大皿で盛り分けるのではなく1人分を皿に盛りつける，⑧食塩を少なくするために食材は大きく切ったり，調味は最後に加えて表面に絡めるようにする．香辛料・香味野菜・柑橘類を利用する，⑨外食では脂肪，食塩の多い料理となるので，外食料理の栄養成分表示を確かめる習慣をつけることなどがあげられる．

　望ましい食習慣においては，食べ方にも留意する．①夕食は19時以前にする，②よくかんでゆっくり食べる，③会話を楽しみながら食べる，④間食は飲み物程度にする，⑤欠食をしないことなどであり，改善可能なことから始めるようにする．

2) 妊娠・授乳期

　妊娠期は，胎児の成長とともにエネルギーおよび各種栄養素の必要量が増加する．

壮年期死亡（早世）
65歳以下の早死にのことであり，大半は45～64歳の中年期に集中しています．早世の原因は失われた寿命の長さの順に「がん」「不慮の事故」「自殺」「心疾患」「脳血管疾患」となっています．健康日本21では，壮年期死亡（早世）を減少させることが目的の1つにあげられています．

適切な食事状況であるか否かの目安として，体重増加量がある．妊娠前の体重がBMI 18.5 未満の低体重の場合には 9〜12 kg，普通の場合には 7〜12 kg，BMI 25 以上の肥満の場合には個別対応をし，おおよそ 5 kg の増加が適正とされている（厚生労働省：妊産婦のための食生活指針（2006 年））．

妊娠前および初期に特に不足しないように摂取したい栄養素が，葉酸，ビタミンB_6，B_{12}，A および n-3 系不飽和脂肪酸である．葉酸は，緑黄色野菜をはじめ穀類，肉類，果実類，豆類などさまざまな食品に含まれているので，葉酸摂取量が食事摂取基準を上回るような食事をしていれば，栄養・食品バランスはほぼ良好であるとの目安になる．しかし，葉酸の摂取量を増やすことが難しいことから，厚生労働省の通知（平成 12 年 12 月）では，妊娠前および初期には栄養補助剤（サプリメント）で補うように勧めている．

妊娠末期は一度に多くの食事量がとれないので，4 回食にしたり，間食を組み入れたりする．妊婦の食事バランスガイドでは，1 日分の供食量と付加量が示されているが，量よりも種類を増やすことが奨励されている（**表Ⅳ-1-6**）．

授乳期では，乳汁の栄養素含有量に影響する栄養素として，脂質，ビタミン類，マンガン，ヨウ素，セレンなどがあげられている．一方，タンパク質，カリウム，カルシウムなどは，妊婦の食事摂取や体内貯蔵量にかかわらず一定である．乳児の発育に必要な母乳分泌が得られるように，妊娠に伴う体重増加は少しずつ減らす．

妊娠・授乳期の食事の留意点は，①妊娠前期のつわり時には胎児が必要としている栄養は少ないので，無理に食べるようにせず食欲のあるときに好みに応じて，少量ずつ回数を分けて食べ，冷たい料理や水分の多い果物をとる．②妊娠末期の妊娠高血圧症候群では，エネルギーは標準体重あたり 30 kcal 程度に減量し，食塩 7〜8 g に制限する．③栄養補助剤（サプリメント）に依存せず，基本は食事から栄養成分を摂取する．④エネルギー付加量に対してビタミンやミネラルは多くとる必要があるので，野菜類，乳類，小魚・海藻類，豆類は毎日摂取する．⑤タンパク質性食品は過剰にならないようにし，n-3 系不飽和脂肪酸を多く含む魚類（青魚類）をとる．⑥間食は甘い物にかたよらず，穀類，いも類，乳類，果実をとるようにする．⑦1 週間程度の食事計画を立ててサイクルメニュー化するとよい．また，妊娠を契機として食べ物の幅を広げ，なんでも食べることができるようにする．⑧妊娠期のう蝕はカルシウムの摂取不足よりも食後の歯磨き，歯石除去などが不十分であ

サイクルメニュー
栄養，嗜好，衛生，食費などのバランスと繰り返しのリズムがとれた組み合わせメニューを目的として，10 日単位や 5 週間単位などで完成度の高いメニューを作成し，そのメニューを繰り返して利用することをいいます．

表Ⅳ-1-6 妊婦の食事バランスガイド（付加量）（サービング量：SV）

	妊娠前	妊娠初期	妊娠中期	妊娠末期 授乳婦
主食	5〜7	5〜7	5〜7	6〜7
副菜	5〜6	5〜6	6〜7	6〜7
主菜	3〜5	3〜5	4〜6	4〜6
牛乳・乳製品	2	2	2	3
果物	2	2	3	3

（厚生労働省・農林水産省：妊婦の食事バランスガイドより作成）

ることが多いので，口腔のケアが不可欠であることがあげられる．

3. 高齢期における栄養と調理の特性

　高齢期は，加齢に伴って身体機能が低下し，消化・吸収・代謝の変化，嗜好や味覚の変化などによって総摂食量が低下するため，各種栄養成分が不足しがちとなる．また，歯の欠損，義歯の不具合，歯周病などによる咀嚼力の低下も，低栄養状態（タンパク質・エネルギー栄養不足）に陥る一因となっている．

　高齢期では，基礎代謝量や活動量が減るのでエネルギー量が減少するが，必須アミノ酸，必須脂肪酸，ビタミン，ミネラルの必要量は減少しない．後期高齢者（75歳以上）では低栄養状態にならないように，①規則正しい時間に食べて食事リズムを整えること，②副食（主菜，副菜）から食べること，③食事を楽しむこと，④間食を上手にとることなどがあげられる．また，調理の工夫として，①煮物や汁物が好まれるが，食塩が多くならないように味つけはうす味にする，②アミノ酸組成のよいタンパク質源として，ささ身や魚介類を煮たり蒸したりして食べるようにする，③揚げ物や炒め物は食べにくくなるので，必須脂肪酸が不足しないように炒め煮やシチューなどにしてとるようにする，④野菜は食べやすい大きさに刻んだり茹でたりして毎食とるようにする，⑤乳類は低脂肪乳や乳糖を減らした牛乳をとるようにする，⑥こまめに水分補給をする，⑦間食にはいも類，乳類，果実類をとるようにする．

　高齢者は慢性便秘になりやすいので，食物繊維を多く含む野菜を軟らかく煮たり蒸したり炒め煮にするなど，食べやすい形態にして多くとるようにする．果実の酸味や水溶性食物繊維（ペクチン）は便通を促すので，果物を毎日とるようにする．特定保健用食品には，食物繊維（難消化性デキストリンなど），オリゴ糖などのおなかの調子を整える食品が認可されているので，咀嚼や嚥下困難などによってこれらの食品がとりにくい者は，上手に利用するとよい．

1) 咀嚼の重要性

　咀嚼とは，食べ物を歯でかみ切り，細かく砕いて唾液と混ぜ合わせて食塊をつくり，飲み込みやすい大きさと固さにすることである．

　咀嚼は食べ物の消化・吸収を助けることに加えて，かむことをとおして血液循環をよくし，食べ物の中の異物の発見に役立ち，食塊をつくることにより嚥下を助け，味覚を刺激して唾液の分泌を促進し，唾液中の抗菌・殺菌作用をもつラクトフェリンやリゾチームなどによって口腔の衛生を保つなど，さまざまな働きがある．

　一般に食べ物の形態は軟らかくなってきているため，咀嚼能力や咀嚼回数は減少しているが，一口30回かむことが奨励されている．高齢者の咀嚼1回あたりの筋活動量は低くなっているため，咀嚼回数は若年者よりも多くなることが特徴である．ゆっくり時間をかけて食べるようにする．

咀嚼困難者
口の周りの筋肉が衰えることにより，かむ動作が困難になります．また，歯が抜けた状態や義歯を装着していると，食べ物をかみ砕くことが上手にできなくなります．このように，かむことがうまくできない状態を咀嚼困難，または咀嚼不良といい，このような状態の人をいいます．

嚥下困難者
食べ物が飲み込みにくかったり，飲み込むときにむせたり，飲み込んだものが食道やみぞおちにつかえたりするなどの状態を嚥下困難といいます．嚥下困難者は，口に入った食べ物が咽頭に送られ，嚥下運動によって食道に送られ，食道の蠕動運動によって胃に送られるまでの嚥下が困難な状態の人をいいます．

咀嚼しやすくするための調理の工夫は，①食べやすく，かみやすい大きさに切る，②十分に加熱をして繊維をほぐすことによって軟らかくする，③肉類はひき肉にしたり薄切りにしたりする．ひき肉はそぼろにする場合にはとろみをつける，④調理法は焼いたり炒めたりするよりは，煮たり蒸したりしたほうが口あたりがよくなる，⑤めん類は短く切ってから茹でたり煮たりする，⑥いも類，かぼちゃなどのデンプン質の多い食材は煮汁を多くする，⑦固めの果実類はコンポート（砂糖煮）にするなどがあげられる．

2）嚥下困難への対応

嚥下とは，食塊を口腔から咽頭へ送るまでの過程と，食塊を咽頭から食道に送るまでの過程のことである．

食べ物を咽頭に送るためには，食塊にしやすい軟らかくて均質な形態に調理することが適している．食道に送るためには，水分が多い食べ物では粘度があるもの，固形の食べ物では滑らかな塊で喉通りのよい調理にする．

食材によっては食塊ができにくいものや口腔から咽頭へ送りにくいものなど，嚥下しにくい食べ物と嚥下しやすい食べ物がある（表Ⅳ-1-7, 8）．食塊にまとめられないと誤嚥を起こしやすくなる．また，水分が多いと食塊になりにくいので，とろみをつける必要がある．すなわち，嚥下をしやすくするために，ゾル状にしたり，ゲル状にしたりする．粘度が高すぎると喉ごしが悪く，喉や口蓋に張りつくことになるので，適度な粘度に調整する．高齢者は水分補給が大切であるが，サラサラの水やお茶は誤嚥しやすいので，とろみをつける．特別用途食品の「嚥下困難者用食品」（表Ⅳ-1-4参照）を利用するとよい．

ゾル状
コロイドともいいます．個体分散質は糊，卵白など，液体分散質は牛乳，マヨネーズなどです．

ゲル状
高分子の分散質で粘性が高い状態のもの．食品では，寒天，ゼラチン，豆腐，卵豆腐などです．

COFFEE BREAK

栄養補給法

咀嚼・嚥下，消化管の働きなどの状態によって通常の食事ができない場合に行われる栄養補給の方法です．「経口栄養法」は咀嚼や嚥下ができる場合に選択されます．食品のみでは必要な栄養成分が充足できないときに半消化態栄養食品（剤），消化態栄養剤や成分栄養剤などを組み合わせます．「経腸栄養法」は消化管は正常に機能するものの食べ物を胃や腸に運搬することが困難な場合にチューブで栄養をとる方法で，経鼻法（短期）か経瘻孔法（長期）が用いられます．「経静脈栄養法」は消化管が機能しない場合に静脈から栄養をとる方法で，末梢静脈栄養法（2週間以内）か中心静脈栄養法（2週間以上）を選びます．

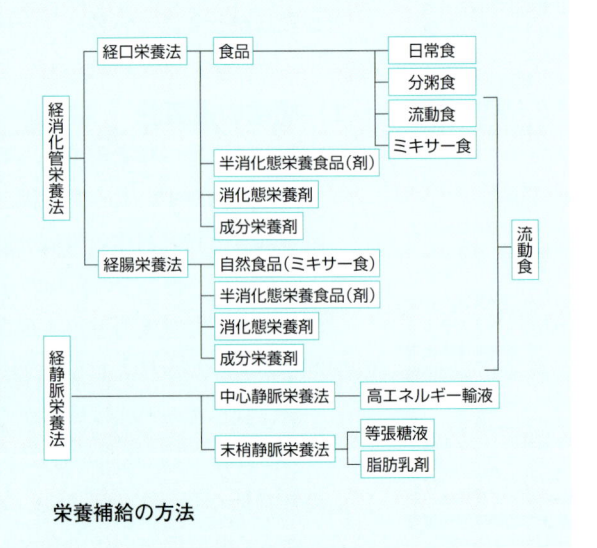

栄養補給の方法

農林水産省では介護食品について「スマイルケア食」として新しい枠組みを整備し、咀嚼・嚥下の状態に応じて食品が選択できるようにした.「青マーク」は噛むこと、飲み込むことに問題はないものの、健康維持上栄養補給を必要とする方向けの食品,「黄マーク（JAS制度）」は噛むことに問題がある方向けの食品,「赤マーク（特別用途食品の表示許可制度）」は飲み込むことに問題がある方向けの食品に区分して表示されることとなった（表Ⅳ-1-9）．嚥下困難者用食品許可基準とスマイルケア食の分類は統一されており、許可基準Ⅲはスマイルケア食2，Ⅱはスマイルケア食1，Ⅰはスマイルケア食0に該当する．スマイルケア食の選び方、気になることなどは医師、歯科医師、管理栄養士などの専門職に相談することとなっている．

表Ⅳ-1-7 嚥下しにくい食べ物

嚥下しにくい食べ物の例	特徴
水，お茶	サラサラなものは誤飲しやすい
こんにゃく，かまぼこ，いか，たこ，鶏肉，厚切り肉	粘度や弾力が高すぎるものは細かく粉砕できないので嚥下しにくい
れんこん，ごぼう，たけのこ，しいたけ，ピーナッツ，粒ごま，せんべい，あられ	硬いものや小さくて粉砕しにくいものは食塊をつくりにくい
わかめ，のり，ウエハース，もち，だんご，生ふ	水分が少ないもの、粘着度が高いものは歯や口蓋にはりつきやすい
パン，カステラ，焼きいも	口の中でぱさつくものは、のどごしがよくない
ひき肉，おから	ポロポロしているものは食塊をつくりにくい
生野菜，根菜類，野菜の茎	繊維質の多いものは咀嚼しにくい

表Ⅳ-1-8 嚥下しやすい食べ物

嚥下しやすい食べ物の例	特徴
プリン，テリーヌ，ムース，パテ	適度な粘度をもっており食塊をつくりやすいもの
ゼリー，ヨーグルト，クリームスープ，卵豆腐，とろろ和え	性状が均一でなめらかなもの
魚すり身，シチュー，コンポート	軟らかく適度な水分を含んでいるので咀嚼しやすいもの
アイスクリーム，シャーベット	冷たくてのどごしがよいもの

表Ⅳ-1-9 スマイルケア食

区分	内容	統一分類
噛むことに問題がある人（咀嚼配慮食品のJAS）	容易に噛める食品（例：焼き豆腐）	5
	歯茎でつぶせる食品（例：木綿豆腐）	4
	舌でつぶせる食品（例：絹ごし豆腐）	3
	噛まなくてよい食品（例：粒のあるペースト食）	2
飲み込みに問題がある人（嚥下困難者用食品）	少し咀嚼して飲み込める性状（例：不均質なものを含む，まとまりのよいおかゆ状）	2
	口の中で少し潰して飲み込める性状（例：均質なプリン状）	1
	そのまま飲み込める性状（例：均質なゼリー状）	0
どちらも問題ない人が，食欲不振などで栄養補給が必要な人		―

（農林水産省：スマイルケア食（新しい介護食品），平成28年）

参 考 文 献

1) 厚生労働省：日本人の食事摂取基準（2020年版）．
2) 高橋孝雄，加藤則子編：乳幼児期の食育～食育の観点から子育て支援を考える～．（社）日本小児保健協会，東京，2007．
3) 巷野悟郎，向井美惠，今村榮一監修：心・栄養・食べ方を育む 乳幼児の食行動と食支援．医歯薬出版，東京，2008．
4) 柳澤正義監修：授乳・離乳の支援ガイド 実践の手引き．（財）母子衛生研究会，東京，2008．
5) 渡邊 孟ほか編：高齢者の食と栄養管理．建帛社，東京，2001．
6) 藤本美明，池本真二編：改訂 ライフステージ栄養学．建帛社，東京，2011．
7) 渡邊早苗ほか編：栄養食事療法シリーズ9 高齢者の疾患と栄養食事療法．建帛社，東京，2009．
8) 中村丁次，吉池信男，杉山みち子編：生活習慣病予防と高齢者ケアのための栄養指導マニュアル．第一出版，東京，2003．
9) 柏下 淳編：嚥下食ピラミッドによるレベル別市販食品250 第2版．医歯薬出版，東京，2013．

1章◆食生活と健康の要点

❶ 健康の維持・増進のためには，適正体重を保つためのエネルギー摂取量，飽和脂肪酸，ナトリウムの過剰摂取およびカルシウム，カリウム，食物繊維，ビタミン類の摂取不足に留意した食べ方について，栄養指導をする必要がある．

❷ バランスのとれた食生活のために，食事バランスガイドの5つの区分に従って，主食，副菜，主菜，牛乳・乳製品，果物を組み合わせて食べるようにする．

❸ 望ましい食習慣として，規則正しい食事（食事時間，欠食をしない，間食や夜食をとりすぎない，暴飲暴食をしない），好き嫌いをしない，よくかんで食べる，歯磨きをすることなどがあげられる．

❹ 乳児期は，乳汁栄養から固形栄養に移行するために，咀嚼機能の発達にあわせた離乳食の進め方が大切である．

❺ 幼児期は，生涯をとおしての食事リズムの基礎づくりをする時期である．

❻ 学童期は，自分の食事のバランスや適量について評価し，改善できるようにする時期である．

❼ 思春期は，自分の身体の成長や体調の変化を知って，食事計画ができるようにする時期である．

❽ 成人期は，生活習慣病予防のために食事管理ができるようにする時期である．

❾ 高齢期は，咀嚼や嚥下困難への適切な対応をして，低栄養状態にならないようにする．

2章 食べ物と健康

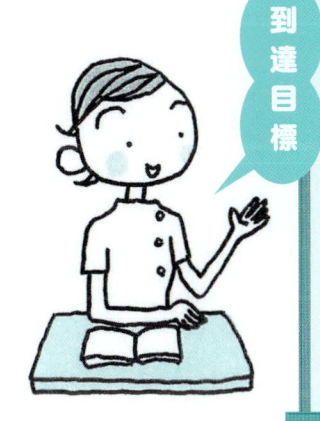

到達目標
❶食品の3つの機能性（栄養，嗜好・感覚，生体調節）について理解を深める．
❷健康づくりのための食事計画の進め方について学習する．
❸食品の特性をおいしさ要因，物性・テクスチャーなどから理解する．

1 ─ 食品の成分と分類

　食品には，一次機能（栄養機能），二次機能（嗜好・感覚機能），三次機能（生体調節機能）の3つの役割がある．

　食品中に含まれる栄養成分の体内での役割を知り，おいしさ要因としての嗜好性，感覚機能（色，味，香，歯ざわり）を大切にし，生体調節機能による免疫系の増強，腸内細菌叢の調節，血圧やコレステロールの調節など，疾病の予防や改善に役立てるようにする．そのためには，食品ごとに含まれる3つの機能性の特徴を知り，食品をバランスよくとり合わせることが，健康の維持・増進のうえで不可欠となる．

1. 食品成分表

　食品成分表は，「日本食品標準成分表2020年版（八訂）」「日本食品標準成分表2020年版（八訂）アミノ酸成分表編」「日本食品標準成分表2020年版（八訂）脂肪酸成分表編」「日本食品標準成分表2020年版（八訂）炭水化物成分表編」（文部科学省科学技術・学術審査会資源調査会）の4つが公的に用いられている．食品成分表は，日常でよく摂取する食品の標準的な成分値を示したものであり，一般の食事や治療食，個人や集団の食事評価などを行うための栄養価の算定に幅広く利用されている．また，日本人の食事摂取基準の策定，国民健康・栄養調査や食料需給表の作成，栄養学，食品学，医学などの研究分野にも利用されている．

　食品成分表の食品分類は，植物性食品，動物性食品，加工食品の順に18食品群

表Ⅳ-2-1　食品成分表の食品分類と食品数

食品群	食品数	食品群	食品数
1　穀類	205	10　魚介類	453
2　いも及びでん粉類	70	11　肉類	310
3　砂糖及び甘味料	30	12　卵類	23
4　豆類	108	13　乳類	59
5　種実類	46	14　油脂類	34
6　野菜類	401	15　菓子類	185
7　果実類	183	16　し好飲料類	61
8　きのこ類	55	17　調味料及び香辛料類	148
9　藻類	57	18　調理済み流通食品類	50
		合　　計	2,478

（文部科学省科学技術・学術審議会資源調査分科会報告．2020．）

に分かれており，2,478食品の成分値が示されている（表Ⅳ-2-1）．また，成分項目は配列順に廃棄率，エネルギー，水分，アミノ酸組成によるたんぱく質，たんぱく質，脂肪酸のトリアシルグリセロール当量，コレステロール，脂質，利用可能炭水化物（単糖当量），利用可能炭水化物（質量計），差し引き法による利用可能炭水化物，食物繊維総量，糖アルコール，炭水化物，有機酸，灰分，無機質（ナトリウム，カリウム，カルシウム，マグネシウム，リン，鉄，亜鉛，銅，マンガン，ヨウ素，セレン，クロム及びモリブデン），ビタミン［脂溶性ビタミン：ビタミンA（レチノール，α-カロテン及びβ-カロテン，β-クリプトキサンチン，β-カロテン当量，レチノール活性当量），ビタミンD，ビタミンE（α-トコフェロール，β-トコフェロール，γ-トコフェロール及びδ-トコフェロール），ビタミンK］［水溶性ビタミン：ビタミンB_1，ビタミンB_2，ナイアシン，ナイアシン当量，ビタミンB_6，ビタミンB_{12}，葉酸，パントテン酸，ビオチン，ビタミンC］，アルコール，食塩相当量である．

　食品成分は，可食部100gあたりで表示されているので，栄養価の計算には，食品の概量からグラム換算をすることが必要となる．また，同一分類に属する食材であっても種類や部位によって成分値は大きく異なるので，的確な食品選択に留意することが重要である．たとえば，牛肉は「和牛肉，乳用肥育牛肉，交雑牛肉，輸入牛肉，子牛肉」に分けられ，それぞれの部位「かた，かたロース，リブロース，サーロイン，ばら，もも，そともも，ランプ，ヒレ」別．さらに，「脂身つき　生，皮下脂肪なし　生，赤肉　生，脂身　生，皮下脂肪なし　ゆで，皮下脂肪なし　焼き」などに区分して成分値が示されている．また，ひき肉，副生物，加工品の成分値も掲載されている．「和牛肉のかたロース脂身つき生」100gは380kcalであるのに対して，「輸入牛肉のかたロース脂身つき生」100gは221kcalであり約160kcalの差がある．食品の選択には，写真や調理法などが記載されている成分表もあるので上手に活用するとよい（表Ⅳ-2-2）．

　加工食品の利用や外食をする場合には栄養成分表示があるものを選ぶようにし，適正な栄養素等摂取状況であるか否かの評価に役立てるようにする．

表Ⅳ-2-2 食品成分表（牛肉の種類別部位別の比較）

食品番号	食品名	廃棄率 %	エネルギー kJ	エネルギー kcal	水分 g	たんぱく質（アミノ酸組成によるたんぱく質） g	たんぱく質 g	脂質（脂肪酸のトリアシルグリセロール当量） g	コレステロール mg	脂質 g	利用可能炭水化物（単糖当量） g	利用可能炭水化物（質量計） g	差引き法による利用可能炭水化物 g	食物繊維総量 g	糖アルコール g	炭水化物 g	有機酸 g	灰分 g	ナトリウム	カリウム	カルシウム	マグネシウム	リン	鉄	亜鉛	銅	マンガン	ヨウ素 μg	備考
	〈和牛肉〉																												
11008	かたロース・脂身つき・生	0	1573	380	47.9	(11.8)	13.8	(35.0)	89	37.4	(0.2)	(0.2)	4.6	(0)	-	0.2	-	0.7	42	210	3	14	120	0.7	4.6	0.06	0.01	-	試料：黒毛和種（去勢） 皮下脂肪：1.8%，筋間脂肪：17.0%
11009	かたロース・皮下脂肪なし・生	0	1544	373	48.6	(11.9)	14.0	(34.1)	88	36.5	(0.2)	(0.2)	4.6	(0)	-	0.2	-	0.7	42	210	3	14	120	0.7	4.6	0.06	0.01	-	試料：黒毛和種（去勢） 筋間脂肪：17.4%
11010	かたロース・赤肉・生	0	1215	293	56.4	(13.9)	16.5	24.4	84	26.1	(0.2)	(0.2)	4.5	(0)	-	0.2	-	0.8	49	240	3	16	140	2.4	5.6	0.07	0.01	-	試料：黒毛和種（去勢） 皮下脂肪及び筋間脂肪を除いたもの
	（輸入牛肉）																												
11064	かたロース・脂身つき・生	0	918	221	63.8	(15.1)	17.9	(15.8)	69	17.4	(0.1)	(0.1)	4.5	(0)	-	0.1	-	0.8	49	300	4	18	150	1.2	5.8	0.07	0.01	-	皮下脂肪：0.5%，筋間脂肪：12.1%
11065	かたロース・皮下脂肪なし・生	0	909	219	64.0	(15.2)	18.0	(15.5)	69	17.1	(0.1)	(0.1)	4.5	(0)	-	0.1	-	0.8	49	300	4	18	150	1.2	5.8	0.07	0.01	-	筋間脂肪：12.1%
11066	かたロース・赤肉・生	0	670	160	69.8	(16.6)	19.7	8.6	69	9.5	(0.1)	(0.1)	4.1	(0)	-	0.1	-	0.9	54	320	4	20	170	2.4	6.4	0.08	0.01	-	皮下脂肪及び筋間脂肪を除いたもの

食品番号	食品名	無機質 セレン	クロム	モリブデン	ビタミン A レチノール μg	A カロテン α μg	A カロテン β μg	A β-クリプトキサンチン μg	A β-カロテン当量 μg	A レチノール活性当量 μg	D μg	E トコフェロール α mg	E β mg	E γ mg	E δ mg	K μg	B$_1$ mg	B$_2$ mg	ナイアシン mg	ナイアシン当量 mg	B$_6$ mg	B$_{12}$ μg	葉酸 μg	パントテン酸 mg	ビオチン μg	C mg	アルコール g	食塩相当量 g
11008	かたロース・脂身つき・生	-	-	-	3	-	-	-	1	3	0	0.5	0	Tr	0	8	0.06	0.17	3.2	(5.9)	0.18	1.1	6	0.90	-	1	-	0.1
11009	かたロース・皮下脂肪なし・生	-	-	-	3	-	-	-	1	3	0	0.5	0	Tr	0	8	0.06	0.17	3.3	(6.1)	0.18	1.1	6	0.91	-	1	-	0.1
11010	かたロース・赤肉・生	-	-	-	3	-	-	-	Tr	3	0	0.4	0	Tr	0	7	0.07	0.21	3.8	(7.1)	0.21	1.2	7	1.07	-	1	-	0.1
11064	かたロース・脂身つき・生	-	-	-	10	-	-	-	2	10	0.4	0.7	0	0.5	0	5	0.07	0.20	3.5	(7.1)	0.25	1.8	7	1.00	-	1	-	0.1
11065	かたロース・皮下脂肪なし・生	-	-	-	10	-	-	-	2	10	0.4	0.7	0	0.5	0	5	0.07	0.20	3.5	(7.2)	0.25	1.8	8	1.00	-	1	-	0.1
11066	かたロース・赤肉・生	-	-	-	7	-	-	-	Tr	7	0.2	0.5	0	Tr	0	3	0.07	0.23	3.8	(7.9)	0.27	2.1	8	1.11	-	2	-	0.1

注) Tr：含有量はゼロではないが最小記載量よりも少量であることを示す。　(0)：文献などにより含まれていないことが推定されることを示す。
0：最小記載量の0.1未満または検出されなかったことを示す。　-：微量に含まれていることが推定されることを示す。
※FAO/INFOODSが定める、国際的に利用できる「成分識別子」は本表には載せていない。

（文部科学省科学技術・学術審議会資源調査分科会報告．2020．）

2. 食事計画に用いる食品分類

食品群は，栄養バランスのよい食事をするために，食品を栄養的な特徴によって分類したものである．日常的に高い頻度で摂取する食品の数は多いので，栄養のかたよりがないように，毎日，食品群を組み合わせてとるようにする．

幼児や児童を対象とした栄養教育では，「3色食品群」が用いられている．国民に対する栄養教育には，昭和23年に厚生省が推奨した「6つの基礎食品」が用いられており，現在では，昭和56年に改定された「栄養教育としての6つの基礎食品」が使われている．第1類はタンパク質の給源となる魚，肉，卵，大豆，第2類はカルシウムの給源となる牛乳・乳製品，骨ごと食べられる魚，第3類はカロテンの給源となる緑黄色野菜，第4類はビタミンCの給源となるその他の野菜，果物，第5類は糖質性エネルギーの給源となる米，パン，めん，いも，第6類は脂質性エネルギーの給源となる油脂である（表Ⅳ-2-3）．

毎日の献立作成には，次のように活用するとよい．

(1) 料理の組み合わせは，主食＋主菜＋副菜とする

5類から1品，1類から1品，3類と4類から2品の料理を組み合わせる．5類の穀類はエネルギー源として推定エネルギー必要量の60%はとるようにする．そのためには，少なくともごはんであれば成人は1日5杯を目安とする．

(2) 料理は主食，副菜，主菜の順に決めるようにする

野菜が十分とれていると栄養バランスはよくなるので，摂取しやすい主菜料理よりも，野菜料理を優先して献立を決めるようにする．野菜料理1，2品を決定したら，これに見合った主菜料理を選んで組み合わせるようにする．

(3) 脂質が多くならないようにする

1類の肉類は，脂肪が少ない部位を選ぶ．鶏肉の皮には脂肪が多く含まれること

3色食品群
3色のうち，赤色は血や肉をつくるタンパク質性食品，黄色は働く力や熱となる糖質性食品や脂質性食品，緑色は体の調子を整えるビタミンやミネラルが多い食品です．

表Ⅳ-2-3　6つの基礎食品

6つの基礎食品　―毎日の食事に必ず6つを組み合わせましょう―		
	食品の類別	食品の例示
1	魚 肉 卵 大豆	魚，貝，いか，たこ，かに，かまぼこ，ちくわなど 牛肉，豚肉，鳥肉，ハム，ソーセージなど 鶏卵，うずら卵など 大豆，とうふ，なっとう，生揚げ，がんもどきなど
2	牛乳・乳製品 骨ごと食べられる魚	牛乳，スキムミルク，チーズ，ヨーグルトなど めざし，わかさぎ，しらす干しなど 注　わかめ，こんぶ，のりなど海藻を含む
3	緑黄色野菜	にんじん，ほうれん草，こまつな，かぼちゃ，トマトなど
4	その他の野菜 果物	だいこん，はくさい，キャベツ，きゅうりなど みかん，りんご，なし，ぶどう，いちごなど
5	米，パン，めん いも	飯，パン，うどん，そば，スパゲティなど さつまいも，じゃがいも，さといもなど 注　砂糖，菓子など糖質含量の多い食品を含む
6	油脂	てんぷら油，サラダ油，ラード，バター，マーガリンなど 注　マヨネーズ，ドレッシングなど多脂性食品を含む

（厚生省：栄養教育としての6つの基礎食品の普及について．1981．一部改変）

に留意する．また，6類の油脂が多くならないように，油を使用した料理は1日5品以下にする．油を使った料理には，揚げ物，炒め物のほかに，カレーライスやシチューなどのルウ料理，油系調味料を使用したサラダ類，バターやマーガリンを使用したトーストなどが含まれる．

(4) 乳類や果物類を毎日とるようにする

2類の乳類や4類の果物は，料理の食材として毎日使うことは難しいので，間食として補うようにする．

(5) 食塩が多くならないように工夫する

和風料理は煮る，茹でる，蒸すなどの水系調理法が中心であるために，調味料として使用する食塩，しょうゆ，味噌などによる塩分が多くなりがちである．また，伝統的な保存法は，漬物，佃煮，干物などの塩蔵である．

日本型食生活の献立構成は，1汁2菜（汁＋主菜＋副菜）が基本形であるので，1日3回の食事ともに汁をつけると，食塩は目標量を上回ることになる．だしによるうま味や香辛料，香味野菜を利用したうす味の料理，油を使った料理との組み合わせなどによって適塩にする．

(6) ウィークデーとウィークエンド，行事食で変化をつける

日常の食事は，手間をかけずにエネルギーおよび栄養素の過不足や多種類の食品をとっているかなどを重視する．しかし，食事の変化をもたせるために，ウィークエンドは主菜を1品増やしたり，行事食（誕生日，正月，節分，子どもの日，七夕，月見，敬老の日，クリスマスなど）を取り入れたりする．

❷ 食べ物の物性

1. 食べ物のおいしさ

おいしさは感情語で表される．食べ物と食べる人の関係によって成り立つものであり，このおいしさについては，物理的・化学的な刺激の効果から客観的に評価するだけではなく，食べる環境（季節，気温，空間など）や心理的・生理的な側面（雰囲気，健康状態，空腹状態など）などから主観的に評価する視点が大切である．

身体の側からとらえると，五感のうちの嗅覚や味覚は，その化学物質であるにおいや味が刺激となって生じる化学感覚といわれている．食べ物をみたり（視覚），かむ音などを聞いたり（聴覚），温度や舌触りなど，食べ物に触れたり（触覚）することは，物理的な刺激によって生じる感覚である．また，身体状態によっても，おいしさの度合が変動することが知られている．空腹時には，視床下部外側野の摂取中枢が働いて食欲を起こし，同時に脳内の快感物質であるドーパミンが分泌されておいしさが増す．疲れたときには，身体の要求に応じて甘い物（ブドウ糖）や酸っぱい物（クエン酸やアスコルビン酸）がおいしく感じられることがわかっている．

おいしさの構成要素として，「かむ」（歯ざわり，咀嚼音，かみごたえなど）こ

があげられる．咀嚼により唾液と食べ物の化学成分が混ざり合い，味蕾の中の味細胞を刺激することによって味覚効果が増し，かむほどにおいしさを促進することになる．穀類はゆっくり時間をかけてよくかむことで，唾液中のデンプンの分解酵素であるアミラーゼの作用によって甘くおいしくなる．

1）5つの基本味

1916年にドイツの心理学者 Henning（ヘニング）によって提唱された味の四面体説は，「甘味」「塩味」「酸味」「苦味」の4つの味の適当な組み合わせによって，すべての味をつくることができるとしたものである．これに「うま味」が加わって，5つの基本味という（図Ⅳ-2-1）．うま味は混合味ではなく，4味とは独立した味として位置づけられている．

味細胞の表面膜には，この5つの基本味の受容体タンパク質が確認されている．基本味の化学物質は，甘味では糖質（ショ糖，ブドウ糖，果糖など），アミノ酸（グリシン，アラニンなど），ペプチド（アスパルテームなど）である．塩味では塩化ナトリウムなど，酸味では有機酸（クエン酸，乳酸，酢酸など），苦味ではアルカロイド（キニーネ，ニコチン，カフェインなど）やアミノ酸（バリン，ロイシン，トリプトファンなど），うま味ではアミノ酸系のL-グルタミン酸，L-アスパラギン酸や核酸系のイノシン酸ナトリウム，グアニル酸ナトリウム，アデニル酸ナトリウムなどである．

5つの味のほかに，渋味（タンニン酸など），辛味（カプサイシン，ピペリン，ジンゲロンなど），えぐ味（ホモゲンチジン酸など），金属味（鉄，金など）などがある．

2）味の相互作用

食べ物の味は，各種成分が複合的に組み合わされているので，相互作用が生じることとなる．

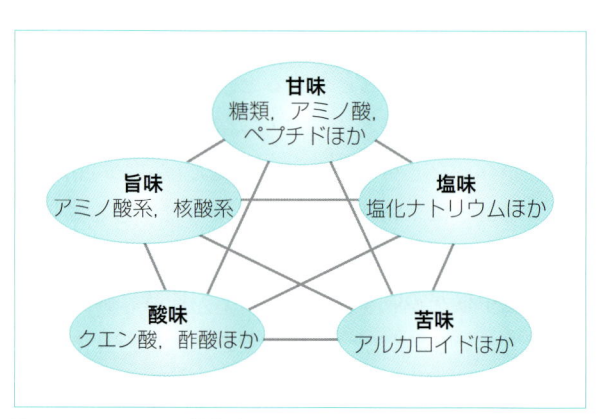

図Ⅳ-2-1 5つの基本味

(1) 対比効果

同時に2種類の味の物質を組み合わせると，一方の味がより強められる．だし汁と塩を加えただし汁を比較すると，塩を加えたほうがうま味を強く感じる．

(2) 相乗効果

同じ味物質で種類が異なるものを組み合わせると，相互に味が強められる．かつおだし（イノシン酸）と昆布だし（グルタミン酸）を混合すると，うま味がより高まる．

(3) 抑制効果

同時に2つの味物質を組み合わせると，一方の味が弱められる．レモン水に砂糖を加えると，酸味がやわらぐ．

(4) 変調効果

先に食べた味物質の影響によって，後で食べた物の味が変わって感じられる．甘い菓子の後に食べる果物は，酸味を強く感じる．

3) 食べ物のおいしさや栄養と関連する酵素

食べ物中には酵素が含まれており，おいしさや栄養に関わっている．

①色の変化：ポリフェノールオキシダーゼ，チロシナーゼ（褐変）．加熱処理によって酵素を失活させたり，オキシダーゼの阻害剤である塩や有機酸（クエン酸，アスコルビン酸）につけたりすると防止できる．

②香りの生成：ミロシナーゼ（だいこんや山葵の辛味）．

③味の変化：アミラーゼ（デンプンの分解），プロテアーゼ（タンパク質の分解），リパーゼ（脂質の分解），ヌクレオチダーゼ（核酸の分解）．

④テクスチャーの変化：ペクチン分解酵素．

⑤栄養素の変化：チアミナーゼ（ビタミン B_1 の分解），アスコルビン酸オキシダーゼ（ビタミンCの酸化）．

2. 食べ物の物性・テクスチャー

物性・テクスチャー（感触，食感）は，食品の物理的性質による評価である．食品分野におけるテクスチャーとは，硬さ，脆さ，粘着性，付着性のほかに，口腔内でのざらつき，食塊の体積（食べ物の塊の大小）による凝集性，ガム性，咀嚼性，脂っこさの状態などが含まれる．テクスチャーは，化学的な味とともに，おいしさと密接に関わる要因である．

歯触り，かみごたえといった食感は，歯根膜にある三叉神経の感覚神経が敏感に反応して中枢神経に伝達され，どのくらいの強さや速さでかんでいるのか，どのような食べ物の形態であるのか，どの程度の硬さであるかなどが判断され，食べ物に見合った咀嚼をしている．

食べ物のテクスチャーで測定する硬さは，破断応力とほぼ対応する．破断エネ

脂っこさ
脂質を多く含む食べ物の味わいを指します．脂っこさは味よりも長期記憶に残りやすいといわれています．

破断応力
食べ物が圧縮によって破断するまでの単位面積あたりの応力のことです．

ギーは，かみごたえのあるものほど大きく，脆いものほど小さい．付着性は食品の粘性を表しており，歯や口腔などに付着した食品を引き離す力である．凝集性は食品内の結合力であり，脆い物は凝集性が小さく，粘りが強い物は大きくなる．ガム性は硬さと凝集性に関係し，半固形食品を飲み込めるまで砕くために必要なエネルギーである．咀嚼性は硬さと弾力性と凝集性が関係しており，固形食品を飲み込めるまで咀嚼するために必要なエネルギーである．

　テクスチャーと味覚との関係では，硬い食べ物は軟らかい食べ物よりも味の感度が低くなるので，濃くする必要がある．コロイド状の食べ物（マヨネーズ，牛乳，くず汁など）は味を濃く感じるので，同じ塩分濃度でも，味噌汁はすまし汁よりも濃いと感じることが多い．

2章◆食べ物と健康の要点

❶ 食品には，栄養機能，嗜好・感覚機能，生体調節機能の3つの役割がある．
❷ 健康づくりのための食事計画は，栄養・食品バランス，嗜好，経済，安全（衛生）などに配慮し，「6つの基礎食品」，「食品成分表」，「食事バランスガイド」などを活用する．
❸ 食べ物のおいしさの要因は，5つの基本味（甘味，塩味，酸味，苦味，うま味）や感触や食感などである．
❹ 食品の物性・テクスチャーは，硬さ，脆さ，粘着性，付着性，凝集性，ガム性，咀嚼性，脂っこさなどである．

参 考 文 献

1）医歯薬出版編：日本食品成分表2021　八訂．医歯薬出版，東京，2021．
2）山本　隆：脳と味覚　おいしさを味わう脳のしくみ．共立出版，東京，2001．
3）山本　隆：美味の構造　なぜ「おいしい」のか．講談社，東京，2001．
4）松元文子編：食事計画論―食生活をみなおすために―．建帛社，東京，1994．
5）吉田集而，川端晶子編：新しい食学をめざして―調理学からのアプローチ―．建帛社，東京，2000．
6）大越ひろ，品川弘子：健康と調理とサイエンス　第3版．学文社，東京，2011．
7）川端晶子，大羽和子：健康調理学　第5版．学建書院，東京，2015．

日本人の食事摂取基準（2020年版）

参照体位（参照身長，参照体重）[1]

年齢等	男性 参照身長 (cm)	男性 参照体重 (kg)	女性[2] 参照身長 (cm)	女性[2] 参照体重 (kg)
0～ 5 （月）	61.5	6.3	60.1	5.9
6～11 （月）	71.6	8.8	70.2	8.1
6～ 8 （月）	69.8	8.4	68.3	7.8
9～11 （月）	73.2	9.1	71.9	8.4
1～ 2 （歳）	85.8	11.5	84.6	11.0
3～ 5 （歳）	103.6	16.5	103.2	16.1
6～ 7 （歳）	119.5	22.2	118.3	21.9
8～ 9 （歳）	130.4	28.0	130.4	27.4
10～11 （歳）	142.0	35.6	144.0	36.3
12～14 （歳）	160.5	49.0	155.1	47.5
15～17 （歳）	170.1	59.7	157.7	51.9
18～29 （歳）	171.0	64.5	158.0	50.3
30～49 （歳）	171.0	68.1	158.0	53.0
50～64 （歳）	169.0	68.0	155.8	53.8
65～74 （歳）	165.2	65.0	152.0	52.1
75 以上（歳）	160.8	59.6	148.0	48.8

[1] 0～17歳は，日本小児内分泌学会・日本成長学会合同標準値委員会による小児の体格評価に用いる身長，体重の標準値を基に，年齢区分に応じて，当該月齢及び年齢区分の中央時点における中央値を引用した．ただし，公表数値が年齢区分と合致しない場合は，同様の方法で算出した値を用いた．18歳以上は，平成28年国民健康・栄養調査における当該の性及び年齢区分における身長・体重の中央値を用いた．
[2] 妊婦，授乳婦を除く．

目標とするBMIの範囲（18歳以上）[1,2]

年齢（歳）	目標とするBMI（kg/m²）
18～49	18.5～24.9
50～64	20.0～24.9
65～74[3]	21.5～24.9
75 以上[3]	21.5～24.9

[1] 男女共通．あくまでも参考として使用すべきである．
[2] 観察疫学研究において報告された総死亡率が最も低かったBMIを基に，疾患別の発症率とBMIの関連，死因とBMIとの関連，喫煙や疾患の合併によるBMIや死亡リスクへの影響，日本人のBMIの実態に配慮し，総合的に判断し目標とする範囲を設定．
[3] 高齢者では，フレイルの予防及び生活習慣病の発症予防の両者に配慮する必要があることも踏まえ，当面目標とするBMIの範囲を21.5～24.9 kg/m² とした．

（参考）推定エネルギー必要量（kcal/日）

年齢等	男性 身体活動レベル[1] Ⅰ	男性 Ⅱ	男性 Ⅲ	女性 身体活動レベル[1] Ⅰ	女性 Ⅱ	女性 Ⅲ
0～ 5 （月）	—	550	—	—	500	—
6～ 8 （月）	—	650	—	—	600	—
9～11 （月）	—	700	—	—	650	—
1～ 2 （歳）	—	950	—	—	900	—
3～ 5 （歳）	—	1,300	—	—	1,250	—
6～ 7 （歳）	1,350	1,550	1,750	1,250	1,450	1,650
8～ 9 （歳）	1,600	1,850	2,100	1,500	1,700	1,900
10～11 （歳）	1,950	2,250	2,500	1,850	2,100	2,350
12～14 （歳）	2,300	2,600	2,900	2,150	2,400	2,700
15～17 （歳）	2,500	2,800	3,150	2,050	2,300	2,550
18～29 （歳）	2,300	2,650	3,050	1,700	2,000	2,300
30～49 （歳）	2,300	2,700	3,050	1,750	2,050	2,350
50～64 （歳）	2,200	2,600	2,950	1,650	1,950	2,250
65～74 （歳）	2,050	2,400	2,750	1,550	1,850	2,100
75 以上（歳）	1,800[2]	2,100[2]	—	1,400[2]	1,650[2]	—
妊婦[3] 初期				+50	+50	+50
中期				+250	+250	+250
後期				+450	+450	+450
授乳婦				+350	+350	+350

[1] 身体活動レベルは，低い，ふつう，高いの3つのレベルとして，それぞれⅠ，Ⅱ，Ⅲで示した．
[2] レベルⅡは自立している者，レベルⅠは自宅にいてほとんど外出しない者に相当する．レベルⅠは高齢者施設で自立に近い状態で過ごしている者にも適用できる値である．
[3] 妊婦個々の体格や妊娠中の体重増加量及び胎児の発育状況の評価を行うことが必要である．

注1：活用に当たっては，食事摂取状況のアセスメント，体重及びBMIの把握を行い，エネルギーの過不足は，体重の変化又はBMIを用いて評価すること．
注2：身体活動レベルⅠの場合，少ないエネルギー消費量に見合った少ないエネルギー摂取量を維持することになるため，健康の保持・増進の観点からは，身体活動量を増加させる必要がある．

※本資料において，妊婦及び授乳婦の基準値欄で「＋」記号とともに示される値は付加量を指す．
※乳児において特に成長に合わせてより詳細な年齢区分設定が必要と考えられたエネルギーおよびたんぱく質は「0～5か月」「6～8か月」「9～11か月」の3つの区分で表されている．

たんぱく質（g/日，目標量：％エネルギー）

年齢等	男性				女性			
	推定平均必要量	推奨量	目安量	目標量[*1]	推定平均必要量	推奨量	目安量	目標量[*1]
0～5（月）	—	—	10	—	—	—	10	—
6～8（月）	—	—	15	—	—	—	15	—
9～11（月）	—	—	25	—	—	—	25	—
1～2（歳）	15	20	—	13～20	15	20	—	13～20
3～5（歳）	20	25	—	13～20	20	25	—	13～20
6～7（歳）	25	30	—	13～20	25	30	—	13～20
8～9（歳）	30	40	—	13～20	30	40	—	13～20
10～11（歳）	40	45	—	13～20	40	50	—	13～20
12～14（歳）	50	60	—	13～20	45	55	—	13～20
15～17（歳）	50	65	—	13～20	45	55	—	13～20
18～29（歳）	50	65	—	13～20	40	50	—	13～20
30～49（歳）	50	65	—	13～20	40	50	—	13～20
50～64（歳）	50	65	—	14～20	40	50	—	14～20
65～74（歳）	50[*2]	60[*2]	—	15～20[*2]	40[*2]	50[*2]	—	15～20[*2]
75以上（歳）	50[*2]	60[*2]	—	15～20[*2]	40[*2]	50[*2]	—	15～20[*2]
妊婦 初期					+0	+0	—	—[*3]
妊婦 中期					+5	+5	—	—[*3]
妊婦 後期					+20	+25	—	—[*4]
授乳婦					+15	+20	—	—[*4]

[*1] 範囲に関しては，おおむねの値を示したものであり，弾力的に運用すること．
[*2] 65歳以上の高齢者について，フレイル予防を目的とした量を定めることは難しいが，身長・体重が参照体位に比べて小さい者や，特に75歳以上であって加齢に伴い身体活動量が大きく低下した者など，必要エネルギー摂取量が低い者では，下限が推奨量を下回る場合があり得る．この場合でも，下限は推奨量以上とすることが望ましい．
[*3] 妊婦（初期・中期）の目標量は，13～20％エネルギーとした．
[*4] 妊婦（後期）及び授乳婦の目標量は，15～20％エネルギーとした．

脂質

年齢等	脂質（％エネルギー）				飽和脂肪酸（％エネルギー）[*1,2]		n-6系脂肪酸（g/日）		n-3系脂肪酸（g/日）	
	男性		女性		男性	女性	男性	女性	男性	女性
	目安量	目標量[*3]	目安量	目標量[*3]	目標量	目標量	目安量	目安量	目安量	目安量
0～5（月）	50	—	50	—	—	—	4	4	0.9	0.9
6～11（月）	40	—	40	—	—	—	4	4	0.8	0.8
1～2（歳）	—	20～30	—	20～30	—	—	4	4	0.7	0.8
3～5（歳）	—	20～30	—	20～30	10以下	10以下	6	6	1.1	1.0
6～7（歳）	—	20～30	—	20～30	10以下	10以下	8	7	1.5	1.3
8～9（歳）	—	20～30	—	20～30	10以下	10以下	8	7	1.5	1.3
10～11（歳）	—	20～30	—	20～30	10以下	10以下	10	8	1.6	1.6
12～14（歳）	—	20～30	—	20～30	10以下	10以下	11	9	1.9	1.6
15～17（歳）	—	20～30	—	20～30	8以下	8以下	13	9	2.1	1.6
18～29（歳）	—	20～30	—	20～30	7以下	7以下	11	8	2.0	1.6
30～49（歳）	—	20～30	—	20～30	7以下	7以下	10	8	2.0	1.6
50～64（歳）	—	20～30	—	20～30	7以下	7以下	10	8	2.2	1.9
65～74（歳）	—	20～30	—	20～30	7以下	7以下	9	8	2.2	2.0
75以上（歳）	—	20～30	—	20～30	7以下	7以下	8	7	2.1	1.8
妊婦			—	20～30		7以下		9		1.6
授乳婦			—	20～30		7以下		10		1.8

[*1] 飽和脂肪酸と同じく，脂質異常症及び循環器疾患に関与する栄養素としてコレステロールがある．コレステロールに目標量は設定しないが，これは許容される摂取量に上限が存在しないことを保証するものではない．また，脂質異常症の重症化予防の目的からは，200 mg/日未満に留めることが望ましい．
[*2] 飽和脂肪酸と同じく，冠動脈疾患に関与する栄養素としてトランス脂肪酸がある．日本人の大多数は，トランス脂肪酸に関する世界保健機関（WHO）の目標（1％エネルギー未満）を下回っており，トランス脂肪酸の摂取による健康への影響は，飽和脂肪酸の摂取によるものと比べて小さいと考えられる．ただし，脂質に偏った食事をしている者では，留意する必要がある．トランス脂肪酸は人体にとって不可欠な栄養素ではなく，健康の保持・増進を図る上で積極的な摂取は勧められないことから，その摂取量は1％エネルギー未満に留めることが望ましく，1％エネルギー未満でもできるだけ低く留めることが望ましい．
[*3] 範囲に関しては，おおむねの値を示したものである．

炭水化物・食物繊維

年齢等	炭水化物（%エネルギー）		食物繊維（g/日）	
	男性	女性	男性	女性
	目標量*1,2	目標量*1,2	目標量	目標量
0～ 5（月）	—	—	—	—
6～11（月）	—	—	—	—
1～ 2（歳）	50～65	50～65	—	—
3～ 5（歳）	50～65	50～65	8以上	8以上
6～ 7（歳）	50～65	50～65	10以上	10以上
8～ 9（歳）	50～65	50～65	11以上	11以上
10～11（歳）	50～65	50～65	13以上	13以上
12～14（歳）	50～65	50～65	17以上	17以上
15～17（歳）	50～65	50～65	19以上	18以上
18～29（歳）	50～65	50～65	21以上	18以上
30～49（歳）	50～65	50～65	21以上	18以上
50～64（歳）	50～65	50～65	21以上	18以上
65～74（歳）	50～65	50～65	20以上	17以上
75以上（歳）	50～65	50～65	20以上	17以上
妊婦		50～65		18以上
授乳婦		50～65		18以上

*1 範囲に関しては，おおむねの値を示したものである．
*2 アルコールを含む．ただし，アルコールの摂取を勧めるものではない．

エネルギー産生栄養素バランス（%エネルギー）

年齢等	男性 目標量*1,2				女性 目標量*1,2			
	たんぱく質*3	脂質*4 脂質	脂質*4 飽和脂肪酸	炭水化物*5,6	たんぱく質*3	脂質*4 脂質	脂質*4 飽和脂肪酸	炭水化物*5,6
0～11（月）	—	—	—	—	—	—	—	—
1～ 2（歳）	13～20	20～30	—	50～65	13～20	20～30	—	50～65
3～ 5（歳）	13～20	20～30	10以下	50～65	13～20	20～30	10以下	50～65
6～ 7（歳）	13～20	20～30	10以下	50～65	13～20	20～30	10以下	50～65
8～ 9（歳）	13～20	20～30	10以下	50～65	13～20	20～30	10以下	50～65
10～11（歳）	13～20	20～30	10以下	50～65	13～20	20～30	10以下	50～65
12～14（歳）	13～20	20～30	10以下	50～65	13～20	20～30	10以下	50～65
15～17（歳）	13～20	20～30	8以下	50～65	13～20	20～30	8以下	50～65
18～29（歳）	13～20	20～30	7以下	50～65	13～20	20～30	7以下	50～65
30～49（歳）	13～20	20～30	7以下	50～65	13～20	20～30	7以下	50～65
50～64（歳）	14～20	20～30	7以下	50～65	14～20	20～30	7以下	50～65
65～74（歳）	15～20	20～30	7以下	50～65	15～20	20～30	7以下	50～65
75以上（歳）	15～20	20～30	7以下	50～65	15～20	20～30	7以下	50～65
妊婦 初期					13～20	20～30	7以下	50～65
妊婦 中期					13～20	20～30	7以下	50～65
妊婦 後期					15～20	20～30	7以下	50～65
授乳婦					15～20	20～30	7以下	50～65

*1 必要なエネルギー量を確保した上でのバランスとすること．
*2 範囲に関しては，おおむねの値を示したものであり，弾力的に運用すること．
*3 65歳以上の高齢者について，フレイル予防を目的とした量を定めることは難しいが，身長・体重が参照体位に比べて小さい者や，特に75歳以上であって加齢に伴い身体活動量が大きく低下した者など，必要エネルギー摂取量が低い者では，下限が推奨量を下回る場合があり得る．この場合でも，下限は推奨量以上とすることが望ましい．
*4 脂質については，その構成成分である飽和脂肪酸など，質への配慮を十分に行う必要がある．
*5 アルコールを含む．ただし，アルコールの摂取を勧めるものではない．
*6 食物繊維の目標量を十分に注意すること．

脂溶性ビタミン

年齢等	ビタミンA (μgRAE/日)[*1]							
	男性				女性			
	推定平均必要量[*2]	推奨量[*2]	目安量[*3]	耐容上限量[*3]	推定平均必要量[*2]	推奨量[*2]	目安量[*3]	耐容上限量[*3]
0〜5 (月)	—	—	300	600	—	—	300	600
6〜11 (月)	—	—	400	600	—	—	400	600
1〜2 (歳)	300	400	—	600	250	350	—	600
3〜5 (歳)	350	450	—	700	350	500	—	850
6〜7 (歳)	300	400	—	950	300	400	—	1,200
8〜9 (歳)	350	500	—	1,200	350	500	—	1,500
10〜11 (歳)	450	600	—	1,500	400	600	—	1,900
12〜14 (歳)	550	800	—	2,100	500	700	—	2,500
15〜17 (歳)	650	900	—	2,500	500	650	—	2,800
18〜29 (歳)	600	850	—	2,700	450	650	—	2,700
30〜49 (歳)	650	900	—	2,700	500	700	—	2,700
50〜64 (歳)	650	900	—	2,700	500	700	—	2,700
65〜74 (歳)	600	850	—	2,700	500	700	—	2,700
75以上 (歳)	550	800	—	2,700	450	650	—	2,700
妊婦 初期					+0	+0	—	—
中期					+0	+0	—	—
後期					+60	+80	—	—
授乳婦					+300	+450	—	—

[*1] レチノール活性当量 (μgRAE) = レチノール (μg) + β-カロテン (μg) × 1/12 + α-カロテン (μg) × 1/24 + β-クリプトキサンチン (μg) × 1/24 + その他のプロビタミンA カロテノイド (μg) × 1/24
[*2] プロビタミンA カロテノイドを含む.
[*3] プロビタミンA カロテノイドを含まない.

年齢等	ビタミンD (μg/日)[*1]				ビタミンE (mg/日)[*2]				ビタミンK (μg/日)	
	男性		女性		男性		女性		男性	女性
	目安量	耐容上限量	目安量	耐容上限量	目安量	耐容上限量	目安量	耐容上限量	目安量	目安量
0〜5 (月)	5.0	25	5.0	25	3.0	—	3.0	—	4	4
6〜11 (月)	5.0	25	5.0	25	4.0	—	4.0	—	7	7
1〜2 (歳)	3.0	20	3.5	20	3.0	150	3.0	150	50	60
3〜5 (歳)	3.5	30	4.0	30	4.0	200	4.0	200	60	70
6〜7 (歳)	4.5	30	5.0	30	5.0	300	5.0	300	80	90
8〜9 (歳)	5.0	40	6.0	40	5.0	350	5.0	350	90	110
10〜11 (歳)	6.5	60	8.0	60	5.5	450	5.5	450	110	140
12〜14 (歳)	8.0	80	9.5	80	6.5	650	6.0	600	140	170
15〜17 (歳)	9.0	90	8.5	90	7.0	750	5.5	650	160	150
18〜29 (歳)	8.5	100	8.5	100	6.0	850	5.0	650	150	150
30〜49 (歳)	8.5	100	8.5	100	6.0	900	5.5	700	150	150
50〜64 (歳)	8.5	100	8.5	100	7.0	850	6.0	700	150	150
65〜74 (歳)	8.5	100	8.5	100	7.0	850	6.5	650	150	150
75以上 (歳)	8.5	100	8.5	100	6.5	750	6.5	650	150	150
妊婦			8.5	—			6.5	—		150
授乳婦			8.5	—			7.0	—		150

[*1] 日照により皮膚でビタミンDが産生されることを踏まえ,フレイル予防を図る者はもとより,全年齢区分を通じて,日常生活において可能な範囲内での適度な日光浴を心掛けるとともに,ビタミンDの摂取については,日照時間を考慮に入れることが重要である.
[*2] α-トコフェロールについて算定した. α-トコフェロール以外のビタミンEは含んでいない.

水溶性ビタミン

年齢等	ビタミン B_1 (mg/日)[*1,2]						ビタミン B_2 (mg/日)[*3]					
	男性			女性			男性			女性		
	推定平均必要量	推奨量	目安量	推定平均必要量	推奨量	目安量	推定平均必要量	推奨量	目安量	推定平均必要量	推奨量	目安量
0〜5 (月)	—	—	0.1	—	—	0.1	—	—	0.3	—	—	0.3
6〜11 (月)	—	—	0.2	—	—	0.2	—	—	0.4	—	—	0.4
1〜2 (歳)	0.4	0.5	—	0.4	0.5	—	0.5	0.6	—	0.5	0.5	—
3〜5 (歳)	0.6	0.7	—	0.6	0.7	—	0.7	0.8	—	0.6	0.8	—
6〜7 (歳)	0.7	0.8	—	0.7	0.8	—	0.8	0.9	—	0.7	0.9	—
8〜9 (歳)	0.8	1.0	—	0.8	0.9	—	0.9	1.1	—	0.9	1.0	—
10〜11 (歳)	1.0	1.2	—	0.9	1.1	—	1.1	1.4	—	1.0	1.3	—
12〜14 (歳)	1.2	1.4	—	1.1	1.3	—	1.3	1.6	—	1.2	1.4	—
15〜17 (歳)	1.3	1.5	—	1.0	1.2	—	1.4	1.7	—	1.2	1.4	—
18〜29 (歳)	1.2	1.4	—	0.9	1.1	—	1.3	1.6	—	1.0	1.2	—
30〜49 (歳)	1.2	1.4	—	0.9	1.1	—	1.3	1.6	—	1.0	1.2	—
50〜64 (歳)	1.1	1.3	—	0.9	1.1	—	1.2	1.5	—	1.0	1.2	—
65〜74 (歳)	1.1	1.3	—	0.9	1.1	—	1.2	1.5	—	1.0	1.2	—
75 以上 (歳)	1.0	1.2	—	0.8	0.9	—	1.1	1.3	—	0.9	1.0	—
妊婦				+0.2	+0.2	—				+0.2	+0.3	—
授乳婦				+0.2	+0.2	—				+0.5	+0.6	—

[*1] チアミン塩化物塩酸塩（分子量＝337.3）の重量として示した.
[*2] 身体活動レベルⅡの推定エネルギー必要量を用いて算定した.
　特記事項：推定平均必要量は, ビタミン B_1 の欠乏症である脚気を予防するに足る最小必要量からではなく, 尿中にビタミン B_1 の排泄量が増大し始める摂取量（体内飽和量）から算定.
[*3] 身体活動レベルⅡの推定エネルギー必要量を用いて算定した.
　特記事項：推定平均必要量は, ビタミン B_2 の欠乏症である口唇炎, 口角炎, 舌炎などの皮膚炎を予防するに足る最小量からではなく, 尿中にビタミン B_2 の排泄量が増大し始める摂取量（体内飽和量）から算定.

年齢等	ナイアシン (mgNE/日)[*1,2]								ビタミン B_6 (mg/日)[*5]							
	男性				女性				男性				女性			
	推定平均必要量	推奨量	目安量	耐容上限量[*3]	推定平均必要量	推奨量	目安量	耐容上限量[*3]	推定平均必要量	推奨量	目安量	耐容上限量[*6]	推定平均必要量	推奨量	目安量	耐容上限量[*6]
0〜5 (月)	—	—	2[*4]	—	—	—	2[*4]	—	—	—	0.2	—	—	—	0.2	—
6〜11 (月)	—	—	3	—	—	—	3	—	—	—	0.3	—	—	—	0.3	—
1〜2 (歳)	5	6	—	60(15)	4	5	—	60(15)	0.4	0.5	—	10	0.4	0.5	—	10
3〜5 (歳)	6	8	—	80(20)	6	7	—	80(20)	0.5	0.6	—	15	0.5	0.6	—	15
6〜7 (歳)	7	9	—	100(30)	7	8	—	100(30)	0.7	0.8	—	20	0.6	0.7	—	20
8〜9 (歳)	9	11	—	150(35)	8	10	—	150(35)	0.8	0.9	—	25	0.8	0.9	—	25
10〜11 (歳)	11	13	—	200(45)	10	10	—	150(45)	1.0	1.1	—	30	1.0	1.1	—	30
12〜14 (歳)	12	15	—	250(60)	12	14	—	250(60)	1.2	1.4	—	40	1.0	1.3	—	40
15〜17 (歳)	14	17	—	300(70)	11	13	—	250(65)	1.2	1.5	—	50	1.0	1.3	—	45
18〜29 (歳)	13	15	—	300(80)	9	11	—	250(65)	1.1	1.4	—	55	1.0	1.1	—	45
30〜49 (歳)	13	15	—	350(85)	10	12	—	250(65)	1.1	1.4	—	60	1.0	1.1	—	45
50〜64 (歳)	12	14	—	350(85)	9	11	—	250(65)	1.1	1.4	—	55	1.0	1.1	—	45
65〜74 (歳)	12	14	—	300(80)	9	11	—	250(65)	1.1	1.4	—	50	1.0	1.1	—	45
75 以上 (歳)	11	13	—	300(75)	9	10	—	250(60)	1.1	1.4	—	50	1.0	1.1	—	40
妊婦					+0	+0	—	—					+0.2	+0.2	—	—
授乳婦					+3	+3	—	—					+0.3	+0.3	—	—

[*1] ナイアシン当量 (NE) ＝ナイアシン＋1/60 トリプトファンで示した.
[*2] 身体活動レベルⅡの推定エネルギー必要量を用いて算定した.
[*3] ニコチンアミドの重量 (mg/日), （ ）内はニコチン酸の重量 (mg/日).
[*4] 単位は mg/日.
[*5] たんぱく質の推奨量を用いて算定した（妊婦・授乳婦の付加量は除く）.
[*6] ピリドキシン（分子量＝169.2）の重量として示した.

年齢等	ビタミンB_{12}（μg/日）[*1]						葉酸（μg/日）[*2]							
	男性			女性			男性				女性			
	推定平均必要量	推奨量	目安量	推定平均必要量	推奨量	目安量	推定平均必要量	推奨量	目安量	耐容上限量[*3]	推定平均必要量	推奨量	目安量	耐容上限量[*3]
0～5（月）	―	―	0.4	―	―	0.4	―	―	40	―	―	―	40	―
6～11（月）	―	―	0.5	―	―	0.5	―	―	60	―	―	―	60	―
1～2（歳）	0.8	0.9	―	0.8	0.9	―	80	90	―	200	90	90	―	200
3～5（歳）	0.9	1.1	―	0.9	1.1	―	90	110	―	300	90	110	―	300
6～7（歳）	1.1	1.3	―	1.1	1.3	―	110	140	―	400	110	140	―	400
8～9（歳）	1.3	1.6	―	1.3	1.6	―	130	160	―	500	130	160	―	500
10～11（歳）	1.6	1.9	―	1.6	1.9	―	160	190	―	700	160	190	―	700
12～14（歳）	2.0	2.4	―	2.0	2.4	―	200	240	―	900	200	240	―	900
15～17（歳）	2.0	2.4	―	2.0	2.4	―	220	240	―	900	200	240	―	900
18～29（歳）	2.0	2.4	―	2.0	2.4	―	200	240	―	900	200	240	―	900
30～49（歳）	2.0	2.4	―	2.0	2.4	―	200	240	―	1,000	200	240	―	1,000
50～64（歳）	2.0	2.4	―	2.0	2.4	―	200	240	―	1,000	200	240	―	1,000
65～74（歳）	2.0	2.4	―	2.0	2.4	―	200	240	―	900	200	240	―	900
75以上（歳）	2.0	2.4	―	2.0	2.4	―	200	240	―	900	200	240	―	900
妊婦				+0.3	+0.4	―					+200[*4,5]	+240[*4,5]	―	―
授乳婦				+0.7	+0.8	―					+80	+100	―	―

[*1] シアノコバラミン（分子量＝1,355.37）の重量として示した．
[*2] プテロイルモノグルタミン酸（分子量＝441.40）の重量として示した．
[*3] 通常の食品以外の食品に含まれる葉酸（狭義の葉酸）に適用する．
[*4] 妊娠を計画している女性，妊娠の可能性がある女性及び妊娠初期の妊婦は，胎児の神経管閉鎖障害のリスク低減のために，通常の食品以外の食品に含まれる葉酸（狭義の葉酸）を400 μg/日摂取することが望まれる．
[*5] 付加量は，中期及び後期にのみ設定した．

年齢等	パントテン酸（mg/日）		ビオチン（μg/日）		ビタミンC（mg/日）[*1]					
	男性	女性	男性	女性	男性			女性		
	目安量	目安量	目安量	目安量	推定平均必要量	推奨量	目安量	推定平均必要量	推奨量	目安量
0～5（月）	4	4	4	4	―	―	40	―	―	40
6～11（月）	5	5	5	5	―	―	40	―	―	40
1～2（歳）	3	4	20	20	35	40	―	35	40	―
3～5（歳）	4	4	20	20	40	50	―	40	50	―
6～7（歳）	5	5	30	30	50	60	―	50	60	―
8～9（歳）	6	5	30	30	60	70	―	60	70	―
10～11（歳）	6	6	40	40	70	85	―	70	85	―
12～14（歳）	7	6	50	50	85	100	―	85	100	―
15～17（歳）	7	6	50	50	85	100	―	85	100	―
18～29（歳）	5	5	50	50	85	100	―	85	100	―
30～49（歳）	5	5	50	50	85	100	―	85	100	―
50～64（歳）	6	5	50	50	85	100	―	85	100	―
65～74（歳）	6	5	50	50	80	100	―	80	100	―
75以上（歳）	6	5	50	50	80	100	―	80	100	―
妊婦		5		50				+10	+10	―
授乳婦		6		50				+40	+45	―

[*1] L-アスコルビン酸（分子量＝176.12）の重量で示した．
特記事項：推定平均必要量は，ビタミンCの欠乏症である壊血病を予防するに足る最小量からではなく，心臓血管系の疾病予防効果及び抗酸化作用の観点から算定．

ミネラル

年齢等	ナトリウム（mg/日，（　）は食塩相当量 [g/日]）*1						カリウム（mg/日）			
	男性			女性			男性		女性	
	推定平均必要量	目安量	目標量	推定平均必要量	目安量	目標量	目安量	目標量	目安量	目標量
0～ 5（月）	―	100(0.3)	―	―	100(0.3)	―	400	―	400	―
6～11（月）	―	600(1.5)	―	―	600(1.5)	―	700	―	700	―
1～ 2（歳）	―	―	(3.0未満)	―	―	(3.0未満)	900	―	900	―
3～ 5（歳）	―	―	(3.5未満)	―	―	(3.5未満)	1,000	1,400以上	1,000	1,400以上
6～ 7（歳）	―	―	(4.5未満)	―	―	(4.5未満)	1,300	1,800以上	1,200	1,800以上
8～ 9（歳）	―	―	(5.0未満)	―	―	(5.0未満)	1,500	2,000以上	1,500	2,000以上
10～11（歳）	―	―	(6.0未満)	―	―	(6.0未満)	1,800	2,200以上	1,800	2,000以上
12～14（歳）	―	―	(7.0未満)	―	―	(6.5未満)	2,300	2,400以上	1,900	2,400以上
15～17（歳）	―	―	(7.5未満)	―	―	(6.5未満)	2,700	3,000以上	2,000	2,600以上
18～29（歳）	600(1.5)	―	(7.5未満)	600(1.5)	―	(6.5未満)	2,500	3,000以上	2,000	2,600以上
30～49（歳）	600(1.5)	―	(7.5未満)	600(1.5)	―	(6.5未満)	2,500	3,000以上	2,000	2,600以上
50～64（歳）	600(1.5)	―	(7.5未満)	600(1.5)	―	(6.5未満)	2,500	3,000以上	2,000	2,600以上
65～74（歳）	600(1.5)	―	(7.5未満)	600(1.5)	―	(6.5未満)	2,500	3,000以上	2,000	2,600以上
75以上（歳）	600(1.5)	―	(7.5未満)	600(1.5)	―	(6.5未満)	2,500	3,000以上	2,000	2,600以上
妊　婦				600(1.5)	―	(6.5未満)			2,000	2,600以上
授乳婦				600(1.5)	―	(6.5未満)			2,200	2,600以上

*1 高血圧及び慢性腎臓病（CKD）の重症化予防のための食塩相当量の量は，男女とも6.0 g/日未満とした．

年齢等	カルシウム（mg/日）								マグネシウム（mg/日）							
	男性				女性				男性				女性			
	推定平均必要量	推奨量	目安量	耐容上限量	推定平均必要量	推奨量	目安量	耐容上限量	推定平均必要量	推奨量	目安量	耐容上限量*1	推定平均必要量	推奨量	目安量	耐容上限量*1
0～ 5（月）	―	―	200	―	―	―	200	―	―	―	20	―	―	―	20	―
6～11（月）	―	―	250	―	―	―	250	―	―	―	60	―	―	―	60	―
1～ 2（歳）	350	450	―	―	350	400	―	―	60	70	―	―	60	70	―	―
3～ 5（歳）	500	600	―	―	450	550	―	―	80	100	―	―	80	100	―	―
6～ 7（歳）	500	600	―	―	450	550	―	―	110	130	―	―	110	130	―	―
8～ 9（歳）	550	650	―	―	600	750	―	―	140	170	―	―	140	160	―	―
10～11（歳）	600	700	―	―	600	750	―	―	180	210	―	―	180	220	―	―
12～14（歳）	850	1,000	―	―	700	800	―	―	250	290	―	―	240	290	―	―
15～17（歳）	650	800	―	―	550	650	―	―	300	360	―	―	260	310	―	―
18～29（歳）	650	800	―	2,500	550	650	―	2,500	280	340	―	―	230	270	―	―
30～49（歳）	600	750	―	2,500	550	650	―	2,500	310	370	―	―	240	290	―	―
50～64（歳）	600	750	―	2,500	550	650	―	2,500	310	370	―	―	240	290	―	―
65～74（歳）	600	750	―	2,500	550	650	―	2,500	290	350	―	―	230	280	―	―
75以上（歳）	600	700	―	2,500	500	600	―	2,500	270	320	―	―	220	260	―	―
妊　婦					+0	+0	―	―					+30	+40	―	―
授乳婦					+0	+0	―	―					+0	+0	―	―

*1 通常の食品以外からの摂取量の耐容上限量は，成人の場合 350 mg/日，小児では 5 mg/kg 体重/日とした．それ以外の通常の食品からの摂取の場合，耐容上限量は設定しない．

年齢等	リン（mg/日）				鉄（mg/日）								
	男性		女性		男性				女性					
									月経なし		月経あり			
	目安量	耐容上限量	目安量	耐容上限量	推定平均必要量	推奨量	目安量	耐容上限量	推定平均必要量	推奨量	推定平均必要量	推奨量	目安量	耐容上限量
0～ 5（月）	120	―	120	―	―	―	0.5	―	―	―	―	―	0.5	―
6～11（月）	260	―	260	―	3.5	5.0	―	―	3.5	4.5	―	―	―	―
1～ 2（歳）	500	―	500	―	3.0	4.5	―	25	3.0	4.5	―	―	―	20
3～ 5（歳）	700	―	700	―	4.0	5.5	―	25	4.0	5.5	―	―	―	25
6～ 7（歳）	900	―	800	―	5.0	5.5	―	30	4.5	5.5	―	―	―	30
8～ 9（歳）	1,000	―	1,000	―	6.0	7.0	―	35	6.0	7.5	―	―	―	35
10～11（歳）	1,100	―	1,000	―	7.0	8.5	―	35	7.0	8.5	10.0	12.0	―	35
12～14（歳）	1,200	―	1,000	―	8.0	10.0	―	40	7.0	8.5	10.0	12.0	―	40
15～17（歳）	1,200	―	900	―	8.0	10.0	―	50	5.5	7.0	8.5	10.5	―	40
18～29（歳）	1,000	3,000	800	3,000	6.5	7.5	―	50	5.5	6.5	8.5	10.5	―	40
30～49（歳）	1,000	3,000	800	3,000	6.5	7.5	―	50	5.5	6.5	9.0	10.5	―	40
50～64（歳）	1,000	3,000	800	3,000	6.5	7.5	―	50	5.5	6.5	9.0	11.0	―	40
65～74（歳）	1,000	3,000	800	3,000	6.0	7.5	―	50	5.0	6.0	―	―	―	40
75以上（歳）	1,000	3,000	800	3,000	6.0	7.0	―	50	5.0	6.0	―	―	―	40
妊婦　初期			800	―					+2.0	+2.5	―	―	―	―
中期・後期			800	―					+8.0	+9.5	―	―	―	―
授乳婦			800	―					+2.0	+2.5	―	―	―	―

年齢等	亜鉛 (mg/日)								銅 (mg/日)								マンガン (mg/日)			
	男性				女性				男性				女性				男性		女性	
	推定平均必要量	推奨量	目安量	耐容上限量	推定平均必要量	推奨量	目安量	耐容上限量	推定平均必要量	推奨量	目安量	耐容上限量	推定平均必要量	推奨量	目安量	耐容上限量	目安量	耐容上限量	目安量	耐容上限量
0～5 (月)	—	—	2	—	—	—	2	—	—	—	0.3	—	—	—	0.3	—	0.01	—	0.01	—
6～11 (月)	—	—	3	—	—	—	3	—	—	—	0.3	—	—	—	0.3	—	0.5	—	0.5	—
1～2 (歳)	3	3	—	—	2	3	—	—	0.3	0.3	—	—	0.2	0.3	—	—	1.5	—	1.5	—
3～5 (歳)	3	4	—	—	3	3	—	—	0.3	0.4	—	—	0.3	0.3	—	—	1.5	—	1.5	—
6～7 (歳)	4	5	—	—	3	4	—	—	0.4	0.4	—	—	0.4	0.4	—	—	2.0	—	2.0	—
8～9 (歳)	5	6	—	—	4	5	—	—	0.4	0.5	—	—	0.4	0.5	—	—	2.5	—	2.5	—
10～11 (歳)	6	7	—	—	5	6	—	—	0.5	0.6	—	—	0.5	0.6	—	—	3.0	—	3.0	—
12～14 (歳)	9	10	—	—	7	8	—	—	0.7	0.8	—	—	0.6	0.8	—	—	4.0	—	4.0	—
15～17 (歳)	10	12	—	—	7	8	—	—	0.8	0.9	—	—	0.6	0.7	—	—	4.5	—	3.5	—
18～29 (歳)	9	11	—	40	7	8	—	35	0.7	0.9	—	7	0.6	0.7	—	7	4.0	11	3.5	11
30～49 (歳)	9	11	—	45	7	8	—	35	0.7	0.9	—	7	0.6	0.7	—	7	4.0	11	3.5	11
50～64 (歳)	9	11	—	45	7	8	—	35	0.7	0.9	—	7	0.6	0.7	—	7	4.0	11	3.5	11
65～74 (歳)	9	11	—	40	7	8	—	35	0.7	0.9	—	7	0.6	0.7	—	7	4.0	11	3.5	11
75以上 (歳)	9	10	—	40	6	8	—	30	0.7	0.8	—	7	0.6	0.7	—	7	4.0	11	3.5	11
妊婦					+1	+2	—	—					+0.1	+0.1	—	—			3.5	—
授乳婦					+3	+4	—	—					+0.5	+0.6	—	—			3.5	—

年齢等	ヨウ素 (μg/日)								セレン (μg/日)							
	男性				女性				男性				女性			
	推定平均必要量	推奨量	目安量	耐容上限量	推定平均必要量	推奨量	目安量	耐容上限量	推定平均必要量	推奨量	目安量	耐容上限量	推定平均必要量	推奨量	目安量	耐容上限量
0～5 (月)	—	—	100	250	—	—	100	250	—	—	15	—	—	—	15	—
6～11 (月)	—	—	130	250	—	—	130	250	—	—	15	—	—	—	15	—
1～2 (歳)	35	50	—	300	35	50	—	300	10	10	—	100	10	10	—	100
3～5 (歳)	45	60	—	400	45	60	—	400	10	15	—	100	10	10	—	100
6～7 (歳)	55	75	—	550	55	75	—	550	15	15	—	150	15	15	—	150
8～9 (歳)	65	90	—	700	65	90	—	700	15	20	—	200	15	20	—	200
10～11 (歳)	80	110	—	900	80	110	—	900	20	25	—	250	20	25	—	250
12～14 (歳)	95	140	—	2,000	95	140	—	2,000	25	30	—	350	25	30	—	300
15～17 (歳)	100	140	—	3,000	100	140	—	3,000	30	35	—	400	20	25	—	350
18～29 (歳)	95	130	—	3,000	95	130	—	3,000	25	30	—	450	20	25	—	350
30～49 (歳)	95	130	—	3,000	95	130	—	3,000	25	30	—	450	20	25	—	350
50～64 (歳)	95	130	—	3,000	95	130	—	3,000	25	30	—	450	20	25	—	350
65～74 (歳)	95	130	—	3,000	95	130	—	3,000	25	30	—	450	20	25	—	350
75以上 (歳)	95	130	—	3,000	95	130	—	3,000	25	30	—	400	20	25	—	350
妊婦					+75	+110	—	—[*1]					+5	+5	—	—
授乳婦					+100	+140	—	—[*1]					+15	+20	—	—

[*1] 妊婦及び授乳婦の耐容上限量は，2,000 μg/日とした．

年齢等	クロム (μg/日)				モリブデン (μg/日)							
	男性		女性		男性				女性			
	目安量	耐容上限量	目安量	耐容上限量	推定平均必要量	推奨量	目安量	耐容上限量	推定平均必要量	推奨量	目安量	耐容上限量
0～5 (月)	0.8	—	0.8	—	—	—	2	—	—	—	2	—
6～11 (月)	1.0	—	1.0	—	—	—	5	—	—	—	5	—
1～2 (歳)	—	—	—	—	10	10	—	—	10	10	—	—
3～5 (歳)	—	—	—	—	10	10	—	—	10	10	—	—
6～7 (歳)	—	—	—	—	10	15	—	—	10	15	—	—
8～9 (歳)	—	—	—	—	15	20	—	—	15	15	—	—
10～11 (歳)	—	—	—	—	15	20	—	—	15	20	—	—
12～14 (歳)	—	—	—	—	20	25	—	—	20	25	—	—
15～17 (歳)	—	—	—	—	25	30	—	—	20	25	—	—
18～29 (歳)	10	500	10	500	20	30	—	600	20	25	—	500
30～49 (歳)	10	500	10	500	25	30	—	600	20	25	—	500
50～64 (歳)	10	500	10	500	25	30	—	600	20	25	—	500
65～74 (歳)	10	500	10	500	20	30	—	600	20	25	—	500
75以上 (歳)	10	500	10	500	20	25	—	600	20	25	—	500
妊婦			10	—					+0	+0	—	—
授乳婦			10	—					+3	+3	—	—

索引 Index

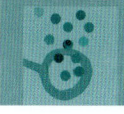

あ

アスコルビン酸	158
アスパルテーム	102
アセチルCoA	32, 36, 37
アデニン	41
アデノシン三リン酸	26
アトウォーターのエネルギー換算係数	129
アドヘジン	91
アドレナリン	45
アミノ基転移反応	38
アミノ酸	18, 121, 145
——の補足効果	149
アミノ酸スコア	146
アミノ酸プール	38, 149
アミロース	16, 141
アミロペクチン	16, 141
アメロゲニン	62, 69
アメロブラスチン	62
アラキドン酸	18, 154
アルカリ	11
——の中和	12
アルカリホスファターゼ	67, 70
アルカリ性	11
アルギニン	146
アルギン酸	173
アルミニウム	59
アンモニア	107
安静時唾液	83
亜鉛	59, 168
味の相互作用	208
甘味	208
安静時	81
RDA	135
α-アミラーゼ	24
α型	14
α鎖	52
α-リノレン酸	18, 154

い

イオン活動度積	84
イコサペンタエン酸	154
イソロイシン	146
イヌリン	142
イヌリン型	95
インスリン	45
インテグリン	55, 72
インドール	107
1α-水酸化酵素	73, 75
1分子のATP	33
1分子の$FADH_2$	32
5つの基本味	208
I型コラーゲン	67, 69, 70
遺伝子	41
一次構造	18
一価不飽和脂肪酸	153
EAR	134

う

ウラシル	41
ウロン酸	54
う蝕	94
う蝕関連細菌	145
う蝕予防法	100
うま味	208

え

エナメリン	62, 69
エナメルタンパク質	61
エナメル芽細胞	57
エナメル質	50, 57
——の初期う蝕	77
エナメル質形成の2段階説	70
エナメル質形成不全	60
エネルギー	1, 12, 26
エネルギー基質	29
エネルギー必要量	131
エネルギー摂取量	117
エネルギー代謝	26, 29
エネルギー通貨	26
エノラーゼ	101
エラスチン	53
エルゴステロール	18, 153
エイコサペンタエン酸	154
栄養	1, 116
栄養学	1
栄養機能	203
栄養教育としての6つの基礎食品	206
栄養指導	182
栄養成分表示	192
栄養素	1, 12, 120
——の吸収	122
——の消化	121
——の役割	124
栄養素摂取状況	118
栄養素等摂取量	118, 180
栄養補給法	200
炎症反応	107
塩基性	11
塩素	59
嚥下	200
嚥下困難	200
嚥下困難者用食品	188, 201
AI	135
AMP	26
ATP	26
ATP合成酵素	33
ADP	26
SV	187
N-アセチルグルコサミン	87
N-アセチルムラミン酸	87
$NADH+H^+$	32, 36
n-3系脂肪酸	156
n-3系不飽和脂肪酸	198
n-6系脂肪酸	156
$FADH_2$	36
mRNA	41
MMP	56
LPS	106, 110
L-αアミノ酸	18

お

オステオカルシン	70
オステオネクチン	70
オステオポンチン	70, 72
オリゴ糖	16
オレイン酸	154
おいしさ	207

か

カイスの3つの輪	94
カップリングシュガー	142
カリウム	59, 123, 167
カリクレイン	86
カルシウム	122, 125, 163
——とリンの摂取比率	165
カルシウムイオン	97

索引 Index

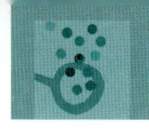

カルシウム結合タンパク質 …… 75, 86
カルシトニン ………………… 73, 74
カルシトニン受容体 ……………… 74
カルシトニン分泌細胞 …………… 74
カルシフェロール ……………… 159
カルニチン ……………………… 36
カルボニックアンヒドラーゼ …… 25
カロリー ……………………… 128
ガラクトース ………… 122, 140
ガラクトサミン ………………… 54
化学寄生性説 …………………… 76
化学細菌説 ……………………… 76
化学的消化 …………………… 120
化学反応 ………………………… 1
化学物質 ………………………… 1
果糖 …………………… 14, 94, 140
菓子・嗜好飲料類 …………… 186
過剰毒性 ……………………… 148
過飽和 ……………… 66, 77, 84
噛ミング30 …………………… 190
開始コドン ……………………… 41
解糖 …………………… 29, 30, 31
外毒素 ………………………… 106
核 ………………………………… 6
核形成説 ………………………… 66
核酸 …………………………… 12
核小体 …………………………… 6
獲得免疫 ……………………… 108
学童期 ………………………… 196
活性化 …………………………… 25
活性型ビタミンD ………… 73, 74
活性酸素分解酵素 …………… 106
活性中心 ………………………… 26
滑面小胞体 ……………………… 7
顎下腺 ………………………… 81
肝臓 …………………………… 31, 45
間食 ……………………… 195, 196
　──の時期 …………………… 98
　──の内容 ………………… 100
間食回数 ……………………… 99
緩衝タンパク質 ………………… 75
緩衝液 ………………………… 12
緩衝作用 ……………… 12, 83, 97
還元力 ………………………… 32

き

キラーT細胞 ………………… 108
キシリトール ……………… 102, 142
キニノーゲン …………………… 86
キニン …………………………… 86
キモトリプシン ………………… 25
キレート剤 ……………………… 78
キレート作用 …………………… 78
キロミクロン …………………… 24
基質 …………………………… 26
基質準位リン酸化 ……… 27, 30, 33
基質小胞 ………………… 66, 67
基質特異性 …………………… 26
基礎代謝基準値 ……………… 196
基礎代謝 ……………………… 129
揮発性硫黄化合物 …………… 104
機械的消化 …………………… 120
機能鉄 ………………………… 168
吸収 …………………… 12, 24, 70
嗅覚 …………………………… 207
牛乳・乳製品 …………… 186, 187
共凝集 ………………………… 91
供応食 ………………………… 191
莢膜 …………………………… 105
行事食 ………………………… 191
金属イオン …………………… 26
菌体外多糖 ………………… 91, 94
菌体内多糖 …………………… 95
筋 …………………………… 31, 45

く

クエン酸回路 ……………… 29, 32
グアニン ……………………… 41
グリコーゲン …… 16, 29, 31, 45, 141, 143
グリコサミノグリカン ………… 54
グリコシド結合 ………………… 16
グリセリン ……………… 17, 121
グリセロール …………… 17, 121
グルカゴン …………………… 45
グルカン ……………………… 94
グルコース …… 14, 45, 94, 95, 121, 122, 140, 142, 143
　──の代謝 ………………… 143
　──の貯蔵と利用 ………… 143
グルコサミン ………………… 54
グルコシルトランスフェラーゼ ‥ 95
クロム ………………………… 169
果物 …………………… 186, 187

け

血管透過性 …………………… 112
血漿 …………………………… 25
血清カルシウム調節ホルモン …… 73
血清カルシウム濃度 ……… 66, 164
血清リン酸濃度 ……………… 66
血糖値 ………………………… 45
血液の緩衝能 ………………… 44
結合組織 ……………………… 51
健康増進法 …………………… 184
健康日本21 ……………… 182, 184
嫌気性のグラム陰性菌 ……… 105

こ

コアタンパク質 ………………… 54
コドン ………………………… 41
コバラミン …………………… 158
コラーゲン ………… 51, 149, 158
　──の合成 …………………… 56
コラーゲン性石灰化 …………… 66
コラーゲン分子 ………………… 52
コラゲナーゼ ………………… 106
コルチゾール ………………… 87
コレステロール ………… 18, 153
ゴルジ体 ………………………… 8
五感 …………………………… 207
五大栄養素 …………………… 1, 12
誤嚥 …………………………… 200
口臭 …………………………… 104
交感神経系 …………………… 46
抗くる病因子 ………………… 74
抗菌作用 …………………… 81, 97
抗原抗体複合体 ……………… 108
後期定着細菌群 ……………… 91
恒常性 ………………………… 44
高エネルギーリン酸結合 …… 26
高ヒスチジンペプチド ………… 86
高チロシンペプチド …………… 86
高脂肪食品 …………………… 195
高次構造 ……………………… 18
高分子量ムチン ……………… 85
高齢期 ………………………… 199
酵素 …………………………… 12, 26
合成 …………………………… 1, 12
国際トゥースフレンドリー協会 … 104
国民栄養の課題 ……………… 182

国民栄養の現状 180
国民健康・栄養調査 118, 180, 184
穀類エネルギー比率 119, 181
骨の改造 67, 68
骨の生成 70
骨芽細胞 70
骨シアロタンパク質 70
骨粗鬆症 67
献立作成 192, 206

さ

サイトカイン 109
3色食品群 206
3分子のNADH$^+$H$^+$ 32
3本鎖らせん構造 51
再石灰化 77, 98
再石灰化作用 97
細菌性毒素 106
細胞 6
細胞外マトリックス 56
細胞外マトリックス成分 51
細胞骨格 8
細胞成分 51
細胞性免疫 108
細胞分化 9
細胞膜 7
三次構造 18
三大栄養素 1, 12
三大唾液腺 81
産物 26
酸 11
　——の中和 12
酸化的脱アミノ反応 38
酸化的リン酸化 27, 33
酸産生菌 90
酸産生能 96
酸性高プロリンタンパク質 86
酸性溶液 11
酸素 33
酸脱灰説 76
酸味 208

し

シースリン 62
シグナル伝達 7
シグナル物質 8, 14

シトシン 41
ショ糖 16, 94, 141
ジメチルサルファイド 104
ジュール 128
自然免疫 107
至適pH 26
至適温度 26
刺激時 81
思春期 196
脂質 1, 12, 16, 124, 152
　——の給源 155
　——の吸収 122
　——の種類 153
　——の消化 121
　——の働き 155
　——の必要量 155
脂質摂取量 155
脂質二重層 18
脂肪エネルギー比率 118, 119, 132, 181, 195
脂肪の合成 37
脂肪酸 17, 24, 121, 153
　——の酸化 36
脂溶性 16
脂溶性ビタミン 20, 153, 156, 157, 158
視覚 207
歯垢 90
歯根膜 50
歯周疾患 105
歯周組織 50
歯髄 50
歯槽骨 50
歯肉 50
歯肉縁下プラーク 90
歯肉縁上プラーク 90
歯肉溝上皮 50
歯肉溝滲出液 50, 90
歯肉剥離上皮 90
嗜好 116
嗜好・感覚機能 203
耳下腺 81
自律神経系 45
塩味 208
疾病構造の変化 178
主菜 186
主食 186
受容体 8

授乳期 198
樹状細胞 108
終了コドン 41
重炭酸イオン 12, 44, 82, 97
重量比 58
潤滑作用 81
初期定着細菌群 91
小唾液腺 81
小胞体 7
消化 12, 24
消化液中 120
消化器官 120
消化吸収率 129
消化酵素 24, 120
消化作用 81, 120
漿液性糖タンパク質 85
上皮 50
条件つき必須アミノ酸 146
情報伝達 7, 8
食育 196
食育基本法 188
食育推進基本計画 188
食育推進宣言 190
食作用抵抗因子 105
食事バランスガイド 185
食事環境 191
食事計画 191
食事摂取基準 128, 133
食生活 98, 116, 178
　——の変化 178
食生活指針 182
食品の購入 192
食品の保存 192
食品群 206
食品群別摂取量 181
食品成分表 203
食品分類 206
食物 116
食物繊維 173, 199
　——の給源 174
　——の摂取量 174
　——の働き 173
植物性タンパク質 147
植物性食品 181
触媒作用 26
触覚 207
身体活動レベル 131
浸透圧 82

索引 Index

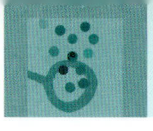

仁……………………………………… 6
C 細胞……………………………… 74
CT ………………………………… 73, 74
GTP ………………………………… 33
JAS マーク …………………… 192, 194

す

スクラロース …………………… 102
スクロース ……………… 16, 95, 141
スクロース誘導体 ……………… 102
スズ ………………………………… 59
スタテリン ………………………… 86
ステアリン酸 …………………… 154
ステファンカーブ ……………… 92
ステファン曲線 …………………… 92
ステロイドホルモン ………… 18, 153
ステロール ……………………… 153
ストロンチウム ………………… 59
水酸化 …………………………… 56
水素イオン濃度 ………………… 11
水素イオン濃度勾配 …………… 33
水素結合 ………………………… 10
水溶性 …………………………… 10
水溶性グルカン ……………… 91, 94
水溶性ビタミン ……………… 20, 157
推奨量 …………………………… 135
推定エネルギー必要量 …… 131, 136
推定平均必要量 ………………… 134
膵臓 ……………………………… 45

せ

セメント芽細胞 ………………… 57
セメント質 ……………………… 50
セルロース ……………… 16, 141, 173
セレン …………………………… 169
ゼラチン ………………………… 52
生化学 …………………………… 1
生活習慣病 ………………… 178, 197
生体アミン ……………………… 38
生体構成成分 …………………… 12
生体調節機能 …………………… 203
生体防御機構 …………………… 107
成人期 …………………………… 197
成長期 …………………………… 195
制限アミノ酸 …………………… 146
精製食素材 ……………………… 117
精製・精白食品 ………………… 117
石灰化 …………………………… 66
——の核 ………………………… 67
石灰化作用 …………………… 81, 84
赤血球 …………………………… 25
接着性タンパク質 ……………… 55
摂食本能 ………………………… 116
舌下腺 …………………………… 81
舌苔 ……………………………… 104
染色体 …………………………… 6
洗浄作用 …………………… 81, 97
線維芽細胞 ……………………… 51
線維状タンパク質 ……………… 51

そ

ソルビトール …………………… 142
咀嚼 ……………………………… 199
咀嚼機能の発達 ………………… 195
咀嚼力の低下 …………………… 199
粗面小胞体 ……………………… 7
組織破壊酵素 …………………… 106
疎水性 …………………………… 16
双極子 …………………………… 10
早世 ……………………………… 197
相乗効果 ………………………… 209
相補性 …………………………… 41
象牙芽細胞 ……………………… 57
象牙質 …………………………… 50
象牙質シアロタンパク質 ……… 62
象牙質リンタンパク質 ……… 62, 69

た

タンパク価 ……………………… 146
タンパク質 ………… 1, 12, 18, 124, 145
——の栄養価 …………………… 146
——の加水分解 ………………… 38
——の給源 ……………………… 152
——の吸収 ……………………… 122
——の合成 ……………………… 40
——の種類 ……………………… 145
——の消化 ……………………… 121
——の働き ……………………… 148
——の必要量 …………………… 150
——の不足と過剰 ……………… 151
タンパク質性食品 ……………… 181
タンパク質摂取量 …………… 149, 151
タンパク質分解酵素 …………… 109
多因子性疾患 …………………… 94
多価不飽和脂肪酸 ………… 153, 154
多核の巨細胞 …………………… 71
多糖 ……………………………… 16
多糖類 …………………………… 141
多量元素 ………………………… 162
食べ物のテクスチャー ………… 209
食べ物の物性 …………… 207, 209
唾液 ………………………… 81, 97
唾液 α-アミラーゼ ……………… 86
代謝 …………………………… 1, 26
体液性免疫 ……………………… 108
体格指数 …………………… 119, 197
対比効果 ………………………… 209
耐酸性 …………………………… 97
耐容上限量 ……………………… 135
代用甘味料 ……………………… 102
脱アミノ反応 …………………… 38
脱灰 …………………………… 68, 98
単位胞 …………………………… 58
単純脂質 …………………… 16, 153
単糖 ……………………………… 16
単糖類 …………………… 122, 140
炭酸 ………………………… 12, 59
炭酸脱水酵素 …………………… 25
炭水化物 ………………… 14, 140
炭水化物エネルギー比率 ……… 181
胆汁 ……………………………… 24
胆汁酸 …………………… 18, 153

ち

チアミン ………………………… 157
チミン …………………………… 41
中心体 …………………………… 8
中性脂肪 ……………… 17, 24, 143, 153
中性溶液 ………………………… 11
貯蔵鉄 …………………………… 168
朝食欠食 …………………… 182, 196
腸内微生物による消化 ………… 120
調理計画 ………………………… 192
聴覚 ……………………………… 207

つ

ツルク・シュガー・スタディ … 101
通性嫌気性菌 …………………… 90

て

- デオキシリボ核酸　6
- デキストラン　91, 95
- デキストリン　121
- デンプン　16, 96, 121, 141
- 手づかみ食べ　195
- 低体重　183
- 低分子量ムチン　85
- 鉄　59, 123, 168
- 電気的相互作用　91
- 電子伝達系　29, 33
- tRNA　42
- TIMP　56
- Th2　108
- Th1　108
- T細胞　108
- DNA　6
- DG　135

と

- トクホ食品　104
- トコフェロール　159
- トランス脂肪酸　155
- トランスファーRNA　42
- トリグリセリド　17
- トリプシン　25
- トリプトファン　146, 158
- トレオニン　146
- ドコサヘキサエン酸　154
- 糖アルコール　102
- 糖タンパク質　85
- 糖脂質　18, 153
- 糖質　1, 12, 14, 124, 140
  - ——とう蝕　145
  - ——の給源　144
  - ——の吸収　122
  - ——の種類　140
  - ——の消化　121
  - ——の働き　142
  - ——の必要量　144
- 糖質性食品　181
- 糖分解菌　90
- 動物性食品　181
- 動物性タンパク質　147
- 動物性タンパク質比率　118, 119
- 銅　59, 169

- 導管部　82
- 特異的相互作用　91
- 特定保健用食品　104
- 特別用途食品制度　187

な

- ナイアシン　20, 158, 159
- ナトリウム　59, 123, 166
- 内在性のインヒビター　56
- 内毒素　106
- 内分泌腺　45
- 鉛　59
- 7-デヒドロコレステロール　74

に

- ニューブランの4つの輪　94
- 2分子のATP　30
- 2分子のNADH+H$^+$　31
- 2分子の二酸化炭素　32
- 2分子のピルビン酸　30
- 25-水酸化酵素　75
- 二酸化炭素　12, 33
- 二酸化炭素分圧　83
- 二次構造　18
- 二重らせん構造　41
- 二糖　16
- 二糖類　141
- 苦味　208
- 日常食　191
- 日本人の栄養摂取状況　117
- 日本人の食事摂取基準　133, 211
- 乳酸　31, 96
- 乳児期　195
- 乳糖　16, 141, 143
- 尿素　38
- 尿素回路　38
- 妊娠期　198
- 認証マーク　192, 194

ね

- 粘液性糖タンパク質　85

は

- ハウシップ窩　72

- バイオフィルム　92
- バリン　146
- パルミチン酸　154
- パントテン酸　20
- 波状縁　71
- 破骨細胞　70, 71
- 歯　50, 97
  - ——の成熟　84
  - ——の脱灰　76
- 歯・口の健康と食育　191
- 配膳　194
- 白斑　77
- 麦芽糖　16, 95, 121, 141
- 発酵性糖質　96

ひ

- ヒスタチン　86, 87
- ヒスチジン　146
- ヒドロキシアパタイト　57
- ヒドロキシプロリン　52
- ヒドロキシリシン　52
- ビオチン　20
- ビタミン　1, 20, 124
  - ——の給源　159
  - ——の吸収　124
  - ——の欠乏症・過剰症　157
  - ——の種類　156
  - ——の消化　122
  - ——の働き　157
  - ——の必要量　159
- ビタミンE　20, 159, 161
- ビタミンA　20, 124, 158, 159, 161
- ビタミンK　20, 159, 162
- ビタミンC　20, 124, 158, 160, 161
- ビタミンD　20, 159, 161
- ビタミンD$_3$　74
- ビタミンD受容体　75
- ビタミンB$_{12}$　20, 158
- ビタミンB$_2$　20, 158, 160
- ビタミンB$_6$　20
- ビタミンB$_1$　20, 124, 157, 160
- ビタミン・ミネラル性食品　181
- ピロリン酸　67
- 比熱　10
- 肥満　183, 196
- 非ヘム鉄　168
- 非糖分解菌　90

索引 Index

非必須アミノ酸 …………… 146
微量元素 …………………… 162
必須アミノ酸 ……………… 146
必須アミノ酸必要量 ……… 146
必須脂肪酸 …………… 18, 154
標的細胞 ……………………… 8
病者用食品 ………………… 187
BMI ………………… 119, 197
B 細胞 ……………………… 108
pH …………………………… 11
pH 緩衝作用 …………… 81, 83
PTH ………………………… 73
Vipeholm Study …………… 99

ふ

分泌型 IgA …………… 86, 97
ファン・デル・ワールス力 … 91
フィブロネクチン ……… 55, 56
フィロキノン ……………… 159
フェニルアラニン ………… 146
フェリチン ………………… 168
フッ化カルシウム … 61, 84, 102
フッ化物 …………………… 100
フッ化物イオン ………… 77, 84
フッ素 ……………………… 60
フッ素症 …………………… 60
フルオロアパタイト … 61, 84, 102
フルクタン ……………… 91, 94
フルクトース … 14, 94, 95, 122, 140
フルクトオリゴ糖 ………… 142
フルクトシルトランスフェラーゼ ………………………… 95
ブチル酸 …………………… 107
ブドウ糖 ………… 14, 94, 121, 140
プラーク …………… 90, 91, 96
プラーク形成能 …………… 96
プロテオグリカン …………… 54
不飽和脂肪酸 ………… 17, 153
不溶性グルカン …… 91, 95, 145
付着歯肉 …………………… 50
副甲状腺ホルモン ………… 73
副交感神経系 ……………… 46
副菜 ………………………… 186
副腎髄質 …………………… 45
複合脂質 ……………… 16, 153
物理的消化 ………………… 120
分解 ………………………… 12

へ

ヘキソサミン ……………… 54
ヘパリン …………………… 54
ヘミセルロース …………… 173
ヘム …………………… 18, 25
ヘム鉄 ……………………… 168
ヘモグロビン ……… 18, 25, 168
ヘモシデリン ……………… 168
ヘルパー T 細胞 ………… 108
ペクチン ……………… 142, 173
ペプシン …………………… 25
ペプチド ……………… 86, 121, 122
ペプチドグリカン ………… 87
ペプチド結合 …………… 18, 145
ペリクル …………………… 91
ペルオキシダーゼ ……… 87, 97
変調効果 …………………… 209
偏性嫌気性菌 ……………… 90
β-カロテン ……………… 158
β型 ………………………… 14
β酸化 …………………… 29, 36
pH …………………………… 11
pH 緩衝作用 …………… 81, 83

ほ

ホスホホリン ……………… 62
ホメオスタシス …………… 44
ホルモン系 ………………… 45
補酵素 ………………… 20, 26
補体系 ……………………… 108
飽和脂肪酸 …………… 17, 153
傍細胞 ……………………… 74
翻訳 ………………………… 42

ま

マクロファージ …………… 108
マグネシウム …… 59, 123, 165
マグネシウムとカルシウムの摂取比率 ……………………… 166
マトリックス ……………… 91
マトリックス金属プロテアーゼ … 56
マルチトール ………… 102, 142
マルトース ……… 16, 95, 121, 141
マンナン ……………… 142, 173
マンガン …………………… 170

み

ミオグロビン ……………… 168
ミトコンドリア …………… 7
ミネラル ………… 1, 12, 20, 162
　――の一般的な働き …… 163
　――の吸収 ……………… 122
　――の作用と欠乏・過剰 … 164
　――の種類 ……………… 162
　――の消化 ……………… 122
味覚 ………………………… 207
水 ………………… 9, 12, 33, 124, 170
　――の給源 ……………… 173
　――の代謝 ……………… 172
　――の働き ……………… 170
　――の必要量 …………… 172

む

ムタン ……………… 91, 95, 145
ムチン ……………………… 85
ムラミダーゼ ……………… 87
ムラミド結合 ……………… 87
6 つの基礎食品 …………… 206
無機質 ……………… 12, 20, 124, 162

め

メチオニン ………………… 146
メチルメルカプタン ……… 104
メッセンジャー RNA ……… 41
メッツ値 …………………… 131
メナキノン ………………… 159
メモリー B 細胞 ………… 108
目安量 ……………………… 135
免疫グロブリン分解酵素 … 107

も

モノグリセリド …………… 24
モリブデン ………………… 170
モル比 ……………………… 58
盛りつけ …………………… 194
目標量 ……………………… 135

や

やせ …………………… 183, 196

ゆ

有機酸 ……………………………… 96
遊離脂肪酸 ……………………… 153
遊離歯肉 ………………………… 50
UL ……………………………… 135

よ

ヨウ素 …………………………… 169
4種の塩基 ……………………… 41
予備アルカリ …………………… 44
四次構造 ………………………… 18
余剰タンパク質 ………………… 150
余剰糖質 ………………………… 143
幼児期 …………………………… 195
葉酸 ……………… 20, 158, 160, 198
抑制効果 ………………………… 209

ら

ラクターゼ ……………………… 143
ラクトース …………………… 16, 141
ラクトフェリン ………………… 87, 97
ラミニン ………………………… 55, 56
ランダムコイル ………………… 52
RANKL ………………………… 75

り

リグニン ………………………… 173
リジン …………………………… 146
リソソーム ……………………… 8
リゾチーム ……………………… 87, 97
リノール酸 …………………… 18, 154
リパーゼ ………………………… 24
リボース ………………………… 140
リボソーム ……………………… 7, 42
リボフラビン …………………… 158
リポ多糖 ………………………… 110
リポタンパク質 ………………… 24, 153
リポ多糖 …………………… 106, 110
リモデリング …………………… 67, 68
リン …………………………… 123, 165
リン酸イオン …………………… 97
リン酸カルシウム ……………… 57
リン脂質 ……………………… 18, 153
リン脂質二重層 ………………… 7
離乳食 …………………………… 195
硫化水素 …………………… 104, 107
両親媒性 ………………………… 18
臨界 pH ………………… 77, 92, 96

れ

レチノール ……………………… 158
レバン …………………………… 91
レバン型 ………………………… 95

ろ

ロイシン ………………………… 146
ロダン塩 ………………………… 87

【著者略歴（執筆順）】

髙橋　信博
1984 年　東北大学歯学部卒業
1986 年　日本学術振興会特別研究員（DC）
1988 年　東北大学大学院歯学研究科修了（歯学博士）
1988 年　東北大学歯学部附属病院医員
1988 年　米国ミネソタ大学歯学部（Visiting Assistant Professor）
1990 年　東北大学歯学部口腔生化学講座助手
1998 年　東北大学歯学部口腔生化学講座助教授
2001 年　東北大学大学院歯学研究科口腔生化学分野教授
2004 年　東北大学大学院歯学研究科副研究科長・歯学部副学部長
2010 年　東北大学教育研究評議員
2020 年　東北大学大学院歯学研究科長・歯学部長

佐藤　裕
1974 年　東京歯科大学卒業
1982 年　東京歯科大学生化学講座講師
1985 年　東京歯科大学歯科衛生士専門学校副主事
1987 年　米国ノースウェスタン大学医・歯学部（Post Doctoral Fellow）
1990 年　東京歯科大学生化学講座助教授
2007 年　東京歯科大学生化学講座准教授（呼称変更）
2015 年　東京歯科大学非常勤講師

阿部　昌子
1978 年　東北大学歯学部卒業
1982 年　東北大学大学院歯学研究科修了（歯学博士）
1983 年　米国国立衛生研究所（Post Doctoral Fellow）
1985 年　日本学術振興会特別研究員
1987 年　仙台歯科衛生士学院教務主任
1989 年　東北大学大学院歯学研究科口腔生化学講座助手
2004 年　北杜学園仙台医療福祉専門学校歯科衛生学科学科長
2014 年　北杜学園仙台青葉学院短期大学歯科衛生学科教授
2021 年　北杜学園仙台青葉学院短期大学歯科衛生学科客員教授

江指　隆年
1962 年　東京農業大学農学部農芸化学科卒業
1967 年　同大学大学院農芸化学専攻修了
1968 年　農学博士
1968 年　国立栄養研究所研究員
1974～1976 年　米国ニュージャージー州立ラトガス大学長期在外研究員
1977 年　国立栄養研究所室長
1989 年　国立健康・栄養研究所室長
1993 年　同研究所部長
2000 年　聖徳大学人間栄養学部教授
2000 年　国立健康・栄養研究所名誉所員
2010 年　神奈川工科大学応用バイオ科学部栄養生命科学科教授
2012 年　逝　去

花井　美保
1989 年　静岡県立静岡女子大学家政学部卒業，管理栄養士
1989 年　国立健康・栄養研究所研修生
2001 年　聖徳大学人文学部助手
2001 年　国立健康・栄養研究所協力研究員
2003 年　栄養学博士
2003 年　ニューヨーク州立大学ブロックポート校（Visiting Assistant Professor）
2004 年　ヴァージニア大学博士研究員
2007 年　茨城キリスト教大学生活科学部准教授
2011 年　神奈川工科大学応用バイオ科学部栄養生命科学科准教授
2016 年　神奈川工科大学応用バイオ科学部栄養生命科学科教授
2020 年　神奈川工科大学健康医療科学部管理栄養学科教授

酒井　映子
1973 年　名古屋女子大学家政学部卒業
1981 年　名古屋女子大学家政学部講師
1989 年　保健学博士
1990 年　名古屋女子大学家政学部助教授
2002 年　名古屋女子大学家政学部教授
2008 年　愛知学院大学心身科学部健康栄養学科教授
2020 年　愛知学院大学心身科学部健康栄養学科非常勤講師

【編者略歴】

眞木 吉信（まき よしのぶ）
1978年　東京歯科大学卒業
1990年　東京歯科大学助教授
2002年　東京歯科大学教授
2019年　東京歯科大学名誉教授

藤原 愛子（ふじはら あいこ）
1968年　島根県歯科衛生士学院卒業
1972年　女子栄養短期大学卒業
1972年　島根県歯科衛生士学院専任講師
1981年　島根県歯科技術専門学校歯科衛生士科教務主任
2000年　佛教大学教育学部卒業
2001年　静岡県立大学短期大学部歯科衛生学科教授
2014年　静岡県立大学名誉教授
2014年　九州看護福祉大学看護福祉学部口腔保健学科教授（〜2017年）

田村 清美（たむら きよみ）
1978年　名古屋デンタル学院（現専門学校名古屋デンタル衛生士学院）卒業
1991年　名古屋歯科衛生士専門学校（現名古屋市歯科医師会附属歯科衛生士専門学校）教務主幹
2001年　佛教大学社会学部社会福祉学科卒業
2015年　愛知学院大学大学院歯学研究科修了，博士（歯学）
2017年　名古屋市歯科医師会附属歯科衛生士専門学校副校長
2019年　名古屋医健スポーツ専門学校歯科衛生科学科長

最新歯科衛生士教本
人体の構造と機能2　栄養と代謝　　ISBN978-4-263-42819-1

2010年10月10日　第1版第1刷発行
2022年 1月20日　第1版第14刷発行

監　修　一般社団法人全国歯科衛生士教育協議会
著　者　髙橋信博
　　　　江指隆年ほか
発行者　白石泰夫

発行所　医歯薬出版株式会社

〒113-8612　東京都文京区本駒込1-7-10
TEL.（03）5395-7638（編集）・7630（販売）
FAX.（03）5395-7639（編集）・7633（販売）
https://www.ishiyaku.co.jp/
郵便振替番号 00190-5-13816

乱丁，落丁の際はお取り替えいたします　　印刷・あづま堂印刷／製本・愛千製本所

© Ishiyaku Publishers, Inc., 2010. Printed in Japan

本書の複製権・翻訳権・翻案権・上映権・譲渡権・貸与権・公衆送信権（送信可能化権を含む）・口述権は，医歯薬出版(株)が保有します．
本書を無断で複製する行為（コピー，スキャン，デジタルデータ化など）は，「私的使用のための複製」などの著作権法上の限られた例外を除き禁じられています．また私的使用に該当する場合であっても，請負業者等の第三者に依頼し上記の行為を行うことは違法となります．

JCOPY　〈出版者著作権管理機構 委託出版物〉
本書をコピーやスキャン等により複製される場合は，そのつど事前に出版者著作権管理機構（電話 03-5244-5088，FAX 03-5244-5089，e-mail：info@jcopy.or.jp）の許諾を得てください．